赵振昌

白山学派

中医肾病临证六十年经验集

主编

张守琳　刘艳华　邹迪

全国百佳图书出版单位
中国中医药出版社
·北京·

图书在版编目（CIP）数据

赵振昌中医肾病临证六十年经验集 / 张守琳，刘艳华，邹迪主编 . —北京：中国中医药出版社，2022.11
ISBN 978-7-5132-7761-7

Ⅰ . ①赵… Ⅱ . ①张… ②刘… ③邹… Ⅲ . ①肾病
（中医）– 中医临床 – 经验 – 中国 – 现代 Ⅳ . ① R256.5

中国版本图书馆 CIP 数据核字 (2022) 第 157145 号

中国中医药出版社出版

北京经济技术开发区科创十三街 31 号院二区 8 号楼
邮政编码 100176
传真 010–64405721
河北品睿印刷有限公司印刷
各地新华书店经销

开本 880×1230 1/32 印张 10 字数 232 千字
2022 年 11 月第 1 版 2022 年 11 月第 1 次印刷
书号 ISBN 978-7-5132-7761-7

定价 68.00 元
网址 www.cptcm.com

服 务 热 线 010–64405510
购 书 热 线 010–89535836
维 权 打 假 010–64405753

微信服务号 **zgzyycbs**
微商城网址 **https://kdt.im/LIdUGr**
官 方 微 博 **http://e.weibo.com/cptcm**
天猫旗舰店网址 **https://zgzyycbs.tmall.com**

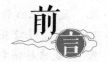

前言

赵振昌，1937年出生于吉林省长春市。中医世家的熏陶使其铸就了深厚的"童子功"。17岁高中毕业后，跟随父亲赵玉琪及名老中医聂春阳在长春市南关区医院做中医学徒学习3年。1958年继续深造于长春中医学院（长春中医药大学前身）。1963年毕业后留校工作，继续跟随著名中医学家云鹏教授和陈玉峰教授学习中医，并担任中医内科学讲师。1983年晋升为副教授、副主任医师。1988年晋升为教授、主任医师。1995年被评为吉林省首批名中医。2016年被评选为第五批全国老中医药专家学术经验继承工作指导老师。

赵老从1963年开始在长春中医学院附属医院（现长春中医药大学附属医院）从事中医临床医疗、教学工作，领导组建了肾病科，并担任肾病科主任。赵老擅长运用中医药治疗泌尿系统疾病，临床涉猎病证广泛，尤其对急、慢性肾小球肾炎，尿路感染，慢性肾功能不全，过敏性紫癜性肾炎，糖尿病肾病等疾病的治疗，有丰富的临床经验，且疗效显著，愈者甚众，在全国有一定的影响力。他精湛的医术得到了患者广泛的信任和好评。赵老在中医学界深受后学的尊敬和爱戴，声名远播国内外。赵老结合自己的中医理论和经验著书立说，对继承和发展中医做出了贡献，共出版5部专著，发表学术论文30余篇。他在长春中医学院附属医院率先开展中药灌肠治疗尿毒症，提高了疗效。他总结多年临床经验研制出血尿清胶囊、枸芪复肾

九、复肾止红胶囊、尿毒康肠点液等院内制剂，已临床应用30余年，疗效显著。他研制的治疗男子不育症的"颐和春胶囊"，获吉林省科技厅发明革新及科学技术进步奖。

赵老的学术思想与临证经验可以归纳为如下几个方面。

一、注重脏腑辨证，争取治病求本

在临床工作中，赵老尤其注重脏腑辨证，对多种疾病都坚持以脏腑理论进行分析。首先，脏腑辨证也是立足于中医整体观念的。赵老在临床工作中，善于透过一些外在的症状，抓住脏腑病变的本质，并通过重点治疗某一局部症状而进行整体脏腑调治。其次，注意辨证论治的全面性。进行全面的辨证论治，就要注意抓住疾病的病因、病位、病性、邪正关系等，进行详细的辨析。这些因素决定或者反映了证候的本质所在，因此非常重要，必须学会分析。最后，赵老在脏腑辨证中尤其重视脾肾的调治。

二、提倡中西互参，注重辨病辨证

赵老主张中医临床既要掌握运用中医四诊，辨中医之证，又要学会运用现代诊疗手段和技术，辨西医之病；要善于取二者之长，中西互参，为我所用，以扩大中医的研究范围，促进中医学术的发展。辨证需要与辨病相结合，这是我们对疾病认识进步的需求。既要发挥中医整体调治的优势，又要借鉴现代医学的有效经验，配合强有力的针对性治疗，从而给患者带来较好的疗效。

三、肾病注重虚实一体，治疗强调扶正祛邪

赵老家学渊源，深受家里长辈的熏陶，自幼对中医便有着浓厚的兴趣，从小熟读经典，这也为以后钻研中医奠定了深厚的文学和医学基础。业医后，更是几十年如一日，不断坚持努力学习，博采众长，总结前人经验，在临床中不断学习与进步，经过长期的思考与创新，逐渐形成了一套自己对于中医诊治肾病的独特思想。赵老以治病救人为己任，为中医的传承与发展做出了一定贡献。

赵老认识肾病的"虚实一体观"，主要体现为正虚邪盛。正虚一般为先天之本肾的亏虚累及后天之本脾的亏虚，最后导致身体正气亏虚。而邪盛主要为湿瘀之邪侵袭人体，损伤肾脏。赵老认为，临床上出现的肾虚与湿瘀不是孤立存在的，肾虚必兼湿瘀。肾虚是本，血瘀是标；肾虚为因，湿瘀为果。虚与邪，二者为治疗肾病首要考虑的因素。

赵老治疗肾病十分注重标本兼治，认为掌握好扶正和祛邪之间的平衡，是中医治疗的关键。慢性肾病大多病程较久，病情缠绵，故在平时当以扶正为主。而且肾病其本在肾，以肾虚为主，故益肾为主要治法。在肾病发展过程中，正虚日久，因虚致实，继而产生多种病理因素，如湿热、湿浊、水湿、瘀毒等，邪实内盛，邪不去则正不安，此时当以祛邪为主，但应注意本虚的实质，切忌过用猛药，应当中病即止，同时注重培本固元。

四、力求用药精专，注重圆机活法

赵老临证60余载，有着丰富的临床经验，尤为擅长方药的妙用。临证遣方用药思路清晰、法度严明，用药精专而注重灵活变通、圆机活法，常以"识方全面、用方灵活、调方有度"而取得较好的临床疗效。他认为，全面地认识和熟练地掌握方药是临证取胜的重要环节。另外，善于化裁古方新用，也是赵老用方的一大特色。在临床用药方面，赵老还非常重视动静结合用药。

五、强调治养结合，防患于未然

赵老认为，防止疾病发生是养生长寿的前提，防止疾病发生的各种理论和方法，也是中医养生学的主要内容，因而把防病与养生长寿统一起来也体现了养生学中的治未病思想。首先，强调调养精神，内保真气。其次，要节制房事，保全肾气。再次，要节制饮食，调和五味。最后，尽可能早期诊断，防邪传变。总之，治养结合，未病先防，既病防变，防患于未然的预防思想，既是中医治疗学，也是中医养生学的重要组成部分，赵老非常重视疾病的预防，这也体现在他对疾病的治疗调护中。

本书以上述五点核心内容为线索，收录了赵老几十年的临床感悟、实践所得，从理论、临床、用药、医话、养生五个层面进行阐述，以期能够全面而完整地对其学术思想与临床经验进行归纳总结。

本书以赵老从医之路和学术思想为先导，介绍了赵老学术思想的形成和主要内容。在专病论治篇，介绍了赵老对急性肾功能衰竭等十五种疾病的理、法、方、药、调护经验及典型医案；用药精粹篇，介绍了其杂病用药特点及常用药对；最后一篇介绍了其医论医话。

本书仅为赵老临床经验总结的一部分。为了方便临床医师学习参考，本书在编写时以现代肾脏疾病的病名为纲，并重点介绍赵老临证的个人经验，希望有益于提高学习者的中医肾病诊疗技术。对现代肾脏病的认识是一个逐步发展的过程，因此在介绍赵老的临床经验时，由于时间不同，他的认识也在不断地更新，与时俱进，特别是对慢性肾衰竭的治疗上更能体现其精益求精的精神，希望能对后学有所启迪。

张守琳

2022 年 8 月于吉林长春

目录

第一章 从医之路

一、经历简介

赵振昌，男，汉族，1937年4月21日出生于吉林省长春市，曾任长春中医药大学附属医院肾病科主任医师，教授，先后被评为吉林省首批名中医、国家级名中医。赵振昌教授是长春中医药大学首届毕业生，也是长春中医药大学附属医院肾病科的创建者之一，为肾病科的发展奠定了重要基础。曾参与全国中医药院校《中医内科学》统编教材的编写。曾任吉林省政协委员。

赵老出生于中医世家，祖辈皆以行医为业。幼年时期的耳濡目染，加之父辈的言传身教，使其铸就了深厚的中医"童子功"。17岁高中毕业后，赵老响应中央培养名老中医学术接班人的号召，子承父业，跟随父亲赵玉琪及名老中医聂春阳在长春市南关区医院做中医学徒学习3年。3年中，赵老认真学习、揣摩中医临床思维特点、辨证技巧、治疗方法、用药规律等，为日后的中医临床打下了深厚的基础。1958年长春中医学院（长春中医药大学前身）成立，赵老即入学继续深造。1963年，赵老毕业后留校工作，继续跟随著名中医学家云鹏教授和陈玉峰教授学习中医，并担任中医内科学讲师；1983年晋升为副教授、副主任医师；1988年晋升为教授、主任医师；1995年被评为吉林省首批名中医；2016年被评选为

二、学医过程

赵老自幼涉足医林，尽得家传，博览群书。在父亲的熏陶和教诲下，从小就立下了"秉承家学、立志学医"的决心，并毅然决然地踏上了这条从医之路。

（一）家学渊源，积淀丰厚

赵老的祖辈便是中医，因此从幼年时起，便跟随父亲一起行医，并在父亲的教导下读书识字、辨识中药。父亲指导他熟读《三字经》《百家姓》《中庸》等，打下了中文基础。待到初中时，他已基本读完了中医学的入门书籍，并能熟读《药性歌括四百味》《药性赋》等，同时还继续学习了《濒湖脉学》等。每天除了按时去学校读书外，赵老还坚持在父亲的督促下熟读医书，这为他以后从事中医事业奠定了良好的基础。

然而，他真正踏上学医之路，要始于17岁高中毕业那年。当时虽然已经有点医学入门的知识，会念书，会背书，但对书籍内容并没有完全理解。在跟随父亲赵玉琪及名老中医聂春阳的三年学徒过程中，除了上课，天天熟读中医经典便成为赵老的必修课。他会利用课余时间去阅读经典书籍。赵老认为：经典的最可贵之处就在于理论紧密联系临床，熟读经典之后，要从实践中去领悟、去寻找答案，即把经典理论验之于临床，才能切实领会其辨证论治之真谛所在。临证中要善于思考，善于理论联系实际，将中医学中的许多基本概念、内涵与外延理解清晰；善于将临证中遇见的各种复杂问题进行认真梳理，从不放弃临床中任何蛛丝马迹，从中发现疾病的本质，为临床诊治提供有益的帮助与指导，从而更进一步提高自己的中医基础理论与临床辨证论治水平。在三年的学徒生活中，赵老认真学习，深刻领会，努力掌握了中医学理论，以及辨证论治、灵活用药的临床技能，并能够经常帮助老师处理一些小伤小病。凭借从小扎实的医学基础加之后天不断地学习，在学徒的最后一年，赵老便可以独立接诊一些患者，这使其对从事中医事业产生了极大的热忱，也让他对自己的未来充满了信心。没有天生的信心，只有不断培养的信心。

（二）孜孜不倦，广览博学

1958年是一个火热的年代，随着西医学的不断发展，中医学所面临的挑战也不断增加，中医临床医疗活动空间受到了挤压。面对这样的态势，全国各地纷纷建立中医学院，吉林省也不例外。当时为了创建长春中医学院，组织上从全省乃至全国各地选拔了一批有着真才实学、誉满全国的中医大家，来充实教学与临床力量。赵老非常珍惜这个难得的机会，便就读于长春中医学院。

中医讲究的是"望、闻、问、切"四诊，切脉是其中最不容易掌握的。因为诊脉的方法大有讲究，每个人的病情反映到脉象上都不尽相同。高超的老中医，手一搭脉就对患者的病情了然于心，然后再根据脉象，开出具有针对性的药方来。如果脉象看不准，对病情就无法了解，更无法给患者开出合理的方药。因此，能够切好脉，是做好中医必须迈出的一步。父亲告诉他，浮、沉、迟、数、滑、涩、弦、洪，这些纲领脉必须牢记，另外缓、弱、濡、芤及促、结、代脉也需要临证鉴别，否则临床时就会指下难明、手足无措，更何谈辨证论治。听了父亲的话，赵老更加忘我地投入到中医学的知识海洋里，日夜苦读。功夫不负有心人，经过无数次的切脉，日积月累，赵老逐渐掌握了要领，切脉准确程度越来越高，后来甚至可以跟父亲的切脉结果达到一致，同时医术也在不断地临床实践中得到了提升。

（三）留校任教，培育后学

1963年8月，赵老于长春中医学院完成学业。由于长春中医学院正值建校之初，设备奇短，人员不足，因而赵老毕业后便毅然决然地选择留校工作。赵老一边跟随云鹏老师和陈玉峰老师学习中医，一边担任教学工作。赵老将其丰富的临床经验运用于科研、教学任务上，毫无保留地将自己的医术倾囊相授。他不仅教学生医学知识，更言传身教，教导学生如何做一名合格的医生。他一直以一名人民教师坦荡的胸怀和知难而上的精神，怀着为祖国医学事业奋斗终生的目标，培养了一批又一批的中医人，为祖国的中医事业添砖加瓦。赵老常常教导青年学生，学习中医要温故而知新，与时俱进；勤于实践，贵在心悟；扩展思路，有胆有识；还要勤于思索，用心实践；举一反三，触类旁通。此乃中医临床家学习中医的真谛所在。他就是如此，用几十年兢兢业业做事的学者风范、良德懿行为学生做表率，并影响着周围的人。

（四）小试牛刀，大显身手

在赵老看来，医术并无门派之分，医治患者并达到最佳疗效才是他所不断追求的。悬壶济世，是为医者最高的境界，也是赵老的毕生追求。

1983年，赵老时任长春中医学院附属医院副主任医师。一天，门诊来了一位肾炎患者。该患者几个月前因水肿合并蛋白尿在其他医院就诊，当时给出的治疗方案为激素联合免疫抑制剂。家属考虑激素的副作用非常大，便拒绝了这个治疗方案。后辗转多家医院，都得到了同样的答复，一筹莫展之际，经朋友介绍来到长春中医学院附属医院肾病科。当时患者表现为颜面、眼睑、双下肢浮肿，头晕，耳鸣，记忆力减退，五心烦热，口干，口苦，乏力，睡眠欠佳，尿黄浊，大便正常。查体：舌淡红，苔黄腻，脉弦，血压130/85mmHg。实验室检查：尿蛋白（+++），尿素氮6.33mmol/L，血肌酐182.5μmol/L。赵老采用自拟补肾滋阴、清热化湿方来治疗。经过多次调方，患者浮肿消退、其他症状也得到缓解，尿常规、肾功能恢复正常，疾病痊愈。半年后复查，未见复发。患者和家属来院感谢，感叹中医治疗肾病的神奇疗效。

赵老总是心系患者，他把自己医生的职业当作一种责任，他经常说："为患者解除伤痛是我的职责，多治愈一位患者就为自己增加了一份快乐。"这就是医者仁心！

赵老从1963年开始在长春中医学院附属医院从事中医临床和教学工作，领导组建了肾病科，并担任肾病科主任，至今已有60余年。赵老是一位非常热心的肾病科专家。赵老从医，始终坚持勤求古训、博采众长，取他人之长补己之短，丰富自己的知识；强调尊古而不泥古，继承与创新并重，注重"集思广益、贵在实践"。赵老在治疗肾脏疾病时，首先强调"治病求本，平补脾肾，顾护脾胃中州"的重要性。他认为：脾为后天之本，肾为先天之本，脾之健运，赖肾之阳气的温煦和推动；肾之精气亦赖于水谷精微的后天培养和滋润。这样使先天得后天之养，后天借先天之阴阳以滋化，从而达到肾脾双补。其次，在肾脏疾病的治疗上"慎用收涩之品，活血止血不留瘀"也是极其重要的。他认为：瘀血既是病理产物，也是致病因素，是导致肾脏疾病迁延难愈的关键原因。因此，治疗尿血，赵老主张慎用收涩之法，极少使用炭类药物收涩止血，而用凉血活血、通利小便的药物来止血。

赵老擅长运用中医药治疗泌尿系统疾病，临床涉猎病证广泛，尤其对急慢性肾小球肾炎、尿路感染、慢性肾功能不全、过敏性紫癜性肾炎、糖尿病肾病等疾病的治疗，有着丰富的临床经验，疗效显著，愈者甚众，在全国有一定影响力。他精湛的医术得到了患者广泛的信任和好评。赵老在中医学界深受后学的尊敬和爱戴，声名远播国内外。赵老结合自己的中医理论和经验著书立说，对继承和发展中医做出了贡献。其共出版5部专著，发表学术论文30余篇。他在长春中医药大学附属医院率先开展中药灌肠疗法治疗尿毒症，大大提高了疗效。他总结多年临床经验研制出血尿清胶囊、枸芪复肾丸、复肾止红胶囊、尿毒康肠点液等院内制剂，应用于临床30余年，疗效显著。他研制的治疗男子不育症的"颐和春胶囊"，获吉林省科技厅发明革新奖及科学技术进步奖。

第二章 学术思想

赵振昌教授从医60余年，精研中医经典，不辍临床实践，善于治疗中医内科疾病，尤以肾病治疗见长。他注重辨证论治，强调治养结合，在长期的临床实践中形成了独具特色的学术思想。

一、注重脏腑辨证，争取治病求本

在临床工作中，赵老尤其注重脏腑辨证，对多种疾病都坚持以脏腑理论进行分析。首先，脏腑辨证也是立足于中医整体观念的。人体是一个有机的整体，五脏六腑之间彼此关联，生克制化，任何疾病的发生都和脏腑有密切关系。因此，赵老在临床工作中，善于透过一些外在的症状，抓住脏腑病变的本质，并通过重点治疗某一局部症状而进行整体脏腑调治。例如，其治疗肾炎，不局限于治肾，而是观察到咽喉部通过经络与肾关联，故重点治疗咽喉部的病变，而能同时使肾病得到了有效的治疗。他善于运用中医的整体观念，既对局部症状采取对症治疗，同时也对疾病进行整体辨证，从脏腑失调查找病因、思考治疗方法，从而整体调治脏腑以取效。调治脏腑的方法有直接治疗，也有间接治疗，具体应用起来，或上病下取，或下病治上，或内病外治，或外病内治，或局部重点治疗，或整体全面调理，在临床上应用非常灵活，根据情况而圆机活法。

其次，要注意辨证论治的全面性。赵老认为，辨证论治的目的，就是要探求疾病发生的根本，也就是抓住病机，尤其是病机关键。任何疾病在其发生发展的过程中，都会出现一些症状、体征等表现，这些现象只是表象，可能真，也可能假。我们在临证时要对患者的情况进行全面分析、综合判断，去伪存真，抓住疾病的本质，提出理法方药的辨证论治思路。进行全面的辨证论治，就是要注意抓住疾病的病因、病位、病性、邪正关系等，进行详细的辨析。这些因素决定或者反映了证候的本质，因此非常重要，必须学会分析。

辨病因，就是积极寻找引起疾病的原因。任何疾病都是由一些原因引起的，我们把它称之为致病因素，主要包括外感和内伤等。外感病因包括六淫之邪、疫疠之气等；内伤病因包括七情、饮食、劳倦、久病，以及痰瘀、虫积、外伤、禀赋遗传等病因。由于病因不同，导致疾病的性质亦有所不同，出现的症状也各具特征。所以，有时可根据症状特征来反向推导致病的原因。例如"诸痉项强，皆属于湿""诸暴强直，皆属于风""诸痛痒疮，皆属于心"等，都属于辨病因的范畴。

辨病位，就是确定病生何处。病位是指疾病损伤所涉及的部位，有局部病变，也有全身病变。从整体上来说，病在皮肤、毛窍、肌肉、经络等，病位在外属表；病在脏腑、骨髓等组织器官等，病位在内属里。病在表者，病位浅，病势轻；病在里者，病位深，病势重。

辨病性，就是判断疾病的性质。生之本，本于阴阳，阴阳是疾病性质的总纲，落实于具体的疾病，又有不同的表现形式。正如张景岳所说："万事皆有本，而治本之法，尤惟求本为首务。所谓本者，惟一而无两也。盖或因外感者，本于表；或因内伤者，本于里；或病热者，本于火也；或病冷者，本于寒也；邪有余者，本于实也；正不足者，本于虚也……万病之本，只此表里寒热虚实六字而已。"在症状复杂多变的疾病中，如果能提纲挈领地抓住疾病的性质，也就找到了疾病的根本所在。

辨邪正关系，其实是体察病势的进退趋向。邪正关系是指在疾病的发展变化过程中，人体正气与致病邪气之间相互斗争所发生的盛衰病理变化。在疾病发展过程中，邪正斗争的消长盛衰也会影响疾病的转归预后。正盛邪退，则疾病趋向于好转而至痊愈；邪盛正衰，则疾病趋向于恶化，甚至死亡。

最后，赵老在脏腑辨证中尤其重视脾肾的调治。赵老认为，脾胃为仓廪之官、水谷之海、后天之本、气血生化之源。人体的生长发育，维持生命的一切精微物质都依靠脾胃的供给。肾为先天之本，藏真阴而寓元阳，为水火之宅。肾的真阴真阳对机体脏腑阴阳发挥着滋养、濡润、温煦和推动的作用。因此，在疾病调治过程中，既要重视调理脾胃，也要重视补脾肾，或脾肾双补，人体先后天之本旺盛，则有助于疾病的康复。赵老临床善于调理脾肾，但其实也均为平常之方药，如用四君、六君、平胃等调脾，用左归、右归等益肾，疗效较好，贵在辨证论治、圆机活法。赵老还注重时令调养，例如：春夏养阳，常用香砂六君、八珍、十全大补汤等方以养脾胃之阳；用八味丸、右归丸等方以温肾阳。秋冬养阴，常用益胃汤、麦门冬汤等方以养脾胃之阴，用六味地黄汤、左归丸以养肝肾之阴，诸如此类，不胜枚举。

二、提倡中西互参，注重辨病辨证

目前，我国的医学领域有中医、西医两种形式。这两种医学相互影响，相互渗透。在临床上，既要明确西医的

"病"，又要详查中医的"证"，两者不可或缺。对此，赵老主张，中医临床既要掌握运用中医四诊，辨中医之证，又要学会运用现代诊疗手段和技术，辨西医之病；要善于取彼之长，为我所用，以扩大中医的研究范围，促进中医学术的发展。

辨证需要与辨病相结合，这是我们对疾病认识进步的需求。中医通过望、闻、问、切四诊收集临床资料进行辨证，从而确定相应治法，这就决定了中医对疾病的认识偏重于宏观临床表现，而对微观病理改变的认识不足。我们要认识到这一点。但是现在临床上一些疾病，通过现代医学检查发现其微观病理变化已经十分严重，而其临床表现却十分轻微，有时甚至无任何异常临床表现，这就是所谓的"无症可辨"，往往会延误治疗。如果能够借助西医先进的检测手段，便能对疾病微观病理变化有透彻了解，从而做到宏观与微观相结合。例如，对于一些隐匿型肾小球肾炎的患者，临床上根本没有明显的不适表现，只是偶尔通过尿常规检查发现了血尿、蛋白尿，当患者接受肾脏穿刺病理检查，才发现病变已经非常严重。赵老指出，虽然这些患者没有明显的临床表现，但是如果能早期筛查尿常规发现异常，给予调理脾肾、化湿通络等治疗，则能有效减少血尿、蛋白尿，延缓或阻断肾功能的进一步损伤。

要发挥中医整体调治的优势。西药偏重于针对疾病局部病理改变进行治疗，而在全身功能调节上尚显不足；中医则偏重于改善整体功能，而比较缺乏具有较强针对性的治疗手段，二者各有所长。治疗上不具备较强的针对性，则不能有效阻止病情的发展；而治疗不重视改善全身功能，提高全身抵抗力，则疾病不易康复，故临床上应注意全身与局部相结合。赵老指出，对肾病的治疗，如果单纯以调理脾肾、利湿通络这些辨证论治的方法治疗，虽然可以明显改善患者全身功能，但是血尿、蛋白尿这些病理指标短期内可能改善不明显；有时如果加入雷公藤多苷等针对肾病蛋白尿的药物，则可以有效减少蛋白尿。所以，既要发挥中医整体调治的优势，又要借鉴现代医学的有效经验，配合强有力的针对性治疗，才能给患者带来较好的疗效。

赵老在临床中多采用中医辨证与西医辨病相结合的方式，使传统方法与现代科学方法有机结合，从而更有利于明确诊断、审因论治、处方遣药，不断提高疗效。

三、肾病注重虚实一体，治疗强调扶正祛邪

（一）治肾学术思想渊源

赵老家学渊源深厚，深受家里长辈的熏陶，自幼对中医便有着浓厚的兴趣，从小熟读经典，为以后钻研中医奠定了深厚的文学和医学基础。业医后，更是几十年如一日，不断坚持学习，博采众长，总结前人经验，经过长期的思考与创新，逐渐形成了一套自己对于中医诊治肾病的独特思想，为中医的传承与发展做出了一定贡献。

赵老治肾学术思想源于《黄帝内经》。《黄帝内经》作为我国现存最古老的中医经典理论著作之一，其内容包罗万象、博大精深。它所论述的内容涉及藏象、经络、病因、病机、辨证、治疗、预防，以及人与自然、阴阳、五行关系等多个方面，其中还有很多关于肾生理、病理及治疗方面的论述。例如，《素问·灵兰秘典论》中指出："肾者，作强之官，伎巧出焉。"赵老认为，肾为先天之本，因此，身体是否强壮、大脑是否灵活，都与先天肾有着密切的关系。《素问·六节藏象论》指出："肾者，主蛰，封藏之本，精之处也。其华在发，

其充在骨。"赵老认为，肾封藏精气的功能是非常重要的，在外对毛发、骨骼都有影响，实际上对全身都有影响。保养身体、治疗疾病也都要非常注意肾藏精的问题。赵老深受《黄帝内经》中"形不足者，温之以气，精不足者，补之以味"的启发，所以在治疗肾病时十分注重调整精气、恢复元气，强调脾肾同治，临床疗效卓著。除了保护肾精，赵老治疗肾病也特别注意祛除邪气，恢复肾脏的卫外功能。他从《灵枢·五癃津液别》中得到启发，"五脏六腑……肾为之主外"，肾藏精，又是卫气的发源地，所以肾能抗御外邪而主表。如果肾系感受外邪，或者邪毒自内而生，不能及时祛除，就会进一步损伤肾脏的卫外功能，导致多种肾脏疾病，或使原有肾病加重。

通过对《黄帝内经》长期的研究与探索，赵老不仅加深了对中医学的理解，更在一定程度上传承和发展了中医治肾病理论。赵老不断学习经典中的智慧，却又不拘泥于经典，在传承中创新，融入自己的想法，加以实践，寻找更加适合现代患者的治疗方法。经过日复一日的探索与思考，赵老立足于《黄帝内经》《伤寒论》等中医经典的基础之上，并通过长期的临床实践，对肾病的治疗形成了自己独特的见解。

（二）肾病病因病机的"虚实一体观"

肾为生命之根，水火之宅，五脏之阴非此不能滋，五脏之阳非此不能发。肾脏疾病在发病机理上也是虚实夹杂，赵老诊治肾病也着重于"虚实一体观"。赵老在临床诊疗工作中，发现肾脏病多为慢性疾病，其发病机理多为正虚邪盛。中医认为，肾为先天之本，在先天禀赋不足的基础上，加之劳累太过，或房事不节，或久病、年老，均可损其先天，伤其根本，导致肾亏体虚，而体虚则易受外邪侵袭。风湿毒邪瘀闭肾络，肾虚代谢失常，湿瘀内阻，均可导致肾风、水肿、尿血等肾系疾病。肾在五脏之中具有重要地位。《黄帝内经》中对肾的生理、病理各方面都有记载，其有"肾者，作强之官，伎巧出焉"。"作强之官"言强壮之意，肾气充盈则人体强壮，故名"作强之官"。伎巧，指动作灵活精巧，肾气足则头脑、肢体灵活。又有言："女子七岁，肾气盛，齿更发长……七七，任脉虚，太冲脉衰少，天癸竭，地道不通，故形坏而无子也。""丈夫八岁，肾气实，发长齿更……七八，肝气衰，筋不能动。八八，天癸竭，精少，肾脏衰，形体皆极，则齿发去。"体现了人体随肾气的长消而出现的生、长、壮、老各个阶段的变化过程。赵老在治疗肾病的过程中十分注重不同年龄阶段的邪正虚实，针对各个时期有相对应的独特治疗方法。青年人肾气充盈，尚有生发之机，其人罹患肾病，邪气更胜，易蕴湿热瘀毒，治疗一定要注意祛除邪气，兼顾补虚。年老之人肾脏衰微，脾肾亏虚，正气不固，虽有邪气但治疗时一定要以补脾固肾虚为主，待正气恢复再加以祛邪，或补虚为主、祛邪为辅。赵老对不同年龄段的人给予不同治疗方法，遵循着因人制宜的原则。

肾所藏精气化生肾阴、肾阳，推动协调全身脏腑的阴阳，主管人体的生长发育与生殖，调节机体的各项生理活动。"若肾脏衰微则五脏皆衰，筋骨解堕，天癸尽矣，故发鬓白，身体重，行步不正，而无子耳"。《黄帝内经·素问》强调了肾在整个生命过程中扮演着十分重要的角色。人体的健康情况，取决于肾中精气的盛衰。若因久病体虚、长期劳损等原因，导致肾脏受损，就会出现精神萎靡、畏寒肢冷、腰膝酸软、耳聋耳鸣、发育迟缓、健忘、齿松发脱等症状。肾虚则会导致体虚，体虚则卫外不固，身体受邪，发为水肿、小便不利等症状。所谓"正气存内，邪不可干"，如若肾气充盛，外邪不得其门而入，则发病无门。故而赵老认为，正虚是肾病最重要的一个原因，诊疗时一定要把治疗正虚放在首要位置。

《素问·逆调论》曰："肾者水脏，主津液。"肾虚气化失常，水液代谢障碍，水湿内停则发为水肿。又言"湿胜则阳微"，水湿属阴邪，最能伤人阳气，水停日久，则进一步加重肾阳虚衰，阳气一虚，就更难温化已形成之水湿了。而水肿作为肾病最主要的临床表现，充分证明了水湿这一病理产物性病因的客观存在。水湿不仅可以阻滞气机，影响肺气宣降和通调水道功能，而且可以困阻脾胃，导致脾失健运，水液运化失常，甚至可以扰乱肾的气化功能，致使开阖失司，身体失常。《伤寒论》"太阳阳虚水泛证"指出："太阳病发汗，汗出不解，其人仍发热，心下悸，头眩，身𥆧动，振振欲擗地者，真武汤主之。"《伤寒论》"少阴阳虚水泛证"指出："少阴病，二三日不已，至四五日，腹痛，小便不利，四肢沉重疼痛，自下利者，此为有水气，其人或咳，或小便利，或下利，或呕者，真武汤主之。"此条文是指太阳阳虚水泛证因发汗太过，内伤肾阳，肾阳虚，水不化津，水气上凌则心悸、头晕目眩，阳虚筋肉失养则𥆧动。少阴阳虚水泛证因肾阳虚衰，水气不化，溢于肢体则重痛，气化失常则小便不利，上逆肺胃则咳呕，下趋大肠则利。此均属肾阳虚衰，水气不化，泛溢为患，治以真武汤。方中附子辛热以壮肾阳，化气行水；白术燥湿健脾以制水；生姜宣散水邪；茯苓淡渗利水；芍药敛阴利尿，制附子之辛烈。诸药配伍，温肾利尿。《金匮要略·血痹虚劳病脉证并治》载："虚劳腰痛，少腹拘急，小便不利者，八味肾气丸主之。"此因肾气虚损成劳，温化不利，酿成水湿则小便不利。虚则补之，劳者温之，以肾气丸温肾助气化，则小便自利，水湿便除。借鉴经方温阳化饮的理论，赵老认为要借助温热药物来温补肾阳，化气行水，通利小便，从而除去水湿，但切记不可温补太过，以致化生湿热。

瘀血是导致肾病的另一个重要因素。肾脏病变所致的水肿、腰痛、贫血等均与瘀血有关。"血不利则为水"，"腰为肾之府"，"肾络瘀阻，不通则痛"，"瘀血不去，新血不生"。肾病血瘀的形成是多方面因素共同作用的结果。如果因肾病酿成湿邪，其性黏滞，弥漫三焦，易阻气机，影响脏腑气化功能，使气血运行不畅，最终导致血瘀。其次还有因虚致瘀：一方面肾病的尿蛋白等精微外泄，则"精气夺则虚"，另一方面，"邪之所凑，其气必虚"，二者皆可导致正气亏虚，推动血行无力，使血液凝滞，久之形成血瘀。此外，久病入络，久病入肾，都可导致瘀血内生。临床上，可见慢性肾病患者肌肤甲错、腰痛、痛处不移、舌有瘀斑瘀点、舌络瘀滞等症状。

《金匮要略·血痹虚劳病脉证并治》指出："五劳虚极羸瘦，腹满不能饮食，食伤，忧伤，饮伤，房室伤，饥伤，劳伤，经络营卫气伤，内有干血，肌肤甲错，两目暗黑。缓中补虚，大黄䗪虫丸主之。"由于虚劳日久不愈，病及血分，经络气血运行失畅，从而产生瘀血，停积于体内，治宜邪正兼顾，补虚扶本与活血化瘀并施，用大黄䗪虫丸。大黄䗪虫丸是久病血瘀的缓方，属消癥化瘀之缓剂，即张仲景所谓"缓中补虚"是也。在补虚活血中还有补气活血，如治疗血痹的黄芪桂枝五物汤即是宗气行血行之意。赵老通过分析以上条文和方药，总结出以下规律：①瘀血轻证，善用植物类药物，如桂枝、芍药、桃仁、大黄、牡丹皮等，其中芍药等还有养血功能，虽化瘀而不甚峻猛。②瘀血重证，善用动物药，尤其是虫类药。此种瘀证，多用虫类药搜剔通络、破血逐瘀。③配伍温里药。张仲景活血化瘀方的配伍，除活血药外，最常用的是温里药。温里药性味辛温，除具有温脾肾、散寒止痛等作用外，还有通阳活血或通经活血的作用，尤其是桂枝，如瘀热结于下焦之桃核承气汤，这是张仲景活血化瘀方的显著特点。

赵老认识肾病的"虚实一体观"，主要体现为正虚邪盛。正虚一般为先天之本肾的亏虚累及后天之本脾的亏虚，最后导致身体正气亏虚；而邪盛主要为湿瘀之邪侵袭人体，损伤肾脏。赵老认为，临床上出现的肾虚与湿瘀不是孤立存在的，肾虚必兼湿瘀。肾虚是本，湿瘀是标；肾虚为因，湿瘀为果。虚与邪，二者为治疗肾病首要考虑的因素。

（三）治疗肾病的方法——扶正祛邪平衡法

赵老治疗肾病十分注重标本兼治，他认为掌握好扶正和祛邪之间的平衡，是中医治疗的关键。所谓"正气存内，邪不可干"，治疗肾病的首要任务就是要扶助正气。赵老认为，补先天之本"肾"，再补后天之本"脾"，脾肾调和，则正气自复。

肾虚封藏失司，脉络瘀阻，精气不固，则精血津液、精微物质外泄。所以，赵老认为维护肾气、固摄肾精是补肾的重要环节。脾胃能化生水谷，水谷之精微化为营气，营养全身；水谷之剽悍化为卫气守护全身。若脾胃气虚则全身营养不足，卫外不固，因而补脾也是扶正中极其重要的一环。补益脾肾之气，则可使脾肾充足，脏腑功能正常，卫气固表，邪毒不侵。肾如薪火，脾如鼎釜。脾与肾两脏关系密切，脾阳的健运有赖于肾阳的温煦，肾脏所藏之精亦需要后天水谷精微的充养，二者生理上互根互用，病理上互损互衰。

因而，赵老认为扶正应从健脾益肾入手。补脾应健脾益气，使气血得生，正气得复，则气促血行，血无瘀滞。脾主升，健脾益气则能升清摄精，使水谷精微固摄而不外漏。补肾能生精，精能化气，阴生阳长，益气能生血化精，且有助于气机之升降，使肾关开阖有权。肾为先天，脾为后天，健脾益气可固卫，使不易受外邪侵袭。脾肾在生理上相互资助、相互促进，遣方用药当时时以顾护胃气为要。健脾利湿，升阳固肾，肾为本元，补脾固肾，扶正固本。

赵老认为，肾病以虚为本，邪气为标，治疗肾病时以扶助正气为主，但同时也不能忽略祛除邪气。赵老认为，在肾病发展的过程中湿瘀邪毒是贯穿疾病始终的。毒邪在肾脏疾病发生发展中危害甚大，而毒之为病，当以解毒为第一要法。赵老常用的解毒之法有发汗解毒、活血解毒、清化解毒、泄浊解毒、通腑解毒、利尿解毒。而关于湿瘀之邪，赵老认为，肾病病程一般较长，迁延难愈，病机既有本虚又有标实。本虚以肾气虚为主，肾气亏虚是肾病发病的内在基础，那么湿、瘀就是加重病变的基本环节。肾气不能蒸腾水湿，膀胱气化不利，导致水液输布和排泄障碍，水液内停；湿为阴邪，郁久化热，变为湿热，湿热之邪蕴结于肾，难以消除；湿热久不化解，病久入络，由湿致瘀；湿瘀互结导致肾病缠绵难愈。叶天士络病理论指出："久病必治络，其所谓病久气血推行不利，血络之中必有瘀凝，故致病气缠延不去，疏其血络而病气可尽也。"瘀邪去则血络安。所以治疗上，以益肾为本，辅以健脾，顾护肾气，温补肾阳，使封藏之本得以保证；清利湿热，活血化瘀，使湿热瘀血之邪得去。

赵老认为，肾病反复发作，其主要原因为本虚标实，虚实错杂。其虚主要是脾、肾二脏；其实则为湿浊、瘀血。肾虚不能行水，脾虚不能制水，则可发生水肿。脾气下陷，肾气不固，升运封藏失司，则水谷精微随尿外泄。脾肾二脏亏虚，水湿内停，则内生湿浊之邪。湿浊内生，水病及血，瘀血内阻，可损伤三焦水道，致水气内停，加重水肿。正虚是本病发生的主要原因，可导致湿、瘀之邪内生。"邪之所凑，其气必虚"，邪实又可进一步加重本虚。经治疗正气虽渐复，但尚属薄弱，邪气虽渐除，但余邪未尽，邪正相交处于一种对峙状态。疾病处于缓解期，此时一旦出现损伤正气或助长邪气的条件，如劳累、感受外邪等，使邪势转盛则可使病情反复。所以，赵老在治疗本虚的同时，也更重视邪气的治疗；在补助正气的同时适当祛除邪气，可以极大加强疾病的治疗效果，为患者解除病痛。

赵老认为，慢性肾脏病大多病程较久，病情缠绵，故在平时当以扶正为主，而且肾病其本在肾，以肾虚为主，故益肾为主要治法。在肾病发展过程中，正虚日久，因虚致实，继而产生多种病理因素，如湿热、湿浊、水湿、瘀毒等，邪实内盛，邪不去则正不安，此时当以祛邪为主，但应注意本虚的实质，切忌过用猛药，应当中病即止，同时注重培本以固元。

总之，赵老认为临床关键是要从整体入手，权衡标本缓急，按缓则治本、急则治标、标本兼顾的原则，灵活施治。赵老在临床中治疗肾脏疾病，精准辨病，补先天之本肾和后天之本脾胃，同时加以祛湿除瘀的药物，平衡邪正虚实，标本兼治，扶正祛邪，疗效显著。

四、力求用药精专，注重圆机活法

赵老躬耕杏林60余载，有着丰富的临床经验，尤为擅长方药的妙用，临证遣方用药思路清晰、法度严明，用药精专而注重灵活变通、圆机活法，常以"识方全面、用方灵活、调方有度"而取得较好的临床疗效。他认为，全面地认识和熟练地掌握方药是临证取胜的重要环节。因此，数十年来，他始终孜孜不倦地精研医典，尤其对《伤寒论》《金匮要略》《本草纲目》《温病条辨》等经典医籍的研究颇深，临床常能运用自如。例如，用"五苓散""防己黄芪汤"治疗肾炎水肿；以"百合地黄汤"治疗情志不畅等，均取得较好疗效。在用方时，他主张以灵活准确为原则，以经验用方与理解用方相结合，以有方有药为前提，方以法立，方以法转，反对那种不明君臣佐使、东拼西凑、杂乱无章的盲目用药方法。另外，善于化裁古方新用，也是赵老用方的一大特色。赵老认为，古方是前贤临证经验的总结和宝贵遗产，其配伍和剂量均有其科学性，如果与病证相契合，不宜大增大减；如果随意加减，使原方面目全非，打乱了原方自身配伍的规律，则会主治不明，难于起效。在调方时，赵老也十分注意掌握守方、变方的尺度。对于一些慢性病，因其病情相对稳定，非朝夕之功而奏效，应缓而图之，不应经常做大的改动，故赵老主张治疗慢性病当有方有守，切忌朝秦暮楚，忽攻忽补。而对于在疾病过程中出现的变证，应当迅速抓住证候特点，果断变更方药，重新理清辨证论治的思路。

在临床用药方面，赵老非常重视动静结合用药。所谓静药，是指具有补益作用，但易导致壅滞的药物，其性味一般酸、涩、苦、咸，为收敛沉降之品，如熟地黄、党参、鹿角胶、龟甲胶之类。所谓动药，是指具有理气活血作用，而易伤正气的药物，性味一般辛、甘，为发散上升之品，如川芎、枳实、肉桂、香附等药物。选静药为主必佐以动药，用动药为主必辅以静药，动静结合，制其偏颇，则药力精专，直达病所。

这样用药符合组方的开阖动静，是方药能起效的关键。《黄帝内经》言："出入废则神机化灭，升降息则气立孤危。"赵老指出，不仅人体内存在着升降出入，整个自然界也存在着升降出入，渺小如一剂方药，也存在着升降出入。我们用药治疗疾病的过程是以偏纠偏，那就要在方药中模拟出对抗人体阴阳失衡的配比，来纠正人体的失衡。另外，赵老还强调医生应当熟知药性，用药如用兵，只有非常熟悉、了然于胸，才能准确无误地调兵遣将。例如，赵老常常给学生讲：人参、黄芪、党参、太子参均能补气，但以人参补气之力最强，黄芪、党参次之，太子参为最弱。另外，人参兼补心，黄芪兼走表、利水而托毒。在元气大伤，所当急固之时，当用人参大补元气；若用补气力弱之药，则会贻误病情。当肾病水肿伴气虚之时，当用生黄芪补气固卫、利水托毒，一举数得；若用其他补气药物，反而容易虚不受补，使气机壅滞，甚至产生内热。所以，作为一名中医医生，不可不熟知药性。

五、强调治养结合，防患于未然

赵老认为，防止疾病发生是养生长寿的前提，防止疾病发生的各种理论和方法，也是中医养生学的主要内容，因而把防病与养生长寿统一起来也体现了养生学中的治未病思想。

首先，强调调养精神，内保真气。人的精神活动与人体的生理病理变化有着密切的关系。心情舒畅，精神愉快，则气机调畅，气血和平，抗邪能力增强，即所谓"正气存内，邪不可干"。"百病生于气也"，如果精神状况不稳定，就会产生怒则气上、喜则气缓、悲则气消、恐则气下、思则气结、劳则气耗等气机异常，那么整个人体的运行就不正常了，反过来还会消耗人体的正气，导致疾病，甚至是很严重的疾病。所以，赵老指出，调养精神是内保真气的手段，正所谓"恬淡虚无，真气从之，精神内守，病安从来"。

其次，要节制房事，保全肾气。肾为人体元气之根，水火之宅，五脏六腑的阴阳精气赖此调节补充。若房劳过度，肾精耗伤，元气失充，全身的御邪扶正机能下降，不但容易招致外邪侵袭而罹患病变，而且在一定程度上也会折损人的寿命。正所谓"肾者主蛰，封藏之本，精之处也"，因而保全精神非常必要。

再次，要节制饮食，调和五味。饮食是人体摄取营养、维持生命活动不可缺少的物质，进食是充养正气的必要途径。五味和调才能使人体获得身体所需的各种营养。赵老指出：若饮食过寒过热，或五味有所偏嗜，则可导致机体阴阳失调，或致使某些营养缺乏而损伤正气。多食生冷寒凉，则易耗伤脾胃阳气，导致寒湿内生；偏食辛辣燥热，可导致肠胃积热。五味有所偏嗜，长此以往则会使相应内脏功能偏颇失衡，久之可损伤内脏而致多种病证。正如《素问·生气通天论》所云："味过于酸，肝气以津，脾气乃绝；味过于咸，大骨气劳，短肌，心气抑；味过于甘，心气喘满，色黑，肾气不衡；味过于苦，脾气不濡，胃气乃厚；味过于辛，筋脉沮弛，精神乃央。"适当的饮食可以培育人体，过量偏嗜的饮食则会损伤脏腑气血津液。

最后，尽可能早期诊断，防邪传变。未病先防是理想的积极措施，如果疾病已经发生则应争取早期诊断，早期治疗，以防疾病的发展与传变。赵老指出，防止疾病传变的方法，应根据疾病的传变规律，先安未受邪之地，使尚未受到病邪侵犯的脏腑得到保护，即所谓"见肝之病，知肝传脾，当先实脾"。

　　总之，治养结合，未病先防，既病防变，防患于未然的预防思想，既是中医治疗学，也是中医养生学的重要组成部分。赵老非常重视疾病的预防，这也体现在他对疾病的治疗调护中。

第三章 专病论治

一、急性肾功能衰竭

（一）疾病概述

急性肾功能衰竭（acute renal failure，ARF），简称急性肾衰竭，属临床危重症，是一种由多种病因引起的急性肾损害，可在数小时至数天内使肾单位调节功能急剧减退，不能维持水、电解质平衡和排泄代谢产物，从而导致的表现为高血钾、代谢性酸中毒及急性尿毒症的临床综合征。西医治疗急性肾功能衰竭总的原则是去除病因，维持水、电解质及酸碱平衡，减轻症状，改善肾功能，防止并发症。

传统中医学中并没有急性肾衰竭这一病名，与其相关的表现可散见于中医病证癃闭、关格、溺毒、水毒、水肿、鼓胀、腰痛等内容中。国医大师任继学教授在《悬壶漫录》中第一次提出了"水毒证"的病名。赵老在任老水毒证思想的基础上，通过临床实践进一步完善了其病因病机，并根据关键病机立法，在改善患者临床症状、缩短病程、恢复肾功能方面取得了一定成绩。

（二）病因病机

赵老认为，急性肾功能衰竭的发病原因复杂，是多种因素引起的临床综合征，其病因分类可根据习惯分为肾前性、肾

23

性和肾后性。

1. 肾前性

本病多发于中老年患者，大多因心气不足，肾气渐衰；或久病体虚，耗气伤阴，气血生化无源而发病。故本虚证多见气虚及阴虚。肾气虚不能带动五脏之阳，引起心气不足或心阳不振，血脉失于温养，鼓动无力则瘀痹阻滞；肾阴虚则不能滋养五脏之阴，使心阴耗伤，脉道失养，形成血瘀。所以标实证多见血瘀。正如叶天士所云："初病在气，久病在血。"在疾病的进展过程中，脾失运化水液，肾失蒸腾气化，则导致湿聚成痰。气虚不化水易致水饮内停，"血不利则为水"，血瘀又可进一步加剧水饮之患。所以，我们在中医治疗中应体现"心肾同治"及"标本兼顾"的思想，以益气养阴、活血化瘀为主，兼顾利水化痰。

心衰及肝病之气喘、水肿、咳嗽与肾有着密切的联系。其基本病机为心肾阳虚，瘀血停滞。心阳虚衰日久，阴盛则会格阳气于上，随之引起心阳无法温煦肾水；肾阳不足则无以治水，水溢于外，发为水肿，水饮上冲，则喘嗽不能平卧。气、血、水的运行异常则产生寒、痰、瘀，随之肿、喘、悸三症并见，即发展至气阴两虚、脾肾阳虚的阶段。

2. 肾性

人体自身正气不足是急性肾功能衰竭发病的始动环节。《素问·刺法论》曰："正气存内，邪不可干。"若正气不足，卫外不固，则易受湿邪、风邪等六淫之邪的影响，或易受药毒、虫毒、疫毒等毒物的影响。外邪入里化热，化生湿热、热毒，热毒伤阴耗气，导致气阴两虚。气虚则运血无力而导致血瘀，继而出现气虚血瘀；气虚推动无力，则使湿浊无法正常地排出，湿邪浸淫三焦，使得脾肾受到损害，脏腑虚损进一步加剧。由上可知，急性肾衰竭疾病发作的主要病机是虚、瘀、浊、毒；总体属于本虚标实，虚实夹杂，正虚为本，邪实为标，可以是由实致虚，也可以是由虚致实。本虚的关键因素是气阴两虚；标实的关键因素是浊毒瘀血。它也是非常重要的病理因素。

（1）疫毒犯肾：感染疫毒或时邪瘟毒，卫气不固，疫毒内袭，弥漫三焦，内攻肾脏，毒瘀互结，瘀毒结于肾及膀胱，伤及脏真，致肾之开阖失常，发为本证。

（2）毒物伤肾：误食毒物、鱼胆等伤及肾脏真气，关门不利；或毒药如斑蝥、朱砂等过量，损及肾体，络脉壅滞，升降失常；或毒蛇咬伤，毒邪内陷，脏真衰竭，气化不行，发为本证。

（3）脾肾阳虚：久患肾疾，复因劳倦或饮食不节；或久病体弱，损伤脾土；或久病损及肾阳；或劳倦太过，酒色无度，肾体内伤，水湿内停，肾阳受损，命火大衰，发为本证。

3.肾后性

机体正气不足，卫外不固，外感风邪、湿邪等六淫之邪，或遭受疫毒、虫毒、药毒等外邪入里，化生湿热，湿性重着，阻滞气机、阻遏血行，多致气滞、血瘀之证。外邪内侵，加之气血运行不畅，则湿浊、瘀血等病理产物易于内生，湿热蕴积日久，尿液受其煎熬，日积月累，尿中杂质结为沙石，沙石、瘀血、败精或癥块压迫阻塞，水道不通，溺毒入血，血毒上攻，升降失常或损及肾器，开阖失司，伤及脏真，肾气衰竭，发为本证。

（三）辨治思路

1.治疗原则

赵老认为，急性肾功能衰竭根据病因不同可分别应用以下治则：①心衰、休克者，治以温阳化气行水，配合回阳固脱；②失血亡液者，治以滋阴养血以化源；③感染或中毒者，治以清热解毒、凉血化斑、通腑泄浊；④梗阻者，治以清热利湿、疏通水道；⑤挤压综合征，治以活血软坚、通络利水。

2.分证论治

（1）肾前性

1）气阴两虚证

临床表现：心悸气喘，动则加重，甚则倚息不得卧，疲乏无力，头晕，自汗盗汗，五心烦热，口干咽燥，失眠多梦，腹胀不适，小便不利，全身水肿，舌红，脉细数。

治法：益气养阴。

方药：生脉饮加减。

加减与备选方：阴阳两虚，症见畏寒、肢冷者，可用炙甘草汤加减。气虚重者，加黄芪。浮肿者，加泽泻、车前子、白术。腹胀者，加厚朴、大腹皮、莱菔子、砂仁。

2）脾肾阳虚证

临床表现：腹大胀满，形如蛙腹，撑胀不甚，面色苍黄，脘闷纳呆，畏寒肢冷，浮肿，便溏，小便不利，舌淡有齿痕，苔厚腻而滑，脉沉弱。

治法：温补脾肾，行气利水。

方药：附子理中丸合五苓散、济生肾气丸加减。

加减与备选方：偏于脾阳虚者，用附子理中丸合五苓散加减。偏于肾阳虚者，用济生肾气丸加减，或与附子理中丸交替使用。纳呆腹满，食后尤甚者，加黄芪、山药、薏苡仁、白扁豆，亦可用真武汤加红参、丹参合四君子汤加减，共奏温肾阳、活血脉、利水气之功。赵老临证常用炮附子等辛热之品补命门之火而温助肾阳，以扶阳制水。

赵振昌中医肾病临证六十年经验集

26

（2）肾性

1）少尿期

①邪热炽盛证

临床表现：小便短赤、灼热，尿量急骤减少，甚至闭塞不通，水肿或腹水，头昏胀，发热不退，甚或高热，烦躁不安，口干欲饮，或渴不多饮，大便不通，舌红绛，苔干黄，脉沉数。

治法：泻火解毒。

方药：大承气汤加减。

生大黄15g（后下），厚朴10g，枳实10g，芒硝10g（分次冲服），蒲公英30g，连翘15g，益母草15g，生甘草3g。

加减与备选方：寒热往来者，加柴胡、黄芩。高热不退者，加生石膏、知母。皮肤紫斑者，加水牛角、生地黄、赤芍。也可用凉膈散，清泄热毒、泻下实热。

②热盛动血证

临床表现：小便点滴难出，或尿血、尿闭，高热谵语，口黏口苦，或有溺臭，吐血，衄血，斑疹紫黑或鲜红，舌质绛紫暗，苔黄焦或芒刺遍起，脉细数。

治法：清热解毒，凉血止血。

方药：犀角地黄汤加减。

水牛角30g（先煎），生地黄15g，赤芍12g，紫草12g，玄参12g，金银花12g，连翘12g，丹参10g，郁金10g，知母10g，生甘草6g。

加减与备选方：大便秘结者，加生大黄。神疲欲绝者，加西洋参、麦冬。伴外感发热者，则予小柴胡汤加减。

③湿热蕴肾证

临床表现：尿少尿闭，脘闷腹胀，恶心呕吐，口中尿臭，发热口干而不欲饮，头痛烦躁，严重者可神昏抽搐，舌苔黄腻，脉滑数。

治法：清热利湿。

方药：黄连温胆汤加减。

黄芩10g，蒲公英15g，山栀子10g，车前草15g，白花蛇舌草15g，滑石15g（包煎），茯苓10g，猪苓10g，半夏10g，陈皮10g，泽泻10g，生甘草5g。

加减与备选方：脘闷腹胀者，加厚朴、枳实。恶心呕吐不止者，加旋覆花、代赭石。大便秘结者，加生大黄。神志昏迷者，加石菖蒲、郁金。抽搐者，加钩藤、全蝎。也可用八正散，通淋利湿、清热泻火。

④气脱津伤证

临床表现：尿少或夜尿频多或无尿，汗出黏冷，气微欲绝，或见口干咽燥，两目干涩，或喘喝息促，唇黑甲青，脉细数或沉细。

治法：敛阴固脱。

方药：生脉散加减。

西洋参10g，麦冬15g，五味子10g，生地黄15g，玄参12g，生龙骨15g（先煎），生牡蛎15g（先煎），丹参10g，炙甘草5g。

加减与备选方：四肢厥冷者，加附子。气微欲绝者，加人参、黄芪。也可用参附汤加减，益气固脱、回阳救逆。

⑤脾肾阳虚证

临床表现：全身浮肿，或伴心慌气短，胸水，腹水，神疲乏力，面色㿠白，形寒肢冷，四肢不温，腰酸膝软，食少腹胀，泛恶呕吐，尿少清白，或无尿，大便溏，舌淡苔白，脉沉弱。

治法：温补脾肾，利水消肿。

方药：真武汤合温脾汤加减。

附子10g（先煎），干姜10g，白芍12g，厚朴10g，白术10g，茯苓15g，大腹皮10g，车前子15g（包煎），泽泻10g，陈皮10g。

加减与备选方：神疲乏力，加黄芪、党参。腰膝酸痛，加桑寄生、怀牛膝。恶心呕吐，加半夏、伏龙肝。也可用济生肾气丸，温补脾肾、化气利水。

⑥血瘀水停证

临床表现：有出血证候或尿呈酱褐色，肢体麻木，浮肿，尿少尿闭，舌质紫暗或有瘀点，脉沉涩。

治法：行瘀利水。

方药：桃红四物汤加减。

桃仁10g，红花10g，生地黄12g，当归12g，赤芍10g，益母草15g，琥珀6g（研末分次冲服），川牛膝12g，王不留行12g。

加减与备选方：浮肿明显者，加茯苓皮、车前子、冬瓜皮。腰部胀痛者，加乌药、香附。大便秘结不畅者，加大黄。也可用血府逐瘀汤，理气行滞、活血化瘀。

2）多尿期及恢复期

①脾肾阳虚证

急性肾衰竭多尿期，此时肾气亏虚，膀胱气化不利，固摄失司，导致多尿。赵老用真武汤合实脾饮加减，治疗脾肾阳虚之肾病综合征合并急性肾功能衰竭患者，效果显著。

临床表现：腰酸腰痛，面色㿠白，神疲乏力，畏寒肢冷，全身浮肿，不思饮食，纳差，小便量多而清长，或夜尿频多，大便稀溏，舌淡，苔白，脉沉弱无力。

治法：温补脾肾。

方药：济生肾气丸加减。

熟地黄10g，山药15g，山茱萸10g，泽泻12g，茯苓15g，丹皮10g，附子10g，肉桂4g（后下），薏苡仁15g，牛膝10g。

加减与备选方：神疲气短者，加黄芪、党参。潮热、盗汗者，加银柴胡、白薇、糯稻根、煅牡蛎。心神失养、恍惚健忘者，加茯神、远志、石菖蒲。气血不足者，加人参、当归。气阴不足者，加人参、龟甲等。

②气阴两虚证

急性肾衰竭多尿期，此时邪去正伤，正气未复，以气阴两虚为主者，治疗以益气养阴为法。

临床表现：动则乏力短气，腰膝酸软，手足心热，口干喜饮，或口干不欲多饮。

治法：益气滋阴。

方药：生脉饮合增液汤加减。

人参12g，麦冬15g，五味子15g，沙参10g，生地黄20g，西洋参10g，白芍10g，山药12g，白扁豆10g，莲肉10g，白术12g，茯苓15g，甘草4g。

加减与备选方：肾精亏虚者，加龟甲、鳖甲、冬虫夏草。大便干结者，加肉苁蓉、火麻仁。

（3）肾后性

1）湿瘀内阻证

临床表现：尿少尿闭，尿中时有沙石，或排尿时突然中断，尿道窘迫疼痛，少腹拘急，或腰腹疼痛难忍，恶心呕吐，口干而不欲饮，舌红苔薄黄，脉弦数。

治法：清热利湿，通淋排石。

方药：石韦散加减。

石韦20g，瞿麦30g，滑石15g（包煎），车前草25g，冬葵子15g，蒲公英25g，地丁20g，大黄5g，白芍10g，生甘草5g。

加减与备选方：尿中带血，可加小蓟、生地黄、藕节以凉血止血。为加强排石消坚作用，可加金钱草、海金沙、鸡内金等。石淋日久，虚实夹杂，当标本兼顾，气阴亏虚者，宜二神散合八珍汤；阴液耗伤者，宜六味地黄丸合石韦散。

（四）临证经验

在急性肾衰竭的诊疗过程中要抢"第一时间"，尽量做到早诊断、早治疗，这对患者的近期及远期疗效都有根本性的意义。所以，将微观理化指标纳入中医"证"的范畴，为中医治疗现代急性疾病提供选药"靶点"尤为重要。急性肾衰竭由于起病急骤、病机复杂，以及个体对于疾病耐受的差异等原因，临床表现多样，有时与疾病的严重程度不能完全一致。相对而言，理化指标所反映出的疾病状态往往更为客观。传统中医通过四诊（望、闻、问、切）和医家个人经验判断疾病，概念较为笼统（如脾肾阳虚、气滞血瘀等）。面对现代临床中的微观指标（如肌酐、尿素氮等），若仅凭辨别寒热虚实应用中药，虽能够缓解临床症状，但对急性疾病的治疗则缺乏针对性。

诊治急性疾病，多靶点治疗是中医药的优势，不但可以弥补化学药物治疗单一性的不足，还可以在整体论治的基础上有针对性地治疗各个"靶点"（"理化指标"），有时亦能够解决"无证可辨"的难题。中医对急性肾衰竭的治疗有其独特的见解，必须要全面理解和掌握中医学的诊疗理论和实践措施，才能更好地发挥和应用中医学的临床诊疗价值。

赵老治疗急性肾衰竭经验丰富、极具特色，现列举如下。

1.肾衰见外感，治以"开鬼门"之法，用越婢汤为主加党参、菟丝子，补气温肾、扶正祛邪并用。

2.肾衰见腹水，治以"洁净腑"之法，用己椒苈黄丸、疏凿饮子；阳虚者加附子、干姜；阴虚者加黄精、炒麦冬；胸水喘促不得卧者，加葶苈子、大枣、大戟；气虚者，加生黄芪、生晒参。

3.肾衰见水凌心肺，治以泻肺利水，方用葶苈大枣泻肺汤。

4.肾衰见出血，治以活血化瘀，方用桃仁承气汤；若有热毒者，加用黄连解毒汤。

5.肾衰不愈，有透析条件者，可考虑透析疗法（血液透析或腹膜透析）。

（五）辨证调护

1.绝对卧床休息，避免劳累或剧烈活动。

2.注意保暖，慎防感冒，节制房事。

3.给予高热量、高脂肪、低蛋白、富含维生素、合于口味的食物。

4.溺臭宜勤漱口；皮肤瘙痒宜保持皮肤清洁，多擦浴。忌用肥皂、酒精等刺激物品。

5.适当限制盐和水的摄入。

6.注意神志情况，密切观察尿量、恶心程度及血尿素氮、肌酐等生化指标的改变。

总之，赵老认为，对急性肾衰竭患者应按以上原则认真处理，尽量预防其发展为不可逆性慢性肾衰竭。

（六）医案举隅

病例1

孙某，男性，71岁。2015年8月20日初诊。

患者因"反复咳嗽、咳痰伴发热2天"于门诊就诊。既往因"脑梗死（后遗症期）"长期卧床，自主咳嗽、咳痰能力较弱，病程中患者肺部感染反复发生。既往多次查肾功能，血肌酐水平在正常值范围内，24小时尿量1500mL左右。

现症：咳嗽，咳黄黏痰，咳痰无力，发热，体温最高37.9℃，小便量减少，24小时尿量1000mL左右，双下肢浮肿，腹胀，恶心呕吐，睡眠尚可，大便干，2日1次。舌红，苔黄腻，脉细数。实验室检查：白细胞计数10.01×10⁹/L，中性粒细胞0.77%，尿素氮10.53mmol/L，肌酐132.6μmol/L。患者存在急性肾损伤，病因考虑为感染引起，收入院治疗。入院后予抗感染、化痰、补液等对症治疗；中医以标本同治为原则，予益气养阴、清热解毒药，改善肾功能。

西医诊断：急性肾功能衰竭；肺炎；脑梗死（后遗症期）。

中医诊断：水毒证（气阴两虚，浊毒瘀滞证）；咳嗽（痰浊阻肺证）。

治法：益气养阴，清热解毒。

处方：西洋参10g，麦冬15g，五味子10g，生地黄15g，玄参12g，大黄5g，丹参10g，红花10g，益母草20g，当归15g，黄芪30g，马齿苋40g，白茅根20g，甘草10g。3剂，水煎服。每剂药水煎取汁300mL，每次150mL，每日2次，早晚饭后半小时服用。

经综合治疗后，患者体温恢复正常，感染有所控制，痰量减少，尿量恢复至1500mL左右，水肿逐渐消退。

二诊（2015年8月25日）：咳嗽，咳黄痰，痰量少，无发热，小便量正常，24小时尿量1500mL左右，双下肢无浮肿，饮食好转，睡眠尚可，大便日1次。舌红苔黄腻，脉细数。实验室检查：白细胞计数9.95×10^9/L，中性粒细胞0.71%，尿素氮7.03mmol/L，肌酐99.2μmol/L。出院后增加黄芪剂量至60g，重在增强补气之功，继续口服上述中药汤剂巩固疗效、改善肾功能。

按： 该患者中医辨证属气阴两虚，浊毒瘀滞证。患者年迈久病，脾肾亏虚，脾运化水湿失司，化生湿浊，湿浊阻碍气机、阻碍血行，则瘀血内生；肾虚开阖失司，不能化气行水，则尿少水肿；本虚之体，易感外邪，外邪入里化热，化生热毒，湿热毒邪犯肺，热邪壅滞，肺气闭塞，水道通调失司，不能下输膀胱，水源枯竭，而成斯证。本案以气阴亏虚为本，湿浊热毒为标。

给予益气养阴、清热解毒汤药治疗。方中以西洋参、麦冬益气养阴生津；五味子敛阴止汗；生地黄滋阴补肾；玄参养阴利咽；大黄泄浊排毒；丹参活血补血；益母草活血通络，利水，祛除肾络瘀滞；黄芪补气，扶助正气；马齿苋清热解毒；白茅根清热利湿而不伤阴；甘草清热解毒，调和诸药。二诊中加大黄芪剂量，重在增强补气之功，短期内患者症状好转，出院后继续口服汤剂以巩固疗效。

病例2

赵某，女，52岁。2015年7月18日初诊。

患者于2015年7月15日突然出现尿少，持续3天就诊。

现症：小便点滴而下，尿量减少而短赤灼热，脘闷腹胀，恶心呕吐，口中尿臭，口干而不欲饮，烦躁，睡眠尚可，大便干，日1次。舌红苔黄腻，脉滑数。实验室检查：尿蛋白（++），肌酐202μmol/L，尿素氮12.7mmol/L；血常规未见异常肾脏彩超：大小未见明显异常。

西医诊断：急性肾功能衰竭。

中医诊断：水毒证（湿热蕴肾证）。

治法：清热利湿，通利小便。

处方：萹蓄20g，瞿麦20g，川木通10g，车前子20g（包煎），山栀子15g，滑石10g，甘草10g，大黄10g，苍术10g，黄柏15g。3剂，水煎服。每剂药水煎取汁300mL，每次100mL，每日3次，早午晚饭后半小时服用。

二诊（2015年7月22日）：尿量增加，仍短赤灼热，脘闷腹胀，恶心呕吐缓解，口中尿臭减轻，口干而不欲饮，烦躁，舌红苔黄腻，脉滑数。实验室检查：尿蛋白（+），肌酐172mmol/L，尿素氮10.2mmol/L；血常规未见异常。

处方：萹蓄25g，瞿麦25g，川木通10g，车前子25g（包煎），山栀子15g，滑石10g，甘草10g，大黄5g，苍术10g，黄柏15g，生地黄20g，牛膝15g，赤芍15g。7剂，水煎服。每剂药水煎取汁300mL，每次100mL，每日3次，早午晚饭后半小时服用。

三诊（2015年7月30日）：尿量恢复正常，短赤灼热减轻，脘闷腹胀缓解，无恶心呕吐，饮水正常，舌淡红苔黄，脉沉细。实验室检查：尿蛋白（-），肌酐112μmol/L，尿素氮7.2mmol/L；血常规未见异常。

处方：萹蓄25g，瞿麦25g，车前子20g（包煎），山栀子10g，甘草10g，大黄5g，苍术10g，黄柏15g，生地黄20g，牛膝15g，赤芍15g。7剂，水煎服。每剂药水煎取汁300mL，每次150mL，每日2次，早午晚饭后半小时服用。

按：该患者为湿热壅积于膀胱，故小便不利而热赤；湿热互结，膀胱气化不利，故小腹胀满；湿热内盛，故口苦；口渴不欲饮，为津液不布之象；舌红苔黄腻、脉滑数均属湿热蕴肾所致。

给予清热利湿、通利小便汤药治疗。方中以萹蓄、瞿麦、川木通、车前子通利小便；山栀子清化三焦湿热；滑石、甘草清利下焦湿热；大黄通便泻火；苍术、黄柏加强清化湿热之力。二诊中加大萹蓄、瞿麦剂量，重在增强通利小便之功，故短期内患者尿量显著增加。三诊继续治疗以巩固疗效。

病例3

孙某，男，59岁。2016年10月25日初诊。

患者于2016年10月22日突然出现尿少，持续3天就诊。

现症：小便点滴而下，尿量减少，尿如细线，小腹胀满疼痛，恶心欲呕，烦躁，睡眠尚可，大便日1次。舌质紫暗，有瘀点，脉沉涩。实验室检查：尿蛋白（－），肌酐231μmol/L，尿素氮12.5mmol/L；血红蛋白103g/L。肾脏彩超：肾脏大小未见明显异常，左侧输尿管可见3mm×6mm大小结石。

西医诊断：急性肾功能衰竭。

中医诊断：水毒证（血瘀水停证）。

治法：行瘀利水。

处方：桃仁10g，红花10g，生地黄12g，当归12g，赤芍10g，益母草15g，琥珀6g（研末分次冲服），川牛膝12g，金钱草20g，鸡内金10g，王不留行12g。7剂，水煎服。每剂药水煎取汁300mL，每次150mL，每日2次，早晚饭后半小时服用。

二诊（2016年10月31日）：小便如常，尿量增加，小腹胀满疼痛缓解，恶心欲呕好转，无烦躁，睡眠尚可，大便日1次。舌质紫暗，脉沉细。实验室检查：尿蛋白（-）；肌酐101μmol/L，尿素氮6.5mmol/L；血常规未见异常。

处方：桃仁10g，红花10g，生地黄12g，当归12g，赤芍10g，肉桂10g，川牛膝12g，金钱草20g，鸡内金10g，萹蓄20g，瞿麦20g，甘草10g。7剂，水煎服。每剂药水煎取汁300mL，每次150mL，每日2次，早晚饭后半小时服用。

按： 该患者为瘀血、败精阻塞于内，瘀结成块，阻塞于膀胱尿道之间，故小便点滴而下，或尿如细线；阻塞不通致小腹胀满疼痛；舌质紫暗有瘀点、脉沉涩均为血瘀内阻水停证之象。治疗当行瘀利水。给予强劲的破血之品桃仁、红花，力主活血化瘀；生地黄凉血滋阴；当归滋阴补肝；赤芍养血和营，以增补血之力；川牛膝活血化瘀；肉桂助膀胱气化以通尿闭，防止助热伤阴；金钱草、鸡内金利尿通淋排石；萹蓄、瞿麦通利小便。随症加减，取效良好。

附：关格古代文献概览

《伤寒论·平脉法》："寸口脉浮而大，浮为虚，大为实。在尺为关，在寸为格，关则不得小便，格则吐逆。跌阳脉伏而涩，伏则吐逆，水谷不化，涩则食不得入，名曰关格。"

《沈氏尊生书·噎塞反胃关格源流》："关格，即内经三焦约病也。约者不行之谓，谓三焦之气不得通行也。惟三焦之气不行，故上而吐逆曰格，下而不得大小便曰关。"

《重订广温热论·验方妙用》："头痛而晕，视物蒙眬，耳鸣耳聋，恶心呕吐，呼气带有溺臭，间或猝发癫痫状，甚或神昏痉厥，不省人事，循衣摸床撮空，舌苔起腐，间有黑点。以上溺毒入血，血毒上脑之候。"

《医门法律·关格门》："治吐逆之格，由中而渐透于上；治不溲之关，由中而渐透于下；治格而且关，由中而渐透于上下。"

《景岳全书·关格》："关格一证在《内经》本言脉体，以明阴阳离绝之危证也……又仲景曰：在尺为关，在寸为格，关则不得小便，格则吐逆。故后世自叔和、东垣以来，无不以此相传……关格证，所伤根本已甚，虽药饵必不可废，如精虚者，当助其精；气虚者，当助其气，其有言难尽悉者，宜于古今补阵诸方中择宜用之。斯固治之之法，然必须远居别室，养静澄心，假以岁月，斯可全愈。若不避绝人事，加意调理，而但靠药饵，则恐一曝十寒，得失相半，终无济于事也。凡患此者，不可不知。"

二、慢性肾功能衰竭

（一）疾病概述

中医学论述的慢性肾衰病，也就是西医学的慢性肾功能衰竭(chronic renal failure，CRF)，是指因各种慢性肾脏病持续进展的共同结局，以代谢产物潴留，水、电解质及酸碱代谢失衡和全身各系统症状为主要表现的临床综合征。

慢性肾功能衰竭之病名是由现代医学发展而来。在中医古籍文献中，查找不到与之相关的病名，却有很多与其相类似症状的描述。因其临床上常见倦怠、贫血、水肿、恶心、呕吐等症状，故属于中医辨证中的"关格""癃闭""水肿""溺毒""腰痛""肾劳"等范畴。

（二）病因病机

赵老认为，慢性肾衰病由各种肾脏疾病或者其他疾病发展演变而来。其病程较长，主要是因为慢性肾病日久虚损，或先天禀赋不足，或劳倦伤正，或饮食不调、久病体虚，反复发作，缠绵不愈而成。其病位在肾、脾，与肺、肝密切相关。

1.先天禀赋不足，久病虚耗

患者先天禀赋不足，自幼体质虚弱，甚至患病，久病耗伤肾精，肾失封藏，精气外泄，故出现血尿及蛋白尿。肾阳不足，气化失常，水液运行失常，故出现水肿。

2.饮食不节，脾胃损伤

患者先天脾胃不足，或后天饮食不节，导致脾胃损伤，脾失健运，胃失和降，胃气上逆，故出现恶心呕吐；脾失运化，水湿内生，则出现水肿。

3.情志不畅

患者久病多病，肝气不舒，肝郁气滞，气机不畅，影响水液代谢；气有余便是火，助湿化热，痰热互结，蕴结于下焦，发为肾病。

4.毒损肾络

赵老认为"毒"主要包括痰浊、瘀血、热毒、药毒等因素。肾失气化，脾失健运，水液内生，痰浊内生，瘀血阻络，郁久化热，痰、热、瘀互结，损伤肾络，导致肾衰竭。另外，有些患者接触有毒药物，直中肾脏，损伤肾络，导致肾衰竭。

因此，赵老常说本病的病因病机复杂，属本虚标实，本虚为正虚，即脾肾功能受损，而以脾肾亏虚为主。脾、肾是先天与后天的关系，相互资生、相互促进。脾主运化水谷精微，运化水湿需要得益于肾阳的蒸腾气化；肾精的充盛则需要得益

39

于脾所运化的水谷精微。反之，肾主水、调节水液代谢的功能
又受脾气的制约。肾病日久，肾脏真气受损，封藏失司；脾失
健运，气血化生乏源，气不摄血，精血及精微物质外溢肾络，
故出现血尿及蛋白尿。随着病情的进展，耗伤肾阴，血液外
渗，而生血尿；精微物质外泄，即为蛋白尿。赵老认为，此时
患者一般症状较轻，常常表现为乏力、腰酸痛，可伴有轻度水
肿、尿中泡沫增多、血尿、蛋白尿、血肌酐轻度升高。随着病
情的进展，脾肾亏虚逐渐加重，耗气伤阴，导致气阴两虚。肝
主藏血，血属阴，故肝体属阴；肝主疏泄，喜条达，故肝木曲
直。肾久病及肝，即母病及子，木不得升发，进而产生虚风内
动，出现手足抽搐、肢体动摇、头晕头痛。赵老认为，气阴两
虚，瘀血形成，阻滞肾络，肾脏开始出现微型癥瘕，则此期患
者在前期基础上血肌酐升高、血压升高。

《中藏经》曰："肾气壮则水还于海，肾气虚则水散于皮。
又，三焦壅塞，荣卫闭格，血气不从，虚实交变，水随气流，
故为水病。"赵老认为：肾主水，与膀胱互为表里。若肾阳不
足，蒸腾气化无力，导致小便不利，水液内停，引起肌肤水
肿，水液久聚成浊，伏于肾络，形成湿浊，蓄于血中。命门火
衰，脾土失温，脾阳亏损，脾失健运，水液运化失常，脾不升
清，浊阴难降，郁久化热，湿热互结，蕴于中焦，胃失和降，
胃气上逆，故出现恶心、呕吐、口中秽浊气味。若病情进一步
加重，导致脾肾阳虚，气血津液代谢及运行失常，水饮凌心，
则患者会出现胸闷、呼吸困难；水湿同源，久而化为湿浊，浊
炼成痰，痰浊易阻气机，气血运行不畅，瘀毒内生，伏于肾
络，导致肾络出现癥瘕。赵老认为湿浊、湿热、痰浊、瘀毒均
为浊毒，其致病经历了湿浊→湿热→痰浊→瘀毒的过程，最终
演变为浊毒。毒损肾络而导致体内正常代谢的废物如肌酐、尿

素氮等物质不能正常排泄，发展为尿毒症，恰恰与西医学中所说的肾脏纤维化导致尿毒症一致。

慢性肾衰病病情错综复杂，缠绵难愈，证候多端，累及五脏六腑、气血津液，属于本虚标实证。本虚以脾肾亏虚为主，标实以湿浊、湿热、痰浊、瘀毒，即浊毒为主。浊毒伏于肾络，导致肾络微型癥瘕，最终导致脾肾阴阳衰败。本虚标实互为因果，恶性循环，使病情进展为尿毒症。总之，脾肾亏虚为根本，浊毒贯穿慢性肾衰病的始终。

（三）辨治思路

赵老认为，慢性肾衰病病程相对较长，迁延难愈，治疗上应该抓住主要病机。慢性肾衰病的病机既有本虚又有标实。在邪实方面，以浊毒为主要病理因素；在正虚方面，脾肾亏虚是其病理基础，故辨证施治时，要从多方面、多角度考虑患者病情的发展变化。

1.脾肾气虚，湿浊不化

临床表现：倦怠乏力，食少纳呆，脘腹胀满，气短懒言，腰膝酸软，口淡不渴，大便溏，舌淡有齿痕，脉沉细。

治法：益气补肾健脾，淡渗利湿。

方药：肾3方（自拟方）。

党参、黄芪、生地黄、熟地黄、山茱萸、当归、丹参、益母草、石韦。

方解：赵老认为，慢性肾衰病的初期，脾肾气虚居多，湿浊不化，尚未蕴热，故湿热证候并不显著。脾胃为后天之本，是精、血、津液的来源，脾气虚弱，容易出现疲劳、倦怠，偶有胃脘部的不适。所以在治疗上应以保护脾胃为主，健脾补肾扶助正气，同时运用少许淡渗利湿药以祛湿邪，临床常用肾3方（自拟方）加减治疗。方中熟地黄填精、养阴、益髓；生地黄清热、滋阴、补肾精；党参健脾益气、生津润燥；黄芪补气健脾、利尿消肿，而现代药理研究发现，黄芪具有抑制细胞外基质的生成、减轻肾纤维化的作用。四者共为君药，健脾补肾。山茱萸补益肝肾；当归、丹参养血活血；且黄芪、当归配伍为当归补血汤，补气养血，气血双补；益母草、石韦活血利水渗湿。全方有补肾健脾、淡渗利湿之效，以助肾气，恢复其蒸腾气化的作用，又可增强脾的运化之功，增强人体正气，提高免疫力，从而减少蛋白尿的排出，减轻水肿，改善临床症状。

加减及备选方：若乏力、纳呆、水肿较重者，加茯苓、泽泻、白术、车前子加强淡渗利湿之效。若腰膝酸痛明显者，加川续断、桑寄生；便秘严重者，加大黄5g，从小剂量开始，便秘不缓解者再加量。如果恶心、呕吐者，可加入紫苏叶、佩兰、砂仁以芳香化湿醒脾，脾胃运则中焦和。

2.气阴两虚，湿热瘀阻

临床表现：倦怠乏力，五心烦热，口干咽燥，口中氨味重，腰膝酸软，纳呆，尿黄，尿味重，尿中泡沫多，大便干燥，舌暗红，苔腻，脉滑。

治法：益气养阴，清利湿热，软坚散结。

方药：参芪地黄汤加减。

太子参20g，黄芪30g，生地黄20g，熟地黄20g，泽泻20g，茯苓30g，山茱萸20g，山药30g，砂仁6g，桃仁10g，蝉蜕15g，炒僵蚕20g，石韦30g，土茯苓100g，白茅根50g，绵萆薢20g。

方解：赵老认为，随着病情的进展，气虚日久，耗伤阴精，导致气阴两虚。气阴两虚，血脉不充，瘀血阻络，气虚则水停，阴虚则内热，湿热蕴结于中焦，故出现恶心、口中氨味较重。湿热下注，则表现为尿黄、尿味重；湿热瘀阻于肾络，患者可表现为大量蛋白尿、血肌酐升高。

方中黄芪入脾胃，具有补中健脾、益卫固表、消肿利尿之功效，可调节免疫功能，改善肾小球滤过屏障，提高蛋白质及脂类代谢率，减轻蛋白尿，阻止肾功能恶化。配伍性味甘平之太子参，共奏益气健脾、消肿利尿、养血补气生津之效。生地黄，甘苦寒，归肝、肾经，具有清热凉血、滋补肝肾的作用。熟地黄，甘温，入肝、肾二经，既可滋肾阴、补精血，又可填髓。四者共为君药，共奏健脾补肾之功效。山茱萸，酸微温，主入肝经，补益肝肾。山药甘平，归脾、肾经，《本草纲目》中载其有"益肾气，健脾胃"之功效，可起到补后天以充先天的作用。砂仁，味辛、咸，性平，入脾、胃、肾经，辛能润肾燥，咸能补肾阴，辛香走窜，冲和天地五脏之气。需要特别指出的是，赵老擅长使用熟地黄、砂仁这一药对，熟地黄为滋补先天之要药，但其性黏腻，有碍消化，同时可以润滑大肠，患者使用熟地黄后可能出现大便不成形、纳呆、贪多、腹胀等不适，但熟地黄配砂仁，可借助砂仁之芳香走窜、通调五脏之气的功效而减少熟地黄胶黏、滋腻之弊；同时砂仁可以醒脾，振奋脾气，促进脾之运化，加强后天脾胃运化之功，以助先天气化之力。土茯苓，味甘，性平，为解毒利湿之要药，《本草纲目》谓其"健脾胃，强筋骨，祛风湿，利关节，治拘挛骨痛、恶疮痈肿、解毒"。白茅根，性味甘寒，甘则使其缓和，寒则使其稳固，故血可止、热可平。现代药理研究表明，白茅根具有止血、调节免疫、降压、降糖、抗氧化、改善肾功能等作用。赵老认为，去除浊毒的最有效方式是给邪气以出路。土茯苓与白茅根两药相合，可使内生浊毒无源以化，营卫调和，肌肉盛壮，使邪气不得内传脏腑。肾衰后期，脾肾亏损，自身抗病能力下降，以此调动自身免疫力抵抗外邪，尤其治疗湿热偏盛的慢性肾衰病，效果尤为显著。上药为臣药。茯苓，味甘而淡，有健脾渗湿清热之功效，与太子参、生地黄相伍，彰显其健脾运化、清热之功；与山药相配，辅助其健运脾胃，达到充后天以滋先天之作用。泽泻利湿泄浊。桃仁走下焦，活血化瘀降浊。石韦，味甘，无毒，《神农本草经》谓其"主劳热邪气，五癃闭不通，利小便水道"，可见石韦有利湿泄浊之功。萆薢，味甘、苦，性平，《本草备要》云其"治风寒湿痹，腰痛久冷，关节老血，膀胱宿水，阴痿失溺，茎痛遗浊"，可见其除浊厘清之功，与小肠之功颇有相似。石韦配萆薢，对于湿热邪气引起的淋证及蛋白尿有较好的治疗作用，可起到清肺金而滋水源、通膀胱而利水湿的功效，使精微物质得到重新布散吸收，给浊毒以出路，紧扣虚损为本、浊毒为标的病机。蝉蜕及僵蚕两味药可以搜风剔络、疏风清热、活血化瘀散结，改善肾脏纤维化。以上药物为佐药。纵观全方，具有益气养阴、升清降浊、固肾摄精、燥湿运脾、清利湿热、活血化瘀之功效，能提高慢性肾衰病患者机体的免疫力，减轻蛋白尿的漏出，改善肾功能，减轻临床症状，使整体的阴阳处于相对平衡的状态而趋于康复。

加减及备选方：如患者素体气虚，表虚不固，易感冒者，可加用玉屏风散（防风、白术）。如患者有恶心呕吐者，加用佩兰、草果、藿香，化湿和胃止呕。如患者水肿是因水湿内停而致者，加用猪苓、大腹皮、泽兰。如患者临床表现为阴虚火旺的症状，如潮热、盗汗、五心烦热者，可加清热滋阴的知母、黄柏。若患者因肾虚以致髓海空虚，头目眩晕，可加龙骨、牡蛎、天麻、钩藤等平肝潜阳。若患者腰痛明显者，加川续断、桑寄生、杜仲，补益肝肾，强筋健骨。

3.脾肾阳虚，水湿内生

临床表现：高度浮肿，倦怠乏力，畏寒肢冷，腰膝酸软，食少纳呆，懒言少语，咳嗽，咳痰，重者可有心悸、呼吸困难，夜尿清长，舌暗红，舌体胖大有齿痕，苔白，脉滑。

治法：温补脾肾，化湿利水。

方药：真武汤加减。

黄芪30g，制附子6g，茯苓30g，干姜10g，白芍20g，盐泽泻20g，茯苓30g，炒白术30g，盐车前子30g（包煎）。

方解：《金匮要略》指出："病痰饮者，当以温药和之。"故痰饮、痰浊之邪的产生和阳气亏虚有密切关系。赵老认为，脾肾亏虚，湿邪内生，聚湿成痰，蕴久化浊。脾为生痰之源，若脾阳虚则无力运化水湿之邪，水湿内停，聚而成湿，停而成痰，留而成饮，积而成水。脾的运化依赖于肾阳的温煦作用。肾主水，为诸阳之本，若肾阳衰微，则脾运失常，继而生湿。湿为阴邪，阻遏阳气，久则损及脾肾之阳，而出现阳虚湿邪内盛之证，痰湿久而成浊。如果水湿较重，泛溢肌肤，则出现周身浮肿。肾水亏则不能上济于心，心阴涵养心阳，心阴不足则心阳偏亢，多发生心悸等症状。肺主呼吸，肾主纳气，肾气虚损，纳摄受损，气浮在上而无根，可出现呼吸不利、喘促等表现。肾脏受损，气化失常，水气内停，寒水上射于肺，肺失宣降，水液代谢失于疏通调节，可见咳喘不能平卧、水肿、尿少等临床表现。治疗上遵循"实则泻之，虚则补之"的原则，扶正祛邪，补虚泻实并重。

治疗以温补脾肾、化湿利水为主。方中黄芪健脾补气。附子辛甘性热，用之温肾助阳，以化气行水，兼暖脾土，以温运水湿。茯苓利水渗湿，使水邪从小便而去。白术健脾燥湿。

干姜温中散寒，既助附子温阳散寒，又合苓、术宣散水湿。白芍其义有四：一者利小便以行水气；二者柔肝缓急以止腹痛；三者敛阴舒筋以解筋肉瞤动；四者可防止附子燥热伤阴，以利于久服缓治。因为湿重，故治疗上增加了利水药，如泽泻、茯苓、盐车前子，使湿邪出之有路。方中附子的用量因人而异，一般从6g开始使用，根据患者的耐受程度逐渐加量；如果患者出现热象，如牙龈肿痛、尿色黄赤，则停止加量或加用凉药佐制。赵老认为，温阳药不能长期使用，患者会快速生热，湿热互结，使治疗更为困难。

加减及备选方：若水寒射肺而咳者，加麻黄、细辛、五味子温肺化饮，宣肺平喘；若水寒犯胃而呕者，可加吴茱萸、半夏以温胃止呕；若心悸者，可加入炙甘草、甘松以止悸；若有呼吸困难、不能平卧等心衰症状者，可加入葶苈子、大枣以利水；若有大量腹水时，可加入槟榔、猪苓、商陆、牵牛子等强力利水。

4.阴阳两虚，痰热瘀阻

临床表现：口干口渴，心烦，倦怠乏力，手足凉，腰膝酸软，口干舌裂，夜尿频，大便秘结，舌淡有齿痕，脉沉细。

治法：阴阳双补，清利湿热，化痰通络。

方药：地黄饮子加减。

生地黄20g，熟地黄20g，巴戟天15g，肉苁蓉30g，麦冬20g，茯苓30g，山茱萸20g，益母草30g，酒大黄10g，石韦30g，土茯苓100g，三棱15g，莪术15g，白茅根50g，绵萆薢20g，蝉蜕15g，炒僵蚕20g，石菖蒲30g。

方解：慢性肾衰竭晚期的病证常由多种疾病发展而来，表现多复杂。此期肾之真阴真阳基本衰败，开阖失常，精微不固而外溢，浊毒潴留，停留体内日久，全身各脏腑受损。同时，久病伤肾，损伤肾络，瘀血内阻，水湿内停，加上长期利湿，耗伤阴液，久而化热，瘀热内结于肾络，形成癥瘕积聚，也就是西医学中的肾小球纤维化。此时肾脏开始缩小，肾脏功能几近消失，治疗较为困难。因此，治疗时应抓住主要矛盾，首先改善体质，以地黄饮子为基础方调补阴阳，同时兼顾清热利湿、化痰通络，才能缓解肾小球纤维化。《类经》云："善补阳者，必于阴中求阳。"故方中加用生地黄、熟地黄，共奏补肾滋阴之功。配伍山茱萸滋补肝脾。巴戟天、肉苁蓉温补肾阳，同时通便。茯苓利湿泄浊，补益脾气，化痰。麦冬养阴生津。益母草、石韦、土茯苓、白茅根、绵萆薢清利下焦湿热，使热、湿、痰出之有路。肉苁蓉、酒大黄通便利湿，同时活血。

此方中值得一提的是赵老使用了蝉蜕、炒僵蚕、石菖蒲、三棱、莪术。其中蝉蜕及僵蚕搜风剔络，改善肾脏纤维化，同时减少尿蛋白。石菖蒲化痰通窍，改善肾脏纤维化。此外，还有化痰散结药三棱、莪术，可去除癥瘕积聚。因此，以上几味药主要用于终末期肾病，对于改善肾脏纤维化疗效显著。

加减及备选方：若有阴虚诸症，如咽干口燥、五心烦热、舌红少苔、脉细弱等，可加用黄柏、知母，滋阴清热。若水停于内，肾开阖失职，膀胱气化不利，小便不利，肢体浮肿，加用五苓散，以利水渗湿、温阳化气。若夜尿频多，可用缩泉散。若浮肿、大便溏薄者，可加车前子，利小便以实大便，止泻消肿。

5.肝肾阴虚，虚风内动

临床表现：头晕，头痛，两目干涩，口干咽燥，心烦，腰膝酸软，周身瘙痒，甚者肢体颤动，走路摇摆，大便干结，尿少色黄，舌红少苔，脉弦细。

治法：滋水涵木，活血息风，解毒。

方药：肾5方（自拟方）加减。

山药30g，生地黄20g，熟地黄20g，麦冬20g，天冬20g，天花粉20g，玉竹20g，刺蒺藜20g，炒鸡内金30g，沙苑子20g，当归15g，白芍30g，醋鳖甲50g，墨旱莲20g，牡丹皮20g

方解：慢性肾衰病随着病情加重，并发症增多，常常出现疲乏无力、周身瘙痒、关节疼痛、头晕头痛、两目干涩，重症者还可出现尿毒症脑病。肾藏精，肝藏血，精血同源，肝肾亦同源，肝阴和肾阴相互滋养，肝肾阴阳，息息相通。久病耗伤精气，阴液不足，气阴两虚，进而肝肾阴虚。肾阴亏虚，水不涵木，肝阳上亢，气血上逆，上扰头目，故出现头痛、头晕。肝肾阴虚，脏腑津液亏少，无法上承于口，故可出现咽干口燥。五心烦热系阴虚生内热，虚热内扰所致。肾主骨，肾阴亏虚，经脉失于津液濡养，故可见腰膝酸软。津液亏虚，肠失濡养，则大便干结。津血同源，津亏则血虚及血瘀，血虚则肌肤失养，血瘀则肌肤甲错，故此期患者常常表现为周身瘙痒、肌肤甲错。肝肾阴虚，虚风内动，故出现肢体颤动、走路摇摆。尿少色黄系阴虚内热，下注膀胱所致。

赵老常说，肝肾阴虚则一身皆虚，养肝养肾千万别忘了养胃。其实肾5方主要由补肾阴的六味地黄丸中的三阴药，加上一贯煎养肝阴的药物，以及益胃汤，再加上一些平肝息风的药物组成。方中生地黄、山药、牡丹皮养肝益肾，凉血活血，以滋肾水。刺蒺藜，味苦、辛，入足厥阴肝经、手少阴心经，《名医别录》谓其"主身体风痒，头痛"；《本草正》言："白蒺藜，凉血养血，亦善补阴。用补宜炒熟去刺，用凉宜连刺生捣。祛风解毒，白者良。"麦冬、天冬下走肾经，滋阴清热。

白芍、醋鳖甲归肝经，滋水以涵木，滋阴以柔肝，软坚散结。当归补血养肝，兼有养血活血、润肠通便之功。沙参养阴生津益胃。在滋阴养血药物中，鳖甲咸、寒，归肝、肾经，滋阴潜阳。麦冬、玉竹、天花粉、鸡内金，滋养胃阴，善治渴，从补药而治虚渴，从凉药而治火渴，从气药而治郁渴，从血药而治烦渴。墨旱莲补肝肾，滋阴解毒凉血。诸药配伍，滋阴养血，疏肝补肾，平肝潜阳，息风解毒止痒，相得益彰。

加减及备选方：若肝肾阴虚，两目昏花，或眼睛干涩，加用决明子、木贼、枸杞子，滋肾养肝明目。若虚热内扰，虚烦不寐者，加用酸枣仁、合欢花，补血养心安神，解郁养血，又能活血消肿。若头晕、头痛，加蔓荆子、天麻、钩藤，平肝潜阳以减轻症状。若贫血较重者，加黄芪、当归，补气补血。

6.脾肾衰败，浊毒内蕴

临床表现：倦怠乏力，腰膝酸软，周身水肿，面色无华，少气懒言，时有恶心，腹胀便溏，记忆力减退，舌质淡润，脉象沉细。

治法：滋补脾肾，泄浊蠲毒。

方药：滋肾汤加减。

山茱萸20g，生地黄20g，熟地黄20g，丹皮15g，白芍15g，鳖甲50g，白茅根50g，土茯苓100g，桃仁10g，大黄8g，郁李仁15g，肉苁蓉20g

方解：此时已达到尿毒症期，肾阴肾阳均衰竭，六淫侵袭、水湿泛滥、湿热阻滞、瘀血阻络等各种病理因素可致机体气机升降失常，湿邪停留，湿邪化浊，湿浊化毒，毒入血分，发为尿毒。赵老认为，本期的要点是由补肾阴入手，阴中求阳，补阴而制水。成方滋肾汤中补阴药的用量大于补阳药，寓有"阴中求阳"之意。本期的治疗手段应是滋补肾阴与祛邪利水并重。滋补肾阴不能单纯从补阴入手，而是要"阴中求阳，阳中求阴"，"益火之源，以消阴翳；壮水之主，以制阳光"。如在大量的补阴药中加入少量的补阳药，既能使阴水不至于过多而致寒凝，又可使阳气得以滋养而源火不绝，尤其对于阴阳俱虚的患者来说效果更佳。而祛邪利水是指肾阴之水溢于脉外，不可使其重新回归，因为外出之阴水已成邪水，在肌肤腠理受风寒湿邪侵扰，再次为人体所用容易使病邪随之入里。因而祛除有邪之阴水，需给邪以通道，即古法之"开鬼门，洁净府"也。

方中以山茱萸、生地黄、熟地黄为君药，三者齐用，有补有敛，有阴有阳，功效非凡。山茱萸之酸涩而温，温而不燥，补而不峻，平补阴阳，既能补肝肾之阴，又能温补肾阳，是阴中求阳、补敛兼具之佳品。生地黄滋阴生津，专补体内阴血不足，又可清热凉血、养阴润燥。熟地黄味厚甘，性微温，入肝、肾经，补血滋阴，益精填髓，为滋补肝肾阴血之要药。肉苁蓉专补肾阳，益精血，润肠通便，为性质温和之品，补力和缓。鳖甲咸寒质重，入肝、肾经，既能滋阴清热，又善潜阳息风。牡丹皮苦寒清泄，辛散透发，凉血而不留瘀，活血而不动血，且清中有透，能入阴分而清虚热。白芍苦酸甘，微寒，善养血柔肝，补阴抑阳，使补阴药不受肝气所迫，且能敛阴和营，故能使君药所生之真阴有养有护。鳖甲、牡丹皮、白芍为臣药，有补、有清、有敛，不仅使真阴得养，而且外邪亦可清除。佐以白茅根甘寒清利，既长于清热凉血止血，又善于清热利尿通淋，还可以清肺胃蕴热而生津，用之为佐，既能使君药滋阴作用增强，又能给体内蓄积之水以出路。土茯苓甘淡渗利，清热除湿，通利解毒，可将体内水液蓄积所产生的毒邪排出体外，祛邪而不伤正气。郁李仁润肠通便，利水消肿。桃仁、大黄为使，取其活血化瘀、润肠通便之意。桃仁活血祛瘀，润肠通便，止咳平喘，苦甘平，入血分，善治血分瘀滞，为治疗多种血瘀证之常用药。大黄泻下攻积，清热泻火，止血解毒，活血，清热泄毒，力猛善行。诸药同煎，则泻下之力缓，活血之力强。纵观全方，以滋补肾阴为主，兼顾清热、凉血、柔肝、解毒、渗利，为滋阴清热、祛邪利水之良方。

加减及备选方：若有外感表证者，加用金银花、连翘等清热解毒之品，常重用金荞麦，取其清热解毒消痈、清肺利咽除湿之功效。若小便不利者，水不得外出则肿不得消，赵老言其多有下焦虚寒之证，故临证常用猪苓、商陆以开关叩门、通利小便，再加益智畅中除湿。除应用成方滋阴补虚、利水消肿外，还要兼顾其他脏器的功能，如出现心脏的不适症状，可用生脉散，酌量加丹参、葛根、五味子、百合等配合治疗；诸如贯穿疾病始终的高血压等，用蝉蜕、僵蚕等为佳；而糖尿病患者多宜用山药、天花粉、黄精等随症配伍。

（四）临证经验

1.抓主要矛盾，做到有的放矢

赵老认为，慢性肾功能衰竭发生的根本原因在于正虚于内，主要责之于脾肾两虚。脾胃为后天之本，气血生化都有赖于中焦功能正常，脾气虚衰，固摄之力减弱，则精微物质外泄，而致蛋白尿。肾为先天之本，主封藏，肾气不足，封藏失职；或肾阴不足，阴损及阳，则导致阴阳两虚，肾络受损，进而出现蛋白尿、血尿、水肿等临床症状。同时，先天、后天之间的功能也是相互影响的，中焦脾胃的斡旋腐熟运化之能，皆有赖于肾脏先天真阳的温煦与推动作用，肾内所存之先天之精气亦有赖于后天脾胃运化之水谷精微的充养，此即"水谷之海，本赖先天为主，而精血之海，又赖后天为资"。因此，赵老在治疗慢性肾功能衰竭时，推崇《黄帝内经》中"正气存内，邪不可干"，"邪之所凑，其气必虚"的理论，在临证中十分重视补脾益肾，使正气充足，则足以御邪。在用药时，赵老喜用熟地黄、生地黄、山茱萸、枸杞子等甘、温、平的药味以平补肝肾。同时，慢性肾功能衰竭患者，赵老认为，顾护中焦脾胃在治疗过程中十分关键，可见脾胃不分家，养好脾的同时也要顾好胃。饮食方面，赵老主张不食用燥热及辛辣刺激性食物，尽量不食用寒凉之物，以免伤胃败脾。临证用药过程中，宜慎用滋补类药物，以防止阻碍中焦气机，进而影响其运化腐熟水谷精微之功能，导致气血津液化生不足，影响周身气血供给，导致因实致虚的局面。在临证过程中，赵老常使用焦三仙、鸡内金等以健运脾胃、增进食欲；常用木香、陈皮、厚朴等以调畅气机。

2.病证结合，中西合参

赵老治疗疾病时擅长辨证与辨病相结合，即将中医的"证"和西医的"病"有机结合。"证"是治疗疾病的主要依据，是理法方药的基石；"病"是西医学通过现代技术检查分析，结合生理病理表现总结出来的病名。临证时，必找到原发病，再根据不同的原发病，结合中医的辨证特点，进行选方用药。赵老经过数十年的临床实践认为，慢性肾衰病一般多在原发基础肾脏病基础上发展而来，因此在辨证治疗的同时不能忽视辨基础疾病，做到病证结合，方能事半功倍。

（1）慢性肾衰病合并水肿的治疗经验：赵老认为，人体的津液代谢是一个复杂的生理过程，要通过肺、脾、肾、肝、三焦、膀胱等脏腑的协同作用才能顺利进行。在正常生理情况下，津液的代谢是通过胃的摄入，脾的运化和转输，肺的宣发和肃降，肾的蒸腾气化，以三焦为通道，而输送到全身的。经过代谢后的津液，则化为汗液、尿液和气排出体外。因此，肾中精气的蒸腾气化作用，实际上是主宰着整个津液代谢过程的。肺、脾等内脏对津液的气化作用，亦有赖于肾中精气的蒸腾气化，特别是尿液的生成和排泄，更是与肾中精气的蒸腾气化直接相关。而尿液的生成和排泄，在维持体内津液代谢的平衡中又起着极其关键的作用，故说肾主水液。如果肾中精气的蒸腾气化功能失常，则可导致关门不利，津液代谢障碍而发生尿少、水肿等。赵老在治疗尿少、水肿时喜用生地黄、熟地黄以补肾固本。佐以黄芪、茯苓、白术等药味健运脾胃，使气机升降恢复正常，利于津液运化。再辅以车前子、泽泻、猪苓、商陆、槟榔等峻猛之品，以期快速利水。但商陆有毒，为避免攻伐太过，要见效即止，切不可一味追求速效而过度耗伤正气。

（2）慢性肾衰病合并贫血的治疗经验：赵老认为，慢性肾衰病引起贫血的主要机理在于其是以正气虚损为主要矛盾的，而虚损主要表现为肾精亏虚，不能滋养五脏六腑，气血津液匮乏，中焦脾胃运化失职，受纳腐熟功能异常。正如《素问·痿论》所说："肾主身之骨髓。"《素问·逆调论》曰："肾不生则髓不能满。"赵老亦认为，髓与血同源，皆由水谷精微化生，肾虚髓减，必然导致气血匮乏。此理论恰恰与西医学的肾性贫血机理相符。慢性肾衰病日久，肾功受损后导致肾脏分泌促红细胞生成素减少；加之肾毒素对骨髓的刺激，使骨髓对红细胞的释放功能受阻，从而导致肾性贫血。故治疗上以补肾健脾为法。药物上主要使用黄芪配当归，有形之血借助无形之气而生；如果加上阿胶则升血效果更好；加上菟丝子、女贞子、桑椹等补肾精之品，则可使精化血以治其本源。现代药理学研究证实，菟丝子、女贞子、桑椹可促进红系祖细胞增殖，改善骨髓造血功能，延长细胞寿命，具有升血的功能。另外，若患者浮肿，赵老常使用泽兰一药。泽兰具有活血化瘀利水之功，可抑制肾小球纤维组织再生。现代药理学研究证实，泽兰可提高慢性肾衰竭大鼠的血红蛋白，减少肾脏高滤过，增加肾脏的血流灌注，改善肾功能。

（3）慢性肾衰病合并肾性高血压的治疗经验：赵老认为，肾性高血压的病机是肾病日久，伤及肾阴肾阳，阴虚血少，不能潜阳于下，虚火亢盛，上扰清明之腑。另一方面，由于阴损及气，日久导致气阴两虚，气虚则血瘀，阴虚易生热，热邪与水湿蕴结，导致湿热瘀血交阻，形成恶性循环，因而血压持续升高。后期脾肾衰败，阴阳气血俱虚，湿浊上扰，甚则动风，高血压日趋加重，故见头晕目眩等临床表现。临床上治疗肾性高血压多选用滋补肝阴、镇肝潜阳的药味，如常用药物有天麻、钩藤、黄芩、青礞石、茺蔚子、白芥子、决明子、莱菔子、杜仲等，往往可获得良效。

（4）慢性肾衰病合并尿血的治疗经验：赵老认为，慢性肾功能衰竭患者久病伤及正气，导致机体气血阴阳俱虚，门诊尿血患者多以气阴两虚为多见，故以养阴凉血为大法，同时治病求本，兼顾肾、脾、胃。治疗气阴两虚型血尿，赵老临床常用山茱萸、生地黄、熟地黄、马齿苋、白茅根、地榆、藕节、小蓟、丹皮、白芍、鳖甲、地肤子、益母草。顽固性血尿患者，可根据病情配伍侧柏炭、杜仲炭、血余炭等收涩止血之味；若出现面色萎黄、唇甲苍白，辨证属脾虚不能摄纳者，宜采取健脾摄血之法，用党参、白术、黄芪、茯苓以健脾益气摄血；辨证属阴虚潮热时，多配伍清虚热之地骨皮、玄参、鳖甲、龟甲。由此可见，赵老临证时辨证准确，用药灵活。

（5）糖尿病肾病导致慢性肾衰病的治疗经验：以糖尿病肾

病为原发病的慢性肾功能衰竭与中医之"下消""关格""水肿""虚劳"等临床表现相似，是临床较为常见的本虚标实之证。赵老认为，其本虚乃肾之气血亏虚，导致气机运行失常，固摄失职，临证可见蛋白尿、血尿、水肿诸症。《黄帝内经》云："肾气虚则厥，实则五脏不安。"本病症状复杂，脏腑功能失调严重，辨证时应善于抓主症，治疗宜以扶正祛邪、调和阴阳为大法。赵老抓住本虚之要，临证常用山药、玉竹、黄精、天花粉、五味子等以滋阴固本；阴伤严重者，酌加天冬、麦冬以增加滋阴功效。

（6）慢性肾衰病合并蛋白尿的治疗经验：赵老认为，脾胃虚损，脾气不能固摄，肾气匮乏，肾气封藏失职，故水谷精微物质外泄，临床可见蛋白尿。赵老临证喜用山茱萸、生地黄、熟地黄、土茯苓、蝉蜕、僵蚕、石韦、黄芪、萆薢、白术等健脾固摄、益肾气以助封藏摄纳。赵老言：以上药味为健脾消蛋白尿的常用组合，当中焦脾胃气机升降严重失衡时，临床症见胃纳不佳、呕恶、大便稀溏，可酌情配伍薏苡仁、炒白术、砂仁以达健脾益气、开胃化湿之功效。

（7）赵老擅长使用大黄治疗慢性肾衰病：治疗慢性肾衰病，各家均喜用大黄，但很少有医家使用酒大黄。而赵老常常把大黄、酒大黄、大黄炭等运用于慢性肾衰病，且疗效较好。赵老认为，大黄苦寒，归脾、胃、大肠、肝、心包经，其主要功效为泻下攻积、凉血解毒、清热泻火、逐瘀通经。所以凡是存在大便干结、口舌生疮等湿热实证的慢性肾衰病患者，赵老常常加入生大黄以泻腑实，降湿浊，推陈致新，使毒邪从下窍而出，从而降低肌酐。大黄的推荐使用量一般从3g开始，并根据患者反应调整剂量。大黄酒制可制约其苦寒之性，并增强其活血化瘀之功，因而脾胃虚弱之人用量宜小（即从7g开始使用），以防苦寒败胃，并防攻下太过而损伤正气。因此，酒大黄与大黄相比，更适合脾胃虚弱之人使用。若患者平素大便次数多、不成形，但不是腹泻，且同时伴有严重血瘀即可使用酒大黄。赵老喜用酒大黄合用补肾药物以泄浊排毒，如大剂量火麻仁、郁李仁、肉苁蓉等可益肾排毒、收涩精气、调经通络。另外，大黄炭也是赵老的常用药物。大黄炭即将生大黄炒炭，较之生大黄其泻下功能减弱，但侧重于凉血止血。因此，当患者之慢性肾小球肾炎以血尿为主时，或患者存在上、中焦湿热时，可使用大黄炭以凉血止血、清热祛湿。另外，用大黄治疗慢性肾衰病时，亦可以外用，即中药灌肠治疗。因此，赵老研制出院内制剂"尿毒康灌肠液"。大黄灌肠主要通过灌肠液中的大黄结合型蒽醌刺激肠黏膜，使肠黏膜充血，毛细血管壁通透性增加，毒素物质分泌到肠腔内，结肠张力增加，蠕动加快，毒素随粪便排出，起到降肌酐的目的。虽然赵老喜用大黄，但一定是结合辨证使用大黄，这样才能起到降肌酐、改善肾脏纤维化的作用，否则适得其反，反而使病情加重。

（五）辨证调护

1.一定要遵医嘱按时服药，不要随意减量或停药。

2.消除或减轻焦虑、悲观的情绪，保持良好的心态，积极接受各种治疗，提高生活质量。

3.饮食指导：①每日蛋白质饮食限制在0.6～0.8g/kg。要求60%以上的蛋白质必须是富含必需氨基酸的优质蛋白，如鸡蛋、瘦肉、牛奶等。尽量少食含植物蛋白的物质，如花生、黄豆及其制品等。②每日需30cal/kg体重的高热量饮食，减少蛋白质的分解。③有高血压、水肿者应给予低盐饮食，每日摄盐量在2～3g。水肿、心力衰竭者要保持体液平衡。方法是精确测量体重，并监测24小时尿量，通过计算公式观察出入量是否平衡，力争使每日摄入总水量=前一天尿量+不显性失水量（500～700mL）。④少尿或无尿患者，应避免食用土豆、冬菇、芥菜、黑木耳、蘑菇等含钾高的食品。⑤所有患者均应低磷饮食，避免食用膨化食品、碳酸饮料及速食食品。

4.切忌使用肾毒性较强的药物，如庆大霉素、卡那霉素、链霉素、两性霉素B等。

5.注意休息，避免劳累；注意安全，防止骨折。如有凝血功能异常，要防碰伤、跌伤。要积极防治感染。有严重贫血、出血倾向、心力衰竭及骨质疏松者，应卧床休息，保证充足的睡眠，缓解期可适当活动。

（六）医案举隅

病案1

赵某，女，57岁。2013年6月23日初诊。

10年前曾患肾小球肾炎，后治愈，1个月前自觉乏力、尿少，查尿蛋白阳性。

现症：腰痛，下肢乏力并浮肿，食欲差，失眠，尿黄浊，大便秘结，2～3日一行，舌红，苔根黄，脉弦细。实验室检查：尿蛋白（+++），血尿素氮15.7mmol/L，血肌酐242μmol/L，血尿酸472μmol/L，血清氯化物115mmol/L，血清无机磷1.41mmol/L。

西医诊断：慢性肾功能衰竭。

中医诊断：慢性肾衰病（脾肾亏虚夹浊毒证）。

治则：补肾健脾，泄毒化瘀。

处方：山茱萸20g，生地黄20g，熟地黄20g，石韦30g，黄芪30g，萆薢20g，土茯苓100g，蝉蜕15g，僵蚕20g，白茅根50g，肉苁蓉50g，郁李仁20g，火麻仁20g，桃仁10g，大黄15g。10剂，水煎服。每剂药水煎取汁300mL，每次150mL，每日2次口服。

二诊：双下肢浮肿，伴乏力，舌淡红，苔薄黄，脉弦细。实验室检查：尿蛋白（+++），尿隐血（+），红细胞106/μL，白细胞355.5/μL，血尿素氮8.99mmol/L，血肌酐173.2μmol/L，血尿酸471μmol/L，二氧化碳结合力23mmol/L。

处方：山茱萸20g，生地黄20g，熟地黄20g，石韦30g，黄芪30g，草薢20g，土茯苓100g，蝉蜕15g，僵蚕20g，白茅根50g，大黄25g，栀子20g，连翘50g，肉苁蓉50g。10剂，水煎服。每剂药水煎取汁300mL，每次150mL，每日2次口服。

三诊：双下肢浮肿减轻，舌淡红，苔薄黄，脉弦细。实验室检查：尿蛋白（+），尿隐血（±），红细胞11.7/μL，血尿素氮9.7mmol/L，血肌酐190μmol/L，血尿酸446μmol/L。

处方：山茱萸20g，生地黄20g，熟地黄20g，石韦30g，黄芪30g，草薢20g，土茯苓100g，蝉蜕15g，僵蚕20g，白茅根50g，大黄25g，栀子20g，黄柏20g，肉苁蓉50g。10剂，水煎服。每剂药水煎取汁300mL，每次150mL，每日2次口服。

四诊：双下肢浮肿减轻，大便干，2~3日一行，舌淡红，苔薄，脉弦缓。实验室检查：尿蛋白（+++），尿隐血（±），红细胞49.8/μL，白细胞5593/μL，血红蛋白101g/L，血尿素氮9.9mmol/L，血肌酐162μmol/L。

处方：山茱萸20g，生地黄20g，熟地黄20g，石韦30g，黄芪30g，草薢20g，茯苓100g，蝉蜕15g，僵蚕20g，白茅根50g，肉苁蓉50g，郁李仁20g，火麻仁20g，大黄15g。10

剂，水煎服。每剂药水煎取汁300mL，每次150mL，每日2次口服。

按：赵老认为，慢性肾衰病病程较长，耗伤脾肾精气，脾胃为后天之本，是精、血、津液的来源，脾气虚弱，容易出现疲劳、倦怠、纳呆，所以在治疗上应以保护脾胃为主，健脾补肾，扶助正气。方中黄芪具有补气健脾、利尿消肿之功，而现代药理研究发现，黄芪具有抑制细胞外基质的生成、减轻肾纤维化的作用，故用为君药。山茱萸酸涩而温，温而不燥，可减少尿蛋白；生地黄滋阴生津，专补体内阴血不足，又可清热凉血；熟地黄为滋补肝肾阴血之要药。三者齐用，有补有敛，有阴有阳，功效非凡。肉苁蓉专补肾阳，益精血，润肠通便。郁李仁、火麻仁润肠通便，利水消肿。白茅根甘寒清利，既长于清热凉血止血，又善于清热利尿通淋。土茯苓甘淡渗利，清热除湿，通利解毒，可将体内水液蓄积所产生的毒邪排出体外，祛邪而不伤正气。桃仁、大黄为使，取其活血化瘀、润肠通便之意。石韦、萆薢加强淡渗利湿，使邪有出路。白僵蚕以虫类药血肉有情之体，能深入络脉，祛除湿毒之邪，铲除伏邪为患。蝉蜕味甘、咸而性凉，体质轻清而疏风清热通络，能引络脉中风湿热邪外出。僵蚕、蝉蜕皆轻灵之品，入络搜邪，引邪外出，祛瘀除湿，可治疗蛋白尿、血尿，同时能改善肾脏纤维化。

病例2

赵某，女，65岁。2012年5月21日初诊。

患者腰痛5年，加重4天。2007年，因劳累后常感腰痛到医院就诊，查尿常规示尿蛋白（++），肾功能正常。口服中药后腰痛症状缓解，后未复查。今腰痛加重。实验室检查：尿蛋白（+++），血肌酐194μmol/L。

现症：腰痛，乏力，双下肢轻度浮肿，小便浑浊，食睡尚可，大便溏，每日3次，舌淡红，苔白，脉细。

西医诊断：慢性肾功能衰竭。

中医诊断：腰痛（脾肾气虚证）。

治法：补肾健脾。

处方：太子参20g，黄芪30g，山茱萸20g，山药30g，生地黄20g，泽泻20g，茯苓20g，白术30g，萆薢20g，车前子20g（包煎）。10剂，每日1剂，水煎分3次服。

二诊：腰痛缓解不明显，双下肢浮肿减轻，大便次数减少、成形。前方去车前子，加川续断20g。10剂，每日1剂，水煎分3次服。

三诊：腰痛、乏力缓解，双下肢无浮肿，大便正常。实验室检查：尿蛋白（＋），血肌酐134μmol/L。

处方：太子参20g，黄芪30g，山茱萸20g，山药30g，生地黄20g，泽泻20g，茯苓20g，白术30g，萆薢20g。10剂，每日1剂，水煎分3次服。

按：本例患者是因慢性肾小球肾炎治疗未彻底发展而来，肾病日久，脾肾气虚。方中黄芪，健脾补中，以补后天；配伍太子参，共奏益气健脾之功。赵老认为，慢性肾功能衰竭患者多体虚，虚人不受补，因此选用太子参，恐其他参类药力过猛而伤及脏腑。生地黄滋补肝肾，与黄芪、太子参共为君药。山茱萸、山药补肾健脾。白术、茯苓、泽泻、车前子健脾利湿泄浊。牛膝补肝肾，强腰膝。本方用四君子汤加减以健脾益气，加济生肾气丸以补肾气，去肉桂、附子以防补阳太过而伤阴。

附：肾衰古代文献概览

《黄庭内景五脏六腑补泻图·肾脏图》："人之色黑者，肾衰也。"

《黄帝内经素问吴注·卷一》："肾主骨，肾衰故形体疲极……故精少，精所以养形体，形体失养，故其疲极也。"

《红炉点雪》："下元虚弱……此肾衰不摄。"

《医灯续焰》："龟胶……治精少髓枯，肾衰水道竭乏，血液干涸。"

《本草衍义》："桑螵蛸……肾衰，不可阙也。"

三、急性肾小球肾炎

（一）疾病概述

急性肾小球肾炎（acute glomerulonephritis，AGN），简称"急性肾炎"，是一种急性起病，以血尿、蛋白尿、高血压、水肿，或伴有暂时性肾小球滤过率降低为临床特征的肾小球疾病，也称为"急性肾炎综合征"。本病多见于急性链球菌感染后，如急性咽炎、扁桃体炎、中耳炎等，也可由其他细菌、病毒和原虫感染引起。本病多能自行痊愈，但重症患者可出现心力衰竭、急性肾衰竭等并发症。任何年龄均可发病，但以儿童及青少年多见。

赵老认为，本病属于中医学"水肿"范畴，如"风水""阳水"；部分以血尿为主者则属于"尿血"范畴。由于外感风邪水湿，或疮毒入内，肺失通调、脾失转输、肾失开阖、膀胱气化不利，导致体内水液潴留，泛溢肌肤，形成水肿。《金匮要略》称水肿为"水气"，并将其分为风水、皮水、正水、石水等，其中对风水的描述最接近西医学的急性肾小球肾炎。《丹溪心法·水肿》将水肿分为阴水、阳水两大类，并指出："若遍身肿，烦渴，小便赤涩，大便闭，此属阳水。"宋代严用和也提出"阳水""阴水"的分类法，并认为急性肾小球肾炎属"阳水"实证范畴。赵老认为，急性肾小球肾炎属于中医学"阳水"范畴，为实证，主要病因为风邪、疮毒和湿毒，主要病位在肺，可影响到脾、肾。

（二）病因病机

赵老认为，外邪侵袭是导致本病的主要病因，而肺、脾、肾三脏功能失调为本，是本病发生的内在基础，亦是病情进展的根源；水湿、湿热为标，作为病理产物又可作为致病因素而影响病程和疾病的发展。

1.外邪侵袭

赵老认为，外邪侵袭，首先犯肺，肺失宣肃，通调水道失司，以致风水相搏，水湿泛溢肌肤而发病；或因疮毒内陷，损伤脾胃，脾失健运，以致水湿不能正常运化与敷布，溢于肌肤而发病。

（1）六淫外袭：六淫之邪外袭，内舍于肺，肺失宣降，通调水道失司，以致邪遏水阻，泛溢肌肤，发为水肿。早在《黄帝内经》中就提到本病为外感风邪，病本于肾，如《素问·水热穴论》曰："勇而劳甚则肾汗出，肾汗出逢于风，内不得入于脏腑，外不得越于皮肤，客于玄府，行于皮里，传为跗肿，本之于肾，名曰风水。"

（2）疮毒内陷：肺主皮毛，脾主肌肉，疮疡湿毒侵于肌肤，内犯肺脾，肺失宣降，脾失健运，水湿内停，溢于肌肤，而成水肿；湿蕴日久化热，灼伤血络，则可见血尿。《济生方》云："又有年少，血热生疮，变为肿满。"《金匮要略》云："热在下焦者，则尿血。"

2.水湿、湿热、热毒

肾病恒有湿。湿邪有外感、内生两端。外感寒湿或湿热之邪，皆可入里化热。肾为水脏，肾主水，肾中精气的气化功能，对于体内津液的输布和排泄，以及维持体内津液代谢的平衡，起着极为重要的调节作用。故《素问·逆调论》指出："肾者水脏，主津液。"肾虚，主水功能障碍，势必内生湿浊之邪。外感、内生之湿邪蕴久化热，热与湿相胶结，热盛而湿难去，湿热下注，热灼血络，使肾之脉络受损，血溢脉外，而致血尿。如《医方考》所说："下焦之病，责于湿热。"湿性黏腻，缠绵难解，这也是急性肾小球肾炎易于慢性化的因素之一。

热迫血络可导致尿血。血之为物，得热则行，遇寒则凝。赵老强调，热有虚热与实热之分。虚火内盛，灼伤肾络，血溢脉外，导致血尿。如《景岳全书》指出："精道之血……多因房劳，以致阴虚火动，营血妄行而然。"此类血尿为肾阴不足，阴虚火旺，扰于血分而渗出脉外，虽亦为热，乃属虚热。实热分为风热、毒热、湿热之邪。表虚卫外不固，或外感风寒袭表，入里化热；或风热外侵，邪热搏结咽喉，循经伤及肾络而尿血。《灵枢·经脉》谓"肾足少阴之脉……其直者，从肾上贯肝膈，入肺中，循喉咙，夹舌本"，认为咽属肾所主，喉为肺之门户。咽喉是外邪入侵肾的重要途径，故急性肾小球肾炎的患者常在急性上呼吸道感染出现咽喉部红肿疼痛、喉核肿大之后，出现肉眼血尿，或镜下血尿加重，或蛋白尿及水肿。因此，热邪常循经而传，由咽喉到肾脏，喉肾相关；或因毒热之邪感受于身，或热蕴日久化而成毒，毒热之邪损伤脉道，或循经下袭于肾，损伤肾络，血溢脉外或精微外泄而发为血尿、蛋白尿。

3.肺、脾、肾功能失调

赵老认为，肺、脾、肾三脏功能失调是本病发生的内在基础，亦是本病进一步发展的根源。素体正虚，肾气不充，复感外邪，病邪深入，内客于肾，肾的气化功能失常，导致水液不能正常排泄，水湿内聚而发病。肾为先天之本，脾胃为后天之本。肾元亏虚可因先天不足而来，亦可因后天饮食失节、劳逸不当、调理失宜而致。先有脾胃虚弱，后有肾元不足，此即所谓后天不能充养先天所致。脾肾先虚，外邪侵袭，内外两因相合，水液不得正常代谢而停于体内，外溢肌肤则发为水肿。肾元亏虚，精微外泄，可见蛋白尿。《黄帝内经》指出，外感风邪，病本于肾，如《素问·水热穴论》曰："勇而劳甚则肾汗出，肾汗出逢于风，内不得入于脏腑，外不得越于皮肤，客于玄府，行于皮里，传为胕肿，本之于肾，名曰风水。"《素问·至真要大论》又指出"诸湿肿满，皆属于脾"。《素问·阴阳别论》说"三阴结，谓之水"，说明邪气郁结于三阴即手太阴肺经、足太阴脾经、足少阴肾经，多产生水肿之类的病症。《素问·脏气法时论》又云："肾病者，腹大胫肿，喘咳身重，寝汗出，憎风。"《诸病源候论·水肿候》重视脾胃虚弱在发病中的作用，如："肾者主水，脾胃俱主土，土性克水，脾与胃合，相为表里。胃为水谷之海，今胃虚不能传化水气，使水气渗溢经络，浸渍腑脏……故水气溢于皮肤，而令肿也。"

综上所述，正气不足，复感外邪，是急性肾小球肾炎发生的主要原因，病位主要在肾，但与肺、脾密切相关。其证候演变是由表及里，由上焦、中焦而达下焦，从标实为主逐渐向正虚邪实、虚实夹杂演变。急性水肿期为正邪交争剧烈的病理过程，水肿消退期则进入正虚邪恋阶段。若通过治疗使邪去正安，则可使患者向愈；若失治误治，病情亦可发展加重，以致五脏俱病，诸症丛生，迁延难愈；严重者可有水气凌心，上蒙清窍，甚至肾元衰竭，血脉受阻，湿毒潴留，危及生命。

（三）辨治思路

赵老认为，急性肾小球肾炎多由于感受外邪引起，故临证用药首先辨外邪的性质；其次辨属寒属热、属实属虚；最后辨病变部位。急性肾小球肾炎表现为表、热、实证，可发汗、利小便或攻逐，以祛邪为主；伴有湿热内蕴的，注重清热利湿；有瘀血征象的，应用活血化瘀法。

1.外感风热证

临床表现：急性起病，尿赤，泡沫尿，或仅有镜下血尿，常见于外感后，咽喉肿痛，颜面、四肢或全身浮肿，尿少，伴发热恶风，咳嗽，或关节痛，腰酸，便干，舌质红或淡，苔薄黄，脉浮数而有力。

治法：利咽解毒，透经达络。

方药：自拟补肾利咽方。

金荞麦30g，紫荆皮15g，马勃6g，木蝴蝶10g，广郁金10g，金莲花25g，桔梗10g，土茯苓50g，蒲黄10g，白茅根30g。

方解：方中金荞麦解毒散结，为喉症要药，故为君药；紫荆皮、木蝴蝶解毒利咽散结，共为臣药；广郁金活血解郁，土茯苓解毒除湿、消除尿蛋白，白茅根凉血化瘀、利尿止血，生蒲黄清热凉血止血，金莲花清热解毒，桔梗清热利咽，共为佐药；马勃凉血止血，为使药。

加减及备选方：外感风寒者，加苏叶、荆芥、羌活、桂枝、防风；外感风热者，加生石膏、薄荷、桑叶、蝉蜕；若喉核肿大，日久不退者，加穿山甲、肉桂、三棱、莪术、防风、细辛；尿血者，加血余炭、小蓟、墨旱莲、丹皮、赤芍、益母草、仙鹤草等；纳呆、舌苔白腻者，加厚朴、法半夏、陈皮。

2.水湿浸渍证

临床表现：遍体浮肿，身重困倦，胸闷纳呆，泛恶，舌质淡，舌体胖大，舌苔白腻，脉沉缓。

治法：健脾化湿，通阳利水。

方药：五皮饮合胃苓汤加减。

桑白皮15g，陈皮9g，大腹皮15g，茯苓皮30g，生姜皮9g，白术30g，苍术15g，厚朴9g，猪苓15g，泽泻20g，肉桂3g，盐车前子30g（包煎）。

方解：方中桑白皮、陈皮、大腹皮、生姜皮化湿利水；白术、茯苓皮健脾化湿；苍术、厚朴燥湿健脾；猪苓、泽泻、车前子利尿消肿；肉桂温阳化气。

加减及备选方：若肿盛而喘，加麻黄、杏仁、葶苈子宣肺利水平喘。

3.湿毒浸淫证

临床表现：身发疮痍，皮肤溃烂，面浮肢肿，尿少色赤，舌红苔黄，脉数或滑数。

治法：宣肺解毒，利湿消肿。

方药：麻黄连翘赤小豆汤合五味消毒饮加减。

麻黄9g，杏仁9g，桑白皮15g，连翘15g，赤小豆30g，金银花15g，野菊花30g，蒲公英30g，紫花地丁15g，紫背天葵15g，金荞麦30g。

方解：方中麻黄、杏仁、桑白皮宣肺行水；连翘、金荞麦清热散结；赤小豆利水消肿；金银花、野菊花、蒲公英、紫花地丁、紫背天葵清热解毒。

加减及备选方：湿盛皮肤糜烂，加苦参、土茯苓；风盛皮肤瘙痒，加白鲜皮、地肤子；血热肌肤红肿，加丹皮、赤芍；大便不通，加大黄、郁李仁、肉苁蓉、炒火麻仁；尿血甚，可加血余炭、蒲黄、小蓟、墨旱莲、丹皮、赤芍、益母草、仙鹤草等清热化瘀止血。

4.湿热内壅证

临床表现：遍体浮肿，尿黄赤，口苦，口黏，腹胀，便秘，舌红，苔黄腻，脉滑数。

治法：分利湿热，导水下行，内泄热结。

方药：疏凿饮子合大柴胡汤加减。

商陆10g，槟榔20g，大腹皮12g，泽泻12g，川木通20g，赤小豆15g，羌活9g，椒目3g，秦艽9g，茯苓皮15g，猪苓10g，牵牛子15g，柴胡15g，黄芩15g，大黄8g，枳实10g，半夏9g，白芍30g，大枣10g，生姜10g。

方解：方中商陆通利二便，佐槟榔、大腹皮以行气导水；茯苓皮、泽泻、川木通、椒目、赤小豆利水，使在里之水从二便而泄；秦艽疏风透表，使在表之水从汗外泄。

加减及备选方：若腹满不减，大便不通者，可合己椒苈黄丸或大柴胡汤，内泄热结，以助攻泻之力，使水从大便而泄；若肿势严重，兼气粗喘满，倚息不得卧，脉弦有力者，为水在胸中，上迫于肺，肺气不降，宜泻肺行水，可用五苓散、五皮散等方合葶苈大枣泻肺汤，以泻胸中之水；若湿热久羁，化燥伤阴，水肿与伤阴并见，如见口燥咽干、大便干结，治当兼顾，可用猪苓汤；若湿热之邪，下注膀胱，伤及血络，可见尿痛、尿血等症，酌加凉血止血药，如大蓟、小蓟、白茅根、血余炭、蒲黄等。

5.阴虚湿热证

临床表现：腰酸乏力，面热颧红，口干咽燥，舌红，舌苔薄黄或少苔，脉细数。

治法：滋阴益肾，清热利湿。

方药：知柏地黄丸加减。

山药30g，生地黄20g，熟地黄20g，麦冬20g，天冬20g，天花粉20g，玉竹20g，黄柏15g，知母10g，山茱萸20g，茯苓15g，牡丹皮9g，泽泻10g，栀子20g，瞿麦20g，败酱草20g。

方解：方中熟地黄、生地黄滋阴补肾，填精益髓。山茱萸滋补肝肾；山药健脾补虚，涩精固肾，补后天以充先天，共为臣药。泽泻淡渗泄浊，防熟地黄滋腻恋邪；牡丹皮清泻相火，制山茱萸之温涩；茯苓渗湿健脾，助泽泻泄肾浊，助山药健运脾胃以养后天；黄柏、知母滋阴泻火；麦冬、天冬、天花粉、玉竹滋阴润燥；栀子清热泻火；瞿麦利尿通淋；败酱草清热祛瘀解毒，均为佐使药。

加减及备选方：低热，加银柴胡、青蒿、地骨皮；咽干而痛，加玄参、藏青果。

（四）临证经验

1. 用药经验

（1）赵老认为，急性肾小球肾炎不宜过早进补，因过早进补易使病情反复或恶化，所以急性肾小球肾炎还是以清利为先，即使在恢复期见到一些虚象，也以平补为宜，忌滋腻峻补。

（2）赵老认为，急性肾小球肾炎实证、热证者居多，因此在浮肿期除以发汗、利小便为主外，还应多重视清热解毒药的应用，这是对本病治疗的重要原则。而清热解毒药物对急性肾小球肾炎效果显著，这与西医之强调抗生素要足量、足疗程以控制感染的观点是一致的。

（3）赵老认为，瘀血阻络贯穿疾病的始终，故应始终注重化瘀利水。水、血俱属有形，水阻可使血行不利，故在利水剂中佐以行血药，常能提高疗效。

（4）治病求本，平补脾肾，顾护脾胃之中州。赵老认为，急性肾小球肾炎的发生，究其根本，则为脾肾两虚，机体正气不足，脏腑功能衰退所导致。脾为后天之本，气血生化之源，脾主统血，脾气亏虚，则气血生化乏源，统摄无力，而血液溢于脉外，导致血尿。肾为先天之本，主封藏。肾气不足，不能封藏，精微物质下泄，则见蛋白尿；或者肾阴不足，阴阳不秘，阴虚火旺，灼伤肾络，而致血尿。脾之健运，赖肾阳之先天以温煦与推动，肾之精气亦赖于水谷精微的后天培育和滋养，即"水谷之海，本赖先天为主，而精血之海，又赖后天为资"。因此，赵老在治疗急性肾小球肾炎，尤其是恢复期时，特别注重补益脾肾，使"正气存内，邪不可干"。其补肾喜用生地黄、熟地黄、山萸肉、菟丝子、女贞子、墨旱莲、阿胶、枸杞子等以平补肝肾，长期服用效果卓著。在组方用药之时注重阴阳平衡，结合"善补阳者，必于阴中求阳，则阳得阴助而生化无穷；善补阴者，必于阳中求阴，则阴得阳升而源泉不竭"的经典理论组建方剂，达到"阴平阳秘，精神乃治"。补脾喜用黄芪、山药、白术、党参等以补气健脾。治疗之时往往脾肾双补，使先天得后天之养，后天借先天之阴阳以为滋。

同时，急性肾小球肾炎患者，赵老认为顾护脾胃之中州十分必要。脾胃之本犹如战事之后方供给，常常是决定战局胜败的关键，不可不顾护。正如李东垣所说："百病皆由脾胃衰而生也。"因长期服用寒凉之品，损伤胃之阳气；或者常服滋补类药物，阻碍中焦，有碍胃之气机，致胃的腐熟水谷功能下降，水谷化为精微之气不足，不能供养全身，则本体虚损愈重。正如《不居集》所说："盖人之一身以胃气为主，胃气旺则五脏受荫，水精四布，机运流通，饮食渐增，津液渐旺，以至充血生精而复真阴之不足。"因此在用药上，宜慎用苦寒泻下之品，以防损伤胃阳；慎用辛温燥热之品，以防损伤胃阴；慎用滋腻之品，以防阻碍胃气。用药时还要注意顾护胃气，胃气得存，腐熟功能正常，则气血生化有源，利于对药物的吸收。在治疗时，赵老常使用焦三仙、鸡内金等健脾胃，助运化；用麦冬、沙参、枸杞子、黄精等补益胃阴；用木香、陈皮、苏梗、厚朴等调畅气机；用干姜、半夏、吴茱萸、肉桂等温胃散寒。

（5）慎用收涩之品，活血止血不留瘀。诚如《医学心悟》所讲："凡治尿血，不可轻用止涩药，恐积瘀于阴茎，痛楚难当也。"因此赵老认为，瘀血既是急性肾小球肾炎的病理产物，也是其致病因素，是导致急性肾小球肾炎病情迁延难愈的关键原因。在治疗上，赵老不主张用收涩之法。他极少使用炭类药物收涩止血，反而用凉血活血化瘀、通利小便之法止血。其临床用药主要依据辨证论治来选方，只稍加小蓟、白茅根、藕节等常见凉血止血药，同时亦选用丹参、三七、蒲黄、赤芍等活血止血药。对于湿瘀、气瘀等因素，则采取对症用药，通因通用，血液运行通畅，则新血得生，瘀血得去，顽疾自除。

（6）慎用攻逐。赵老认为，攻逐一法，为历来治阳水肿甚之法，用之得当，有立竿见影之效，但需视病情而定。一般来说，病起不久，肿势较甚，正气尚旺，可抓住时机，以祛水为急务，适当选用攻下逐水药，使水邪从大小便而去，俟水退后，再议调补，以善其后；病在后期，脾肾两亏而水肿尤甚，若强攻之，虽水退可暂安一时，但攻逐之药，多易伤正，究属病根未除，待水邪复来，势必更为凶猛，病情反而加重，正如《丹溪心法·水肿》中指出的"不可过用芫花、大戟、甘遂猛烈之剂，一发不收，吾恐峻决者易，固闭者难，水气复来而无以治之也"，所以逐水峻剂应慎用。

2.单方验方

（1）鲜茅根250g，水煎服，每日1剂，适用于急性肾小球肾炎血尿显著者。

（2）玉米须60g，水煎服，适用于急性肾小球肾炎浮肿者。

（五）辨证调护

1.节饮食。饮水量不宜过多，但也不必怕浮肿而口渴而不敢饮水；高度水肿者，严格控制饮水量。摄入的热量要足，以高热量、优质蛋白、低脂肪为宜。水肿明显及血压增高者，应限盐、咸食品；水肿不明显或无水肿时，不必过度限盐。尿少、尿闭时应限制高钾食物。注意能量、矿物质、维生素的供给。

2.勿劳累。充分休息，增加卧床时间，活动量以自己不感觉疲乏为度，尤其水肿、肉眼血尿、少尿、高血压明显者应卧床休息，待症状缓解后再逐渐增加活动。

3.调情志。精神要愉快，情志应舒达，治疗应坚持。

4.防外感。认真防治感冒和感染，彻底清除呼吸道、皮肤、口腔、中耳等部位的感染。水肿期应保持皮肤清洁。

5.严禁患者食用易过敏的食物或药物。避免应用肾毒性药物。不乱用偏方。

6.水肿期应每日准确记录24小时出入液量；急性期应每日监测血压，以预防高血压脑病的发生。

（六）医案举隅

病案1

陈某，男，35岁。2015年6月1日初诊。

眼睑及双下肢浮肿2天。患者2天前感冒、咽痛后初验尿异常，今日来我院就诊。

现症：眼睑及双下肢浮肿，易疲劳，无咳嗽，无痰，食欲差，睡眠欠佳，尿黄浊，大便正常，舌淡红，苔黄根腻，脉弦缓。血压110/70mmHg。实验室检查：尿蛋白（＋），尿隐血（＋＋＋），红细胞计数108.6/μL，甘油三酯2.05mmol/L，血肌酐134μmol/L，尿素氮7.3mmol/L。既往有风湿性关节炎。

西医诊断：急性肾小球肾炎。

中医诊断：水肿（湿热壅盛，湿重于热证）。

处方：土茯苓100g，黄芪30g，石韦30g，萆薢20g，蝉蜕15g，僵蚕20g，白术30g，大黄15g，白茅根50g，商陆9g，大腹皮15g，泽泻15g，羌活15g，秦艽10g。10剂，水煎服，每日1剂，分2次服。

二诊（2015年6月18日）：大便干，尿黄赤，舌淡红，苔黄根腻，脉弦细。实验室检查：尿隐血（＋＋＋），红细胞计数110.6/μL。

处方：山萸肉20g，石韦30g，黄芪30g，萆薢20g，土茯苓100g，蝉蜕15g，僵蚕20g，白茅根50g，肉苁蓉50g，郁李仁20g，火麻仁20g，大黄15g，地榆20g，侧柏炭20g。10剂，水煎服，每日1剂，分2次服。

三诊（2015年7月04日）：舌淡红，苔薄黄，脉弦细。实验室检查：尿隐血（＋），红细胞计数23/μL；尿素氮6.1mmol/L，血肌酐103μmol/L。

处方：山萸肉20g，生地黄20g，熟地黄20g，石韦30g，黄芪30g，草薢20g，土茯苓100g，蝉蜕15g，僵蚕20g，白茅根50g，地榆20g，地肤子20g，鳖甲50g，茜草20g，大黄15g，肉苁蓉50g。15剂，水煎服，每日1剂，分2次服。

按： 赵老认为，该患者起病时为湿热壅盛，湿重于热，应用疏凿饮子加减，以分利湿热为主；恢复期为脾肾亏虚，湿热内蕴之证，应用六味地黄汤中三补为主药，去三泄之泽泻、茯苓、丹皮。方中熟地黄滋肾填精；山萸肉养肝涩精；加用黄芪大补元气，补肺脾肾，两药共奏滋补肝肾之功。再加用润肠通便药物，促进浊毒排泄，如大黄、火麻仁、郁李仁等。再加用白茅根、茜草等清热凉血止血药物。纵观全方，补中有泻，散中有收，共奏补肾健脾、泄浊蠲毒之功。经过治疗，患者诸症缓解，尿常规明显改善，肾功能基本恢复正常。

病案2

朱某，男，42岁。2017年12月1日初诊。

双眼睑及双下肢浮肿、头晕3天。患者3天前双眼睑及双下肢浮肿，查血压升高，尿蛋白（+++）。

现症：头晕，耳鸣，记忆力减退，睡眠欠佳，尿黄浊，大便正常，舌淡红，苔薄黄，脉弦。血压160/95mmHg。实验室检查：尿蛋白（+++）；尿素氮6.33mmol/L，血肌酐182.5μmol/L。

西医诊断：急性肾小球肾炎。

中医诊断：水肿（风水泛滥证）。

处方：青礞石30g，黄芩20g，天麻20g，杜仲20g，决明子20g，夏枯草20g，沉香15g，山萸肉20g，生地黄20g，熟地黄20g，土茯苓100g，鳖甲50g，白茅根50g。10剂，水煎服，每日1剂，分2次服。

二诊（2017年12月15日）：双下肢水肿好转，舌淡红，苔薄黄，脉弦缓。实验室检查：尿蛋白（＋）；尿素氮5.8mmol/L，血肌酐122μmol/L。

处方：青礞石30g，黄芩20g，天麻20g，杜仲20g，决明子20g，夏枯草20g，沉香15g，山萸肉20g，生地黄20g，熟地黄20g，土茯苓100g，鳖甲50g，白茅根50g，石韦30g，黄芪30g。10剂，水煎服，每日1剂，分2次服。

三诊（2018年1月12日）：患者略有耳鸣，眼睑及下肢无浮肿，舌淡红，苔薄，脉弦细。实验室检查：尿蛋白（±）；尿素氮6.5mmol/L，血肌酐112μmol/L。

处方：黄芩20g，菊花20g，石决明30g，决明子20g，土茯苓100g，茺蔚子20g，杜仲20g，青礞石30g，夏枯草20g，鳖甲50g，山萸肉20g，生地黄20g，熟地黄20g，肉苁蓉50g，大黄10g。10剂，水煎服，每日1剂，分2次服。

四诊（2018年1月27日）：舌淡红，苔薄黄，脉弦。实验室检查：尿素氮4.8mmol/L，血肌酐108μmol/L。

处方：山萸肉20g，生地黄20g，熟地黄20g，肉苁蓉50g，郁李仁20g，大黄15g，土茯苓100g，石韦30g，青礞石30g，黄芩20g，地龙20g，猫爪草20g，夏枯草30g。15剂，水煎服，每日1剂，分2次服。

五诊（2018年6月8日）：舌淡红，苔薄，脉弦细。实验室检查：尿素氮6.1mmol/L，血肌酐106μmol/L。

处方：山萸肉20g，生地黄20g，熟地黄20g，肉苁蓉50g，郁李仁20g，火麻仁20g，槟榔片20g，大黄10g，当归20g，丹皮20g，鳖甲50g，土茯苓100g，决明子20g。15剂，水煎服，每日1剂，分2次服。

按：患者起病时为风水泛滥，肝肾阴虚。患者素体体虚，加之饮食失节，损伤脾胃，脾虚日久，气血精微化源不足，后天无以充养先天，故肾脏易损。咸入肾，过食咸味则伤肾。肾藏精生髓，脑为髓之海，肾阴不足，髓海不充；肝体阴而用阳，体阴不足阳用有余，肝阳上亢，扰及清阳，故肝肾阴虚而见头晕、头痛、耳鸣、记忆力减退。肝肾阴虚，阴虚火旺，煎熬尿液，故小便色黄。肝肾阴虚，复感风邪，故见眼睑及下肢浮肿。治疗上，起病初期用越婢加术汤，其后应用六味地黄汤加减。方中熟地黄滋肾填精；山萸肉养肝涩精；决明子、夏枯草疏肝解郁，清肝明目；黄芩清肝泻火；杜仲、鳖甲补肾填精；天麻息风止痉；青礞石、沉香行气导滞；土茯苓化湿解毒。三诊时患者头晕、记忆力减退好转，仍有耳鸣，故加菊花、石决明疏肝明目。经过治疗，患者诸症缓解，尿常规恢复正常，肾功能明显改善。半年后复查，未见复发。

《金匮要略·水气病脉证并治》："寸口脉沉滑者，中有水气，面目肿大，有热，名曰风水。"

《丹溪心法·水肿》："若遍身肿，烦渴，小便赤涩，大便闭，此属阳水……若遍身肿，不烦渴，大便溏，小便少不赤涩，此属阴水。"

《济生方·水肿门》："肿满……当辨其阴阳。阴水为病，脉来沉迟……阳水为病，脉来沉数，色多黄赤，或烦或渴，小便赤涩，大腑多闭，此阳水也。"

《济生方·水肿门》："又有年少，血热生疮，变为肿满。"

《素问·水热穴论》："勇而劳甚则肾汗出，肾汗出逢于风，内不得入于脏腑，外不得越于皮肤，客于玄府，行于皮里，传为胕肿，本之于肾，名曰风水。"

《金匮要略·五脏风寒积聚病脉证并治》："热在下焦者，

则尿血。"

《素问·至真要大论》："诸湿肿满，皆属于脾。"

《素问·阴阳别论》："三阴结，谓之水。"

《素问·脏气法时论》："肾病者，腹大胫肿，喘咳身重，寝汗出，憎风。"

《诸病源候论·水肿候》："肾者主水，脾胃俱主土，土性克水，脾与胃合，相为表里。胃为水谷之海，今胃虚不能传化水气，使水气渗溢经络，浸渍腑脏……故水气溢于皮肤，而令肿也。"

《灵枢·经脉》："肾足少阴之脉……其直者，从肾上贯肝膈，入肺中，循喉咙，夹舌本。"

《血证论》："瘀血化水，亦发水肿。"

《血证论·肿胀》："瘀血流注，亦发肿胀者，乃血变成水之证。"

《血证论·遗精》："病血者，未尝不病水，病水者，亦未尝不病血也。"

《医林改错》："元气既虚，必不能达于血管，血管无气，必停留而瘀。"

《灵枢·痈疽》："寒邪客于经络之中则血泣，血泣则不通。"

四、慢性肾小球肾炎

（一）疾病概述

慢性肾小球肾炎，简称"慢性肾炎"，是以蛋白尿、血尿、高血压、水肿为基本临床表现的一组肾小球疾病，可有不同程度的肾功能减退，也可称为"慢性肾炎综合征"。慢性肾炎可发生于任何年龄，但以青、中年男性为主；起病方式和临床表现多样；病情迁延难愈，病变缓慢进展，最终发展为慢性肾衰竭。其诊断不完全依赖于病史的长短。慢性肾炎综合征持续数年，甚至数十年后，肾功能逐渐恶化，并出现相应的临床表现（如血压升高、贫血等），最终发展至慢性肾衰竭。隐匿起病的患者常无明显临床症状，偶有轻度水肿，血压可正常或轻度升高，多通过体检发现。慢性起病的患者可有乏力、疲倦、腰痛、纳差、眼睑和（或）下肢水肿，并伴有不同程度的血尿或蛋白尿；部分患者可表现为肾病性大量蛋白尿，也有的患者以高血压为突出表现，肾功能正常或有不同程度受损。西医治疗慢性肾炎主要采取积极控制高血压、减少蛋白尿、延缓肾功能减退、低磷低蛋白饮食、避免加重肾损害的因素，以及应用糖皮质激素和细胞毒药物等。因慢性肾炎病情迁延反复，加之糖皮质激素及细胞毒药物的副作用，很多患者更青睐于用中医药治疗。

赵老认为，本病属于中医学"水肿""阴水""肾风""虚劳""腰痛""尿血""眩晕"等疾病的范畴，推崇《丹溪心法》将水肿分为阴水、阳水的辨证论治思想，并以"若遍身肿，不烦渴，大便溏，小便少不涩赤，此属阴水"，"若遍身肿，烦渴，小便赤涩，大便闭，此属阳水"为分型标准。其在治疗原则上，根据病位不同，分别以《素问·汤液醪醴论》提出的"开鬼门""洁净腑""去菀陈莝"的导邪外出法，及《金匮要略》提出的发汗、利小便的上下分消法作为基本治则。对于久治不愈的水肿患者，依据《血证论》"瘀血化水，亦发水肿"的理论，从血瘀的角度治疗水肿，疗效甚佳。对于有镜下血尿或肉眼血尿的慢性肾炎患者，其治疗也根据血证的治疗原则，即止血、消瘀、宁血、补虚，并重视治火、治气、治血。

（二）病因病机

赵老认为，慢性肾炎的发生与感受外邪、饮食不节、情志失调、久病劳欲、先天不足等因素有关。总体来说，其发病原因包括内在因素及外在因素。这些因素会损伤人体正气，尤其容易损伤肺、脾、肾三脏，导致其阴阳失衡，功能失调。内因是招致外邪导致发病的根本，外因是诱发或加重病情的重要原因。

1.内在因素

（1）先天不足，久病劳欲：患者先天禀赋不足，体弱多病；或父母患有肾病，先天肾元亏虚；或久病耗伤正气；或房劳过度，生育不节，损伤肾精，都可导致肾精亏虚，气化失常，水气泛滥，发为水肿；肾精亏虚，内里空豁，不能潜藏，收摄不足，故精微外泄，出现血尿、蛋白尿。

（2）饮食不节：暴饮暴食，或饥饱失常，或嗜食生冷，或饮酒过度，或嗜食肥甘辛辣，都可损伤脾胃，致脾失健运，不能运化水湿之邪，水液泛溢，发为水肿。

（3）情志失调：七情过度，忧思伤脾，郁怒伤肝，恐惧伤肾，可导致脏腑气机逆乱，水液运化失常，发为肾病。

2.外在因素

（1）风邪外袭：风为百病之长，寒、热邪气都可兼夹风邪而致病。风邪侵袭，多犯上焦，风寒之邪使肺气郁闭，风热之邪使肺气不清，二者均使肺气不能通调水道，下输膀胱，故风水相激，泛溢肌肤，发为水肿。

（2）湿毒浸淫：肺主皮毛，脾主肌肉，湿毒之邪蕴于肌肤，壅滞而成疮疡，疮疡不解，内归脾肺，影响脾肺功能。肺不能通调水道，下输膀胱，脾不能运化水湿之邪，可导致水液外溢而为水肿。湿毒热邪灼伤肾络，可导致尿血。

（3）药毒伤肾：一些药物具有肾毒性，如西药中的氨基糖苷类抗生素、解热镇痛药等。中药中肾毒性比较显著的如含马兜铃酸的药物，如龙胆泻肝丸、冠心苏合丸、关木通、青木香等。接触或服用这些药物后，可直犯肾体，损伤肾络，出现血尿、蛋白尿，或肾功能损害。

"正气存内，邪不可干""邪之所凑，其气必虚"。正气亏虚，更易于招致风寒、湿毒等邪气，导致慢性肾炎。而这些外感邪气及药毒等，更易于在脾虚、肾虚、肺气不足的基础上作用于人体而致病。赵老认为，其病机关键在于脾肾亏虚，湿热下注，精微外泄，络破血溢。

肾藏精，是人体阴阳、气血、经络发源的根本，五脏之阴非此不能滋，五脏之阳非此不能发。肾是人体一切生命活动的根本。肾精充足，气化功能正常，则水液代谢有度，升清降浊，纳气归元，五脏功能活动正常而不失其度。肾精受损，则脾土不温，运化失常；肝阴不足，阳气偏亢；心肾不交，肺肾失调，三焦壅滞等脏腑功能失常而出现一系列病变。在慢性肾炎的发病过程中，尤以脾、肾最为关键，脾气亏虚，运化失常，不能运化水谷精微而生湿浊之邪，升清降浊失其常度，则湿浊下流；肾气亏虚，主水失常，亦可产生湿浊之邪，湿浊日久化热，湿热之邪逼迫精微外泄，可导致蛋白尿；脾肾亏虚不能升清固摄，精微外泄，亦可导致蛋白尿；湿热之邪灼伤血络，或伤阴化火，灼伤血络，或脾虚不能统血，均可导致络破血溢，而见肉眼血尿或镜下血尿。感受外邪，肺气郁闭，不能通调水道，下输膀胱；或脾肾亏虚，运化失常；或情志失调，少阳枢机不利，三焦壅滞，均可造成水液不循常道而外溢，发为水肿。肾精亏虚，阴液受损，肝肾同源，肝阴不足，阳亢化风，可发为眩晕。久病入络，络气不足，日久可因虚致瘀。水湿、湿热、湿浊也可壅阻络脉，导致络瘀，此为实邪致瘀。邪气入络，易入难出，瘀血形成后，人体气血阴阳运行受阻，可进一步加重病情，缠绵难愈。

赵老认为，慢性肾炎临床中常见的发病机理包括：①脾气虚，肾阴虚，兼夹湿热；②肾阴亏虚，阴虚火旺，虚火灼络；③脾气虚，肾气虚，运化失常，气血不足；④肾阴亏虚，湿热下注；⑤肝肾阴虚，阴不敛阳，阳亢风动。

（三）辨治思路

赵老认为，慢性肾炎属本虚标实之证。本虚在脏腑主要表现于脾、肾、肝气阴两虚，标实主要表现在湿、热、瘀。治疗时需仔细辨证，标本兼顾。

1.气阴两虚兼湿热

临床表现：面色无华，倦怠乏力，少气懒言，或易感冒，午后低热，或手足心热，腰痛，或浮肿，口干咽燥而不欲饮，或口苦、口黏，脘闷纳呆，或咽部暗红，咽痛，小便黄赤，舌质红，苔黄腻，脉濡数或滑数。

治法：益气养阴，清热利湿。

方药：石韦30g，土茯苓100g，山茱萸20g，黄芪30g，白茅根50g，绵萆薢20g，生地黄20g，蝉蜕15g，炒僵蚕20g。

方解：方中黄芪补气，生地黄滋阴补肾、凉血，山茱萸补肾涩精，三药共用，补气养阴，收涩精气。石韦清热利湿，大剂量土茯苓解毒除湿，白茅根清热利湿、凉血止血而不伤阴，绵萆薢利湿泄浊，三药共奏清热利湿解毒、凉血止血而不伤阴之功。僵蚕、蝉蜕乃虫类药，为血肉有情之品，善于走窜经络、息风通络，风胜湿，可入络除湿。全方益气养阴、清热利湿，可用于治疗慢性肾炎之血尿、蛋白尿。

加减及备选方：若乏力较甚，可加大黄芪剂量，或配伍太子参；若口干咽燥、咽痛，可加入玄参、麦冬、沙参以养阴利咽；若脘闷纳呆，可加入木香、砂仁、白豆蔻等以芳香醒脾化湿；若腰痛，肾气虚较重，可加入菟丝子、覆盆子以补益肾气，收涩固精。

2.肾阴亏虚，虚火灼络

临床表现：腰酸痛，头晕耳鸣，五心烦热，或手足心热，口干咽燥，或有遗精滑精，或月经先期，尿色黄赤，或尿短涩，大便干，舌红少苔，脉弦细或细数。

治法：滋阴补肾，凉血止血。

方药：侧柏炭20g，山茱萸20g，熟地黄20g，小蓟20g，白茅根50g，仙鹤草20g，藕节30g，马齿苋50g，生地黄20g。

方解：方中生地黄、熟地黄滋阴补肾，山茱萸补肾涩精，共补肾阴不足之体；侧柏炭凉血止血，收涩脉络；小蓟、白茅根、藕节凉血止血，清热利湿而不伤阴；仙鹤草补虚，收涩止血而不留瘀；马齿苋凉血止血，清热解毒。全方滋阴补肾、凉血止血、清热利湿解毒，治疗慢性肾炎血尿。

加减及备选方：尿中红细胞多，可加墨旱莲、茜草等。

3.脾肾不足，气血亏虚

临床表现：面色萎黄，或淡白无华，倦怠乏力，少气懒言，腰脊酸痛，水肿，纳少脘胀，大便溏，尿频或夜尿多，舌淡红，有齿痕，苔薄白，脉细弱。

治法：补益脾肾，益气养血。

方药：山茱萸20g，生地黄20g，熟地黄20g，党参20g，当归20g，黄芪30g，石韦30g，丹参30g，益母草30g。

方解：方中党参、黄芪补气健脾；生地黄、熟地黄、山茱萸补肾涩精；黄芪配当归成当归补血汤，补气生血；一味丹参饮，功同四物汤，故丹参活血补血；石韦清热利湿；益母草活血利水，以防脾肾亏虚，运化失常而生湿浊瘀血之邪。全方补脾肾、生气血，治疗慢性肾炎。

加减及备选方：若脾虚湿困，脘闷纳呆较重，可加藿香、佩兰、苍术、厚朴化湿醒脾；若脾虚便溏，可加炒白扁豆、芡实健脾渗湿；若水肿明显，可加车前子、猪苓淡渗利水消肿。

4.肾阴亏虚，湿热下注

临床表现：腰酸痛，尿频，尿急，尿色黄赤，排尿灼热或疼痛，口中黏腻或口苦，脘闷纳呆，大便干或黏腻，舌红，苔黄腻，脉滑数或濡数。

治法：滋阴益肾，清热利湿解毒。

方药：山茱萸20g，生地黄20g，川木通20g，栀子20g，黄柏20g，瞿麦20g，败酱草20g，金荞麦30g，连翘50g。

方解：方中生地黄、山茱萸滋阴益肾涩精；川木通、栀子、黄柏、瞿麦清热利湿，利小便，导湿热之邪从小便而出；败酱草、金荞麦、连翘清热解毒，以防浊毒伤肾。全方补肾阴而不恋邪，清热利湿解毒而不伤正。

加减及备选方：如肾阴虚较重，可加重补肾阴药物用量，还可加枸杞子、地骨皮之类；如湿热重，可加重清热利湿药物用量，如泽泻、萆薢、滑石、地肤子等；如脘闷纳呆，可加黄连、竹茹、半夏等。

5.肝肾阴虚，阳亢风动

临床表现：两目干涩，或视物模糊，头晕耳鸣，五心烦热，或手足心热，心烦易怒，口干咽燥或口苦，胁肋胀痛，腰脊酸痛，舌红少苔，脉细数或弦细。

治法：滋养肝肾，潜阳息风。

方药：山药30g，生地黄20g，熟地黄20g，麦冬20g，天冬20g，天花粉20g，玉竹20g，刺蒺藜20g，炒鸡内金30g，沙苑子20g。

方解：方中山药、生地黄、熟地黄滋阴补肾，肝肾同源，养肾即养肝；麦冬、天冬、天花粉、玉竹滋养肺胃之阴，使金水相生，泉源不竭；刺蒺藜息风；沙苑子补肾涩精；炒鸡内金健运脾胃，兼以涩精。全方滋阴潜阳息风，可治疗慢性肾炎之高血压显著者。

加减及备选方：若两目干涩，或视物模糊，可加枸杞子、菊花、青葙子以养肝明目；若五心烦热，或手足心热，可加地骨皮、牡丹皮以清虚热，祛血中伏火而通络；若心烦易怒，胁肋胀痛，可加香附、郁金、延胡索、川楝子以疏肝理气解郁；若口苦，可加柴胡、黄芩以清少阳郁火。

（四）临证经验

1.补肾阴，健脾气，使精能化气

慢性肾炎与脾肾功能失常有重要关系，其治疗在于补偏救弊，调整脾肾功能。如何恢复脾肾的正常功能，孰轻孰重，如何调补，是一个关键的问题。赵老认为，在慢性肾炎的治疗中，调补脾肾，要注意阴阳平衡，补肾阴以助形，健脾胃以化气，使肾精充足，精能化气，从而恢复其藏精、主水的生理功能。《黄帝内经》中指出"阳以阴为基，阴以阳为偶"，就是说，阴成形是阳气发挥功能的物质基础，阳化气是阴精固守于内的外在表现。所以，肾阴、肾精这种物质基础是非常重要的。

赵老补肾阴常用生地黄、熟地黄、山茱萸三味药，意义何在？生地黄、熟地黄同用的方剂，较常见的一个就是百合固金丸。百合固金丸是滋补肺肾清火的方剂。生地黄凉血滋阴而清心肺，熟地黄补肾阴，二者同用形成一个金水相生的循环，使肺肾泉源不竭，以成天一生水、固本培元之势。肾藏精，包括先天之精和后天之精，先天之精为父母所授，和禀赋有关；后天之精，是指"肾者主水，受五脏六腑之精而藏之"的精，所以后天之精是需要五脏六腑运化所产生的精微物质不断补充的，这个精不是肾所产生的，而只是藏于肾。肾藏精功能正常，才能化气、行水、纳气。山茱萸酸收，能补肾阴，涩精气，和生地黄、熟地黄配合，使肾阴得补，精气内藏。孤阴不生，独阳不长，要想肾阴、肾精发挥作用，还需要一些补阳药。赵老认为，健脾气即可起到阳化气的作用，而且不燥不烈，不会耗伤肾阴，常用药如黄芪、党参、太子参等。一般补肾阴药物的剂量要大于健脾气药物的剂量，形成负阴抱阳、冲和之势。这样肾精恢复，精能化气，则发挥其正常功能。另外，赵老常用的补肾药还有脾肾双补的山药；补肾涩精的沙苑子；补肾阴、凉血、酸涩收敛的白芍；补肾阴、凉血止血的墨旱莲；补肾阴、清虚热的地骨皮；补肺胃之阴，兼能滋阴补肾的麦冬、天冬、天花粉、玉竹。对于气血不足的患者，赵老常用黄芪配当归，补气生血，即当归补血汤。

2.清湿热，解浊毒，使本正源清

赵老认为，对于慢性肾炎，湿浊、湿热、浊毒等以湿邪为本体的邪气是始终存在的。慢性肾炎以脾肾亏虚为本，脾虚运化失常，不能升清降浊，运化水谷精微，反成湿浊之邪；肾主水，肾虚轻则形成湿浊，重则水气泛滥，发为水肿。其他受累的脏腑，如肝主疏泄，肝郁气滞，则枢机不利；三焦壅滞，不能通调水道。总之，诸多因素都可导致湿浊内生，日久化为湿热，湿热不解则化为浊毒，而这些邪气困阻脾肾，缠绵不解，使慢性肾炎之血尿、蛋白尿反复不愈。因此，清热利湿、化浊解毒有必要贯穿于慢性肾炎治疗的始终，临证可根据正邪的偏盛偏衰而调整药物和剂量。

赵老临床常用小叶石韦、绵草薢、川木通清热利湿；对于湿热之象较重者，可用栀子、黄柏以清热燥湿泻火，但要注意证候变化，短期应用，中病即止，以防苦寒败胃、苦燥伤阴。另外，赵老也常用一些淡渗利湿之品，如瞿麦、地肤子、盐泽泻、茯苓、炒白术、盐车前子等药味平和之品，不容易伤及正气。湿热蕴久化毒，表现为肾炎久治不愈，蛋白尿、血尿较为顽固，赵老常加用一些清热利湿解毒药，如土茯苓常用至100g，还有败酱草、猪苓、商陆等。湿毒内蕴，也容易沿肾之经络盘踞咽喉，出现咽红、咽肿，久治不愈；或自觉无明显症状，仅咽喉部查体可见。对此赵老常加用解毒利咽之品，如金荞麦、连翘等。湿热毒邪在大多数慢性肾炎患者的舌苔上常有征可查，其舌苔多表现为滑苔或腻苔，舌质暗红或较暗淡，舌苔的厚薄变化与病情变化较一致，有一分腻苔，就有一分湿邪。因此，可以根据舌苔的情况，来判断湿浊之邪的轻重，再给予相应治疗。

治疗中还要注意，慢性肾炎病情缠绵难愈，虽然病情缓解，但还是要注意是否有残留的湿热毒邪未尽，在劳累、感染、饮食不节等诱因的促发下，可以导致慢性肾炎病情反复或恶化。在慢性肾炎的治疗过程中，我们特别需要注意体内易感病灶，如咽炎、扁桃体炎、鼻炎、龋齿、胃炎、肠炎、肝炎、皮肤感染等，并根据不同的感染灶选用不同的清热利湿解毒药。如果这些感染灶不能有效地控制，慢性肾炎就始终有

"伏邪"潜藏，难以治愈。总之，赵老把清湿热、解浊毒贯穿于慢性肾炎治疗的始终，使本正源清，不受外邪所扰。

3.凉血止血，疏通肾络

慢性肾炎血尿患者多见。其血尿可由湿热灼伤肾络，血液不循常道而外溢于尿中所致；也可由湿热蕴久伤阴，阴虚火旺，灼伤血络所导致；还可由脾气亏虚，统血功能失常所导致。血溢脉外，即为瘀血，瘀阻肾络，可使肾炎病情加重或缠绵难愈。尿血最忌收涩止血，强行收涩止血可形成血块堵塞尿道，轻者尿路窘迫疼痛，重者尿液不能排出，可导致关格危候。此理论可引申至肾络，肾络瘀阻，亦可加重病情。赵老认为，慢性肾炎血尿治疗应凉血止血、疏通肾络；久病不愈，正气亏虚，可略加收敛止血药，但不可过量。凉血止血，赵老常用白茅根、小蓟、藕节、地榆。若久病正气亏虚，有不能统血之象，可加用侧柏炭、仙鹤草收敛止血；也可加马齿苋清热凉血解毒。疏通肾络，赵老常用丹参、益母草、丹皮、茜草。总之，赵老治疗慢性肾炎血尿，以凉血之品宁血补虚止血，以疏通肾络之品消瘀止血，体现了治血四法的内涵。

4.虫类药入络搜邪，祛瘀除湿

久病入络，络气亏虚，湿、瘀、浊毒深入肾络，成为伏邪，易入难出。赵老认为，慢性肾炎失治、误治，或病势缠绵，日久不愈，邪气久羁，必然伤及血络。叶天士指出"久发、频发之恙，必伤及络，络乃聚血之所，久病必瘀闭"，"久病在络，气血皆窒"。说明络脉瘀滞，日久败坏形体，导致疾病缠绵难愈，或病势深重。所以，初病治气，久必通络。因此，赵老治疗慢性肾炎喜用虫类药入络搜剔，祛除湿、瘀、浊毒之邪，从而使病情明显好转，减少血尿、蛋白尿，甚至治愈。临床常用炒僵蚕、蝉蜕。白僵蚕味咸、辛，性平，归肝、肺经，能祛风化痰、解毒散结。辛通络，风胜湿，故白僵蚕以虫类药血肉有情之体，能深入络脉，祛除湿毒之邪，铲除伏邪之患。蝉蜕味甘、咸，性凉，体质轻清而疏风清热通络，能引络脉中风湿热邪外出。僵蚕、蝉蜕皆轻灵之品，入络搜邪，引邪外出，祛瘀除湿，治疗蛋白尿、血尿。

5.慢性肾炎，慎用温补

赵老治疗慢性肾炎可谓有所为，有所不为。其补肾以补肾阴为主；健脾以参、芪为主，且剂量并不大；清热利湿解毒贯穿始终。但他对温肾助阳的药物用之甚少，非常慎重。慢性肾炎湿热毒邪是病情进退的主要环节，因此补肾健脾应该清补、平补，慎用温补，禁用峻补；而且扶正与祛邪应该相互结合，步步为营。补肾阴一般用滋而不腻的生地黄、山茱萸、麦冬、墨旱莲等，以免助生湿邪。治疗阳虚一般以温补为主，一般用黄芪、党参、太子参、白术、山药等，慎用鹿茸、鹿角等壮阳之品。治疗血虚可选当归、桑椹、芍药等。

（五）辨证调护

1.要避免感染外邪。慢性肾炎患者正气亏虚，容易感受外邪，导致病情加重或复发。要根据感染途径的不同，做好预防。平时积极锻炼身体，增强正气的卫外能力，达到"正气存内，邪不可干"的目的。根据体力适当进行户外活动。居室环境要保持卫生，适当通风换气。在感冒流行季节，尽量不去或少去人群密集的地方，可以用食醋熏蒸法或苍术燃烧熏法进行空气消毒。咽喉是人体卫外的门户，与足少阴肾有经络相连。咽喉部的感染会导致咽喉部红赤、扁桃体肿大，最容易使肾炎反复或加重。要注意预防胃肠道感染，养成良好的饮食卫生习惯，避免进食寒凉或刺激性食物。要预防尿路感染，不要憋尿。避免过度劳累，减少情志刺激。感染源的存在是慢性肾炎湿毒不解，久治不愈，或复发加重的重要因素，因此一定要注意找到感染源并积极治疗。

2.水肿患者要注意饮食。对于水肿初期的患者，应吃无盐食物，待水肿逐渐消退后，再逐步改为低盐饮食，最后恢复为普通饮食。饮食以清淡易消化为宜，忌食辛辣、油腻等刺激性食物。要注意生活调养，起居有时，预防感冒，不宜过度疲劳。必须注意节制房事，不可恣情纵欲，以防斫伤肾脏元气，耗精伤肾。平时注意腰部防寒保暖，避免坐卧湿地、淋雨涉水，不要过度劳累。可配合针灸、按摩、推拿、膏贴、药物熏洗等方法综合治疗。要保证充足的睡眠，注意劳逸结合。头晕时应卧床休息，病情较重的患者要密切监测血压，必要时及时处理。"数剂逍遥，不如一笑"，患者要保持心情愉悦，增强战胜疾病的信心。

3.避免乱用药。慢性肾炎病程较长，容易病情反复或加重，很多患者心情焦虑，更容易偏听偏信，一时看不到效果就到处求医，或迷信一些偏方，反而加重病情，造成肾功能损伤。乱用抗生素、止痛药都可造成肾功能损害。一些中药如关木通、木防己，或中成药冠心苏合丸、龙胆泻肝丸，或一些成分不明的减肥药、保健品等，都可能造成肾损伤。这些肾病患者都要注意。

（六）医案举隅

病例1

白某，男，25岁。2013年8月17日初诊。

患者2011年3月开始低热，治疗中发现血尿至今。

现症：腰酸，食睡尚可，尿黄浊，大便正常，舌淡红，苔薄黄，脉弦细。实验室检查：尿隐血（+++），尿蛋白（++），红细胞2648.1/μL。肾穿刺活组织检查示膜性肾病。既往患有肺结核。

西医诊断：慢性肾小球肾炎；膜性肾病。

中医诊断：腰痛（脾肾亏虚夹湿热证）。

治法：补肾健脾，清热利湿，活血通络。

处方：山萸肉20g，生地黄20g，熟地黄20g，党参20g，当归20g，黄芪30g，土茯苓100g，石韦30g，丹参30g，益母草30g，白术30g，茯苓30g，泽泻20g，车前子20g。10剂，水煎服。每剂药水煎取汁200mL，每次100mL，每日2次，早晚饭后半小时服用。

二诊（2013年8月31日）：舌淡红，苔薄黄，脉弦细。实验室检查：尿隐血（+++），尿蛋白（+），红细胞1213.6/μL。

处方：山萸肉20g，生地黄20g，熟地黄20g，党参20g，当归20g，黄芪30g，土茯苓100g，石韦30g，丹参30g，益母草30g，白术30g，藕节20g，猪苓20g，车前子20g。10剂，水煎服。每剂药水煎取汁200mL，每次100mL，每日2次，早晚饭后半小时服用。

按： 该患脾气虚，肾阴虚，湿热下注，肾络瘀滞，故给予补肾健脾、清热利湿、活血通络汤药治疗。方中以黄芪、党参、当归补气健脾养血；生地黄、熟地黄、山茱萸滋阴补肾，收涩精气；土茯苓解毒除湿，消除蛋白尿；石韦清热利湿；白术、茯苓、泽泻、车前子淡渗利湿，以祛除肾浊；丹参、益母草活血通络，利水，祛除肾络瘀滞。二诊时加藕节、猪苓，重在清热凉血止血、解毒利湿，短期内尿中红细胞即显著减少。继续治疗以取效。

病例2

常某，男，31岁。2009年11月28日初诊。

2003年，患者体检发现尿蛋白（++），尿隐血（±），反复不愈。

现症：腰酸，下肢无力，食欲尚可，睡眠一般，尿黄浊，大便时干，舌淡红，苔薄微黄，脉弦细。实验室检查：尿蛋白（++），尿隐血（+），红细胞35.6/μL。肾穿刺活组织检查示IgA肾病。既往有高血压（血压140/100mmHg）、慢性咽炎病史。

西医诊断：慢性肾小球肾炎；IgA肾病；肾性高血压。

中医诊断：腰痛（肝脾肾亏虚，下焦湿热证）。

治法：补气健脾，滋补肝肾，清热利湿。

处方：山萸肉20g，生地黄20g，熟地黄20g，石韦30g，黄芪30g，蝉蜕15g，僵蚕20g，白术30g，马齿苋50g，杜仲炭20g，小蓟20g，决明子20g，天麻20g。10剂，水煎服。每剂药水煎取汁200mL，每次100mL，每日2次，早晚饭后半小时服用。

二诊（2009年12月19日）：舌淡红，苔薄，脉弦缓，血压130/90mmHg。实验室检查：尿蛋白（+），红细胞（±）。

处方：山萸肉20g，生地黄20g，熟地黄20g，石韦30g，黄芪30g，蝉蜕15g，僵蚕20g，白术30g，马齿苋50g，杜仲炭20g，小蓟20g，决明子20g，天麻20g，莱菔子20g，白芥子20g。20剂，水煎服。每剂药水煎取汁200mL，每次100mL，每日2次，早晚饭后半小时服用。

三诊（2010年1月23日）：舌淡红，苔薄，脉弦细，血压120/80mmHg。尿常规检查正常。

处方：山萸肉20g，生地黄20g，熟地黄20g，石韦30g，萆薢20g，土茯苓100g，蝉蜕15g，僵蚕20g，白术30g，马齿苋50g，决明子20g，天麻20g，钩藤20g。30剂，水煎服。每剂药水煎取汁200mL，每次100mL，每日2次，早晚饭后半小时服用。

四诊（2010年2月27日）：夜晚咳嗽，舌淡红，苔薄，脉弦细。实验室检查：尿蛋白（±）。

处方：土茯苓100g，石韦30g，黄芪30g，萆薢20g，蝉蜕15g，僵蚕20g，白术30g，山萸肉20g，生地黄20g，熟地黄20g，马齿苋50g，天麻20g，决明子20g。20剂，水煎服。每剂药水煎取汁200mL，每次100mL，每日2次，早晚饭后半小时服用。

五诊（2010年4月24日）：舌淡红，苔薄，脉弦细。尿常规检查正常。

处方：山萸肉20g，生地黄20g，熟地黄20g，土茯苓100g，石韦30g，黄芪30g，萆薢20g，蝉蜕15g，僵蚕20g，五味子15g，远志15g，酸枣仁20g，决明子20g。20剂，水煎服。每剂药水煎取汁200mL，每次100mL，每日2次，早晚饭后半小时服用。

按：该患脾气不足，肝肾阴虚，兼下焦湿热。脾肾亏虚则腰酸乏力；肝肾同源，肾病日久，损伤肝阴，导致肝肾阴虚，肝阳上亢，故头晕、血压升高；湿热流注于下焦，故尿黄浊、大便时干。治疗当补气健脾，滋补肝肾，清热利湿。方予黄芪、白术补气健脾，以助运化；生地黄、熟地黄、山茱萸补肾涩精；石韦清热利湿，泄下焦湿热；马齿苋清热利湿解毒；僵蚕、蝉蜕入络搜风祛湿；杜仲炭、小蓟益肾止血，治疗血尿；决明子、天麻、钩藤潜阳息风；或以莱菔子、白芥子降气化痰，治疗高血压；或以萆薢泄湿浊之邪；或以酸枣仁、五味子、远志以安神。随症加减，取效良好。

病例3

范某，女，74岁。2013年5月26日初诊。

患糖尿病3年余，于2013年体检时查出尿素氮偏高。

现症：乏力，腿沉浮肿，时恶心，纳呆，眠欠佳，尿黄浊，大便溏，舌淡红，苔根腻微黄，脉弦缓。实验室检查：血红蛋白116g/L；尿素氮7.31mmol/L；尿蛋白（++），尿隐血（+++），红细胞174.3/μL，尿蛋白定量0.73g/24h。既往有高血压、高脂血症、肝炎、脂肪肝、胆囊结石。

西医诊断：慢性肾小球肾炎。

中医诊断：水肿（脾肾亏虚夹浊毒证）。

治法：健脾益肾，化浊解毒，软坚通络。

处方：山萸肉20g，生地黄20g，熟地黄20g，土茯苓100g，石韦30g，黄芪30g，当归20g，萆薢20g，地榆20g，丹皮20g，鳖甲50g，肉苁蓉50g，白术30g。10剂，水煎服。每剂药水煎取汁200mL，每次100mL，每日2次，早晚饭后半小时服用。

二诊（2013年7月6日）：乏力，嗜睡，厌食，浮肿，舌淡红，苔薄，脉弦。实验室检查：尿蛋白（+），尿隐血（+++），红细胞138.2/μL。

处方：山萸肉20g，生地黄20g，熟地黄20g，党参20g，当归20g，黄芪30g，土茯苓100g，石韦30g，丹参30g，益母草30g，肉苁蓉50g，郁李仁20g，火麻仁20g，大黄15g。8剂，水煎服。每剂药水煎取汁200mL，每次100mL，每日2次，早晚饭后半小时服用。

三诊（2013年7月20日）：舌淡红，苔薄黄，脉弦细。实验室检查：尿蛋白（+），尿隐血（+++），红细胞204.8/μL；尿素氮6.44mmol/L。

处方：山萸肉20g，生地黄20g，熟地黄20g，党参20g，当归20g，黄芪30g，土茯苓100g，石韦30g，丹参30g，益母草30g，白术30g，茯苓30g，泽泻20g，车前子20g，白术30g，大腹皮30g。8剂，水煎服。每剂药水煎取汁200mL，每次100mL，每日2次，早晚饭后半小时服用。

四诊（2013年8月3日）：舌尖红，苔黄根腻，脉缓。实验室检查：尿蛋白（±），尿隐血（+++），红细胞42.5/μL。

处方：山萸肉20g，生地黄20g，熟地黄20g，党参20g，当归20g，黄芪30g，土茯苓100g，石韦30g，丹参30g，益母草30g，白术30g，茯苓30g，泽泻20g，车前子20g（包煎），白术30g，大腹皮30g，白头翁20g。14剂，水煎服。每剂药水煎取汁200mL，每次100mL，每日2次，早晚饭后半小时服用。

五诊（2013年8月17日）：口干，舌淡红，苔薄，脉弦细。实验室检查：尿蛋白（+），尿隐血（+++），红细胞168.8/μL；尿素氮7.95mmol/L。

处方：山萸肉20g，生地黄20g，石韦30g，黄芪30g，萆薢20g，土茯苓100g，蝉蜕15g，僵蚕20g，白茅根50g，肉苁蓉50g，郁李仁20g，火麻仁20g，大黄25g，天花粉20g，天冬20g。10剂，水煎服。每剂药水煎取汁200mL，每次100mL，每日2次，早晚饭后半小时服用。

六诊（2013年8月30日）：舌淡红，苔薄黄，脉弦细。实验室检查：尿隐血（+++），红细胞26.3/μL。

处方：山萸肉20g，生地黄20g，熟地黄20g，石韦30g，黄芪30g，萆薢20g，土茯苓100g，蝉蜕15g，僵蚕20g，白茅根50g，肉苁蓉50g，郁李仁20g，火麻仁20g，大黄15g。10剂，水煎服。每剂药水煎取汁200mL，每次100mL，每日2

次，早晚饭后半小时服用。

七诊（2013年9月14日）：舌淡红，苔薄，脉弦细。实验室检查：尿蛋白（±），尿隐血（+++），红细胞48.1/μL；尿素氮7.4mmol/L。

处方：山萸肉20g，生地黄20g，熟地黄20g，党参20g，当归20g，黄芪30g，土茯苓100g，石韦30g，丹参30g，益母草30g，白术30g，山药30g，玉竹20g。10剂，水煎服。每剂药水煎取汁200mL，每次100mL，每日2次，早晚饭后半小时服用。

八诊（2013年11月9日）：脘腹凉，舌淡红，苔薄黄，脉弦细。血压160/70mmHg。实验室检查：尿蛋白（±），尿隐血（++）；尿素氮7.95mmol/L。

处方：山萸肉20g，生地黄20g，熟地黄20g，小蓟20g，侧柏炭20g，藕节30g，马齿苋50g，白茅根50g，仙鹤草20g，大黄15g，槟榔20g，猪苓10g，商陆10g，黑丑15g，白丑15g，土茯苓100g。20剂，水煎服。每剂药水煎取汁200mL，每次100mL，每日2次，早晚饭后半小时服用。

九诊（2013年12月7日）：舌淡红，苔少，脉弦细。实验室检查：尿隐血（++），红细胞25.7/μL，白细胞329/μL；尿素氮9.54mmol/L。

处方：山萸肉20g，生地黄20g，熟地黄20g，小蓟20g，侧柏炭20g，藕节30g，马齿苋50g，白茅根50g，仙鹤草20g，肉苁蓉50g，郁李仁20g，火麻仁20g，大黄15g，连翘50g，土茯苓100g。10剂，水煎服。每剂药水煎取汁200mL，每次100mL，每日2次，早晚饭后半小时服用。

按：患者脾肾亏虚，运化呆滞，浊毒内蕴，故出现乏力、腿沉浮肿、时恶心、纳呆、眠欠佳、尿黄浊、大便溏等症状。

治疗当健脾益肾，化浊解毒，软坚通络。方予黄芪、白术健脾益气；生地黄、熟地黄、山茱萸补肾涩精；黄芪配当归，补气养血，扶助正气；土茯苓、石韦、萆薢利湿解毒化浊；地榆、丹皮凉血止血，宁肾络，治疗血尿。患者久病浊毒内蕴，痹阻肾络，已出现尿素氮升高等浊毒之象，故给予鳖甲入肾络化瘀软坚、搜剔浊毒。肉苁蓉温肾助阳，润肠通便，有补益作用，泄浊排毒而不伤正气。赵老善用肉苁蓉配大剂量火麻仁、郁李仁、酒大黄，泄浊排毒，不伤正气，独具匠心。另外，还加用了丹参、益母草活血利水；加僵蚕、蝉蜕入络搜剔浊毒之邪。经治疗，患者尿蛋白转阴，血尿明显减少。

附：腰痛古代文献概览

《素问·脉要精微论》："腰者肾之府，转摇不能，肾将惫矣。"

《金匮要略·五脏风寒积聚病脉证并治》："肾着之病，其人身体重，腰中冷，如坐水中……身劳汗出，衣里冷湿，久久得之，腰以下冷痛，腹重如带五千钱。"

《丹溪心法·腰痛》："腰痛主湿热、肾虚、瘀血、挫闪、有痰积。"

《七松岩集·腰痛》："然痛有虚实之分，所谓虚者，是两肾之精神气血虚也。凡言虚证，皆两肾自病耳。所谓实者，非肾家自实，是两腰经络血脉之中，为风寒湿之所侵，闪肭锉气之所碍，腰内空腔之中，为湿痰瘀血凝滞不通而为痛。当依据脉证辨悉而分治之。"

《证治汇补·腰痛》："治惟补肾为先，而后随邪之所见者以施治。标急则治标，本急则治本。初痛宜疏邪滞，理经隧。久痛宜补真元，养血气。"

五、肾病综合征

（一）疾病概述

肾病综合征（nephrotic syndrome，NS）是由多种病因引起的肾小球疾病中的一组临床综合征，是肾内科常见疾病之一，各年龄段均可发病。其典型表现为大量蛋白尿（≥3.5g/d）、低蛋白血症（血清白蛋白<30g/L）、高度水肿及高脂血症。其中大量蛋白尿及低蛋白血症是诊断肾病综合征的必备条件。NS根据病因可分为原发性和继发性，是临床常见的难治性疾病。本病病程长，病情反复难愈，长期持续性大量蛋白尿，若不及时控制，往往呈进行性发展，直至发展为终末期肾衰竭。

赵老认为，本病多属本虚标实证。其中正虚以肺、脾、肾虚损者居多，这也是导致水肿的主要病理环节。其虚证尚有阳虚、阴虚、气虚、血虚之分。其邪实以湿、热、瘀、浊诸邪最为常见，并有水湿、湿热、血瘀、食滞等不同。

（二）病因病机

1.病因

赵老认为，本病以水肿为特征，是全身气化功能障碍的一种表现，为多种病因综合作用的结果。多种因素作用于人体，分别导致脏腑功能失调，特别是导致肺失通调，脾失转输，肾失开阖，终致膀胱气化无权，三焦水道失畅，水液停聚而成本病。如《景岳全书·肿胀》曰："凡水肿等证，乃肺脾肾三脏相干之病。盖水为至阴，故其本在肾；水化于气，故其标在肺；水惟畏土，故其制在脾。"说明凡水肿之证，乃肺、脾、肾三脏相干为病，与三脏功能失调有关。其日久可致水湿、湿热、瘀血兼夹为病。

（1）风邪外袭：风寒或风热之邪外袭肌表，内舍于肺，肺失宣降，水液不能敷布，以致风遏水阻，风水相搏，泛溢肌肤而成本病。

（2）疮毒浸淫肌肤：因痈疡疮毒，未能清解消透，疮毒内归脾肺，脾失运化，肺失宣降，三焦水道失畅，水液溢于肌肤而成本病。

（3）水湿浸渍：久居湿地，或冒雨涉水，致湿邪内侵，脾为湿困，运化失司，水湿不运，泛于肌肤而成本病；或长期居处寒湿，伤及元阳，以致肾失开阖，气化失常，水湿停聚而成本病。

（4）饮食不当：饮食不洁（或不节），损伤脾胃，致运化失司，水湿壅盛而成本病。

（5）劳倦内伤：烦劳过度或纵欲等均能耗气伤精，累及脾肾，脾肾虚衰则不能化气行水，致水湿内生而成本病。

（6）瘀血阻滞：久病入络，导致瘀血内阻，水行不畅，水气停滞而成本病。

2.病机

赵老治疗肾病综合征，重视气化。本病的主要病机是五脏气化失司，尤以肺、脾、肾三脏代谢失调为主，即肺失宣化、脾失运化、肾失温化。水液代谢与人体脏腑的气化功能密切相关，气化功能正常，则水液运化输布正常；若气化不利，则气不化水而病水。如《素问·经脉别论》曰："饮入于胃，游溢精气，上输于脾，脾气散精，上归于肺，通调水道，下输膀胱，水精四布，五经并行"，说明水肿的形成与肺、脾、肾三脏有关。其病机表现为本虚标实，本虚以脾肾两虚为主，脾虚则水湿不能运化，肾虚则不能蒸化津液，水湿内停，泛溢肌肤、四肢而为水肿。脾虚日久则后天之本不充，肾虚日久则温煦滋养失职，两者常相互影响，致使本病更加缠绵。故脾肾两虚既是其发病的直接机理，又贯穿疾病始终。标实则多表现为水湿、湿热、瘀血等病理性实邪。水湿内停，郁久必化热，而致湿热内蕴。湿热既成，上可困遏中焦，阻碍脾之运化升清；下可蕴结下焦，影响肾之气化闭藏，终致水湿泛溢及精微下注之势更盛。另外，湿热不仅能阻遏气机，使气滞不行，而且能伤津耗气，使津亏气虚。气滞血行不畅，气虚运血无力，津亏生血无源，均可致脉络瘀阻，瘀血乃成。血瘀水停，湿热互结，致使本病更加缠绵难愈。

中医认为，蛋白尿的发生与"外邪侵袭，脾肾亏损"有着密切的关系。外邪侵袭，可酿湿生热，蕴结下焦，清浊不分，则尿中便出现了蛋白质。脾肾亏损也极易产生蛋白尿。中医理论认为，脾能运化水谷精微，脾主升清，脾虚失于升清，可致精微下泄而发为蛋白尿。蛋白尿也与肾气虚损有关，由于肾虚封藏失职，固精无权，则精微物质流失于外而致蛋白尿。

肾病综合征迁延日久，久病入络，血瘀兼证最为常见。《黄帝内经》云："初病在气，久病在血。"《医林改错》曰："元气既虚，必不能达于血管，血管无气，必停留而瘀。"由于血不利则病水，水阻则血不行。血瘀与水湿常随气虚或气滞而互相转化。肾络瘀阻，精气无以输布周身，塞而外溢可形成蛋白尿。瘀血阻于肾络日久，常使蛋白尿顽固难消，所以说血瘀贯穿于肾病综合征病程始终。

（三）辨治思路

赵老认为，对于肾病综合征的治疗，消肿是治疗的第一关。如水肿不消就谈不到下一步消除蛋白尿和恢复肾功能。肺、脾、肾三脏功能失调，气化失常，导致水液潴留，则出现水肿。消肿必须重视"气化"和"虚"两大临床论治关键。治疗上应注意肺（上焦）、脾（中焦）、肾（下焦）的气化，单用利尿剂效果往往不好。其辨证特点是要抓住正虚与邪实的比重，肺、脾、肾三脏的主次，急性期与慢性期的特点，水、血、气三者的失调状况，这四个环节。治疗水肿的大法不外开鬼门（宣肺）、洁净府（利小便）、去苑陈莝（通逐大便）。

1.风水相搏证

临床表现：初则眼睑浮肿，继则四肢、全身亦肿，皮肤光泽，按之凹陷易恢复，伴发热、咽痛、咳嗽、小便不利等症，舌苔薄白，脉浮。

治法：疏风解表，宣肺利水。

方药：越婢加术汤加减。

麻黄10g，白术10g，石膏15g，甘草6g。

加减及备选方：偏于风热者，加板蓝根15g，桔梗、金银花、连翘各10g，以疏散风热；偏于风寒者，去石膏，加苏叶、桂枝、防风各10g，以助麻黄辛温解表；水肿重者，加白茅根30g，浮萍、泽泻、茯苓各10g，以助宣肺利水消肿。

2.湿毒浸淫证

临床表现：眼睑浮肿，延及全身，身发痛疡，恶风发热，小便不利，舌质红，苔薄黄，脉浮数或滑数。

治法：宣肺解毒，利湿消肿。

方药：麻黄连翘赤小豆汤合五味消毒饮加减。

麻黄6g，甘草6g，杏仁10g，连翘10g，野菊花10g，蒲公英10g，紫花地丁10g，紫背天葵10g，赤小豆20g，金银花15g。

加减及备选方：湿盛者，加苦参、土茯苓各10g；瘙痒者，加白鲜皮、地肤子各10g；红肿者，加丹皮、赤芍各10g。

3.水湿浸渍证

临床表现：全身水肿，按之没指，伴有胸闷腹胀，身重困倦，纳呆，泛恶，小便短少，舌苔白腻，脉象濡缓。

治法：健脾化湿，通阳利水。

方药：五皮饮合胃苓汤加减。

桑白皮12g，大腹皮12g，陈皮10g，生姜皮10g，茯苓皮10g，茯苓10g，苍术10g，陈皮10g，白术10g，泽泻10g，猪苓10g，甘草6g，肉桂6g，厚朴6g。

加减及备选方：若肿甚而喘，加麻黄6g，杏仁10g，葶苈子10g，以宣肺泄水而平喘。

4.湿热内蕴证

临床表现：水肿明显，肌肤绷急，腹大胀满，胸闷烦热，口苦，口干，大便干结，小便短赤，舌红苔黄腻，脉沉数或濡数。

治法：清热利湿，利水消肿。

方药：疏凿饮子加减。

商陆6g，木通6g，羌活6g，茯苓12g，椒目10g，泽泻10g，大腹皮10g，槟榔10g，秦艽10g，生姜皮10g，赤小豆20g。

加减及备选方：若气粗喘满，倚息不得卧，肿势严重，可用五苓散、五皮饮等方合葶苈大枣泻肺汤。若湿热久留，化燥伤阴，可用猪苓汤。若伴血尿，可加白茅根30g，茜草、大蓟、小蓟各10g，以清热利湿，凉血止血。

5.脾虚湿困证

临床表现：水肿，按之凹陷不易恢复，腹胀纳少，面色萎黄，神疲乏力，尿少色清，大便或溏，舌质淡，苔白腻或白滑，脉沉缓或沉弱。

治法：温运脾阳，利水消肿。

方药：实脾饮加减。

厚朴6g，木香6g，附子6g，干姜6g，甘草6g，白术10g，木瓜10g，草果仁10g，大腹皮10g，白茯苓10g。

加减及备选方：若小便短少，可加桂枝、泽泻各10g，以助膀胱化气行水。气虚甚，可加党参10g，黄芪15g，以健脾补气。

6.肾阳衰微证

临床表现：面浮身肿，按之凹陷不起，心悸，气促，腰部冷痛酸重，小便量少或增多，形寒神疲，面色灰滞，舌质淡胖，苔白，脉沉细或沉迟无力。

治法：温肾助阳，化气行水。

方药：济生肾气丸合真武汤加减。

附子6g，肉桂6g，车前子20g，山茱萸12g，山药12g，牡丹皮10g，牛膝10g，白茯苓10g，泽泻10g，熟地黄15g。

加减及备选方：若心悸、口唇发绀、脉虚数或结代，加桂枝、丹参各10g，炙甘草6g，以温阳化瘀。若喘促、汗出、脉虚浮而数，加人参、蛤蚧、五味子、山萸肉各10g，以补肾纳气。

7.肾阴亏虚证

临床表现：水肿反复发作，精神疲惫，腰酸遗精，口咽干燥，五心烦热，舌红，脉细弱。

治法：滋补肾阴，兼利水湿。

方药：左归丸加减。

熟地黄15g，川牛膝15g，茯苓15g，山药12g，山茱萸12g，泽泻12g，冬葵子12g，菟丝子10g，枸杞子10g，鹿角胶10g，龟甲胶10g。

（四）临证经验

本病属本虚标实之证，本虚主要指的是肺、脾、肾三脏虚损，气化失司；标实指的是水湿、湿热和瘀血。赵老根据本病的病机特点，在治疗时更注重对病情变化的监测，并有针对性的治疗激素产生的副作用，同时监测尿液常规指标的变化。

1.宣肺以祛其诱因，稳定病局

大抵外邪侵扰，先犯肺表，故本病一般多伴上呼吸道感染。风激水泛，水肿加重，易致急性发作。风邪每多兼夹，或兼寒，或化热，或蕴久而为湿毒，往往因时令变换而出现各种证候。赵老认为，临床诊察咽喉很重要，咽红而痛，风热居多；咽红不痛，内多蕴热，以其非暴感之邪，故不觉红赤肿痛；如痛而不红，则为暴感风寒，或寒结少阴，随经上逆，而致咽痛气痹；如两侧咽红长期不退，可知其炎症难消的病因所在。在治此证时，赵老喜用麻黄，因其能宣肺、平喘、利水，如风寒用麻黄附子细辛汤，风热用越婢加术汤或麻杏石甘汤，水毒则用麻黄连翘赤小豆汤；分别佐以杏仁、前胡、桔梗、蝉蜕等加强宣肃功能；再加桑白皮、茯苓皮、白茅根等因势利导；或加金银花、蒲公英、贯众、土茯苓等宣解水毒。盖肺气不开，则肾气不降，上源水活，则下流自畅。宣肺治标在控制病情，尽量减少外来干扰，使风邪水湿得以及时清除，疾病之环境能得到迅速改善。

2.治脾是关键

从病邪来说，湿（致病因子）盛则伤脾，脾虚则生湿（病理产物）。从治疗上说，培土可以生金，崇土可以胜湿，且"火土合德"尤为治本之图，故"其制在脾"。赵老认为，治脾之法，扶脾阳可用附子理中汤合五苓散，益脾气可用防己黄芪汤或玉屏风散，养脾阴可用参苓白术散，兼湿热可用资生丸等加减。再者，本病病理变化离不开湿邪为患，又因尿中毒素长期存在及过量激素的毒副作用，均可进一步蕴湿生热，湿热浸淫，脾肾受累，气化更难宣通。慢性水肿长期不易消退，湿热亦是主因。治湿热，赵老主张选取紫苏、藿香、半夏、陈皮、杏仁、白豆蔻、枳壳、桔梗、茯苓、泽泻、薏苡仁、木通等轻苦微辛甘淡流动之品，如同中流砥柱，故治疗才可立于不败之地。

3.治肾是根本

肾病病灶在肾，病理机转与机体密切相关。从寒化由肾阳不足而来，从热化由肾阴耗损而致。阳虚若寒，责之脾肾，为病之主流。故此赵老认为，温扶脾肾阳气，是治疗肾病之大法，且应贯彻于病程始终，以为扶正祛邪之计。脾肾阳虚有土残水滥及水寒血败之别，故在辨证施治上分两步："土残水滥"矛盾的主要方面在脾，是脾阳虚的进一步发展。赵老用真武汤于脾阳虚初转肾阳虚阶段，当肾阳虚证初露端倪时用真武汤最为合拍，脾肾阳运充复，则凝集之水湿自得宣泄。此时不必计较于利尿消肿，反而削弱机体的自愈能力，亦不宜早用吴茱萸、熟地黄，反易助湿伤脾。用此方要掌握脾肾转化之机，坚持守方，不求近功，自可积渐生效。"水寒血败"矛盾的主要方面在肾。阳虚血寒，精化为水，病邪深入重地，宜用济生肾气丸合参茸类药物，以补肾扶阳，温煦精血，散寒行水，于阴中求阳，积极改善肾脏功能，促使邪毒清除。若素体肝肾阴虚，或相火妄动与湿热依附为虐；或湿热久稽，伤及肝肾之阴。此种"阴虚湿热"之证，在治疗上矛盾重重，单纯滋阴或清化湿热，都不能切合病机。当滋阴与清化并举，权衡轻重缓急，用药有所侧重。

4.水与血在病理上互为因果

人身血热而水寒，水温则血活，水气寒则脉道窒，脉中之血即涩滞不得畅行。寒水所困，血凝成瘀，血为水寒所败而为肿，此即血瘀水停之证。临床所见面色晦暗，舌紫而胖，两侧咽红紫暗水肿，腹壁见紫缕，均为血瘀征象。赵老认为，治瘀之法，亦未可专事攻逐，宜选兼顾两利之品，如泽兰、益母草、当归、牛膝、路路通、丝瓜络、白茅根、三七、琥珀等。赵老用真武汤见面唇发绀者，加当归以温疏血郁，再加泽兰为引，意即在此。

5.激素副作用的纠治

赵老常鼓励患者逐步递减至停用激素，并讲明减停激素后尿常规检查会出现的反跳变化，以使患者不必惊慌失措。在治疗上，一是清化湿热瘀毒。在辨证前提下，可分别采用荆防败毒散、五味消毒饮，酌加祛湿化瘀通络之品，如苍术、泽兰、薏苡仁、益母草、丹皮、赤芍、丝瓜络、姜黄、天仙藤等；或芳香化浊之味，如郁金、石菖蒲、橘叶等。二是泻相火、平浮阳。如面色潮红，脉大不实，或小溲黄赤，五心烦热。此激素助热伤阴、激动虚阳、相火所致。赵老用桂枝加龙骨牡蛎汤温导潜降，或滋肾通关丸坚阴泻火，取小量附、桂以导潜，使浮阳潜降，火归水中，疗效尚称理想。如偏于阴虚阳亢者，亦可用当归六黄汤加地骨皮、白薇等滋阴清热。

6.尿液变化的治疗

肾病尿常规检查必有尿液变化，特别是尿中蛋白、红细胞、脓球的增多，有时还会出现管型。赵老认为，这提示精微不断漏泄，湿浊不断产生，形成精血益虚、浊邪益甚的恶性循环。治尿液变化，赵老主张从整体着眼，以辨证论治为原则，提高抗病能力，才能促进浊邪的清除。当然，酌用一些有针对性的药物亦有必要，如固精微选用芡实、莲子、金樱子、菟丝子、杜仲等；减少红细胞选用三七、琥珀、血余炭、红曲米、藕节、白茅根；除脓细胞、管型，选用蒲公英、马齿苋、贯众、冬瓜仁、薏苡仁、桔梗、泽兰、泽泻等。

（五）辨证调护

1.一般护理

凡有严重水肿、低蛋白血症者需卧床休息，待水肿、一般情况好转后，方可起床活动。

2.按时服药，注意观察药物的不良反应

（1）使用利尿药的患者，除应准确记录每日尿量外，还应注意观察有无服用利尿药的副作用，如恶心、直立性低血压、口干、心慌、乏力等。

（2）服用降压药的患者，有条件应每日测量血压，使血压维持在130/80mmHg，防止血压波动。

（3）服用激素类药（泼尼松等）的患者，应按医嘱服药，不可自行增减。

（4）服用抗凝血药（潘生丁、肝素等）的患者，应注意观察有无口腔、皮肤出血及便血等情况；若出血要及时就诊，给予对症处理。

3.饮食治疗

（1）水钠摄入：根据患者自身尿量及水肿的情况控制水的摄入量，每天摄入食盐量小于2g，适当补充微量元素。水肿严重时可无盐饮食。

（2）蛋白质摄入：肾病综合征早期、极期应给予较大量优质蛋白质饮食［0.8～1.0g/（kg·d）］，如牛奶、鸡蛋、鱼、瘦肉等，有助于缓解低蛋白血症及随之引起的一系列并发症。对于慢性、非极期的肾病综合征患者，应摄入较少量高质量的蛋

白质［0.8～1.0g/（kg·d）］。出现慢性肾功能损害时，则宜优质低蛋白饮食［0.6～0.8g/（kg·d）］，因限制蛋白质摄入量可减缓慢性肾功能损害的进展。

（3）脂肪摄入：限制动物内脏、肥肉、某些海产品等富含胆固醇及脂肪的食物摄入。饮食脂肪中需供给丰富的多不饱和脂肪酸（如鱼油）及植物油（豆油、菜籽油、香油）。

（4）夏季少食瓜果蔬菜，以免增加肾脏负担。少食冰淇淋或冰镇食物，一味贪凉可致脾胃失于健运，对病情无益。忌食辛辣、煎炸食品。

（5）注意休息，预防感冒，避免诱因如劳累、感染、情绪激动、体温过高、应用肾损害药物、妊娠等。

（6）适当运动，讲究卫生：适当的体育运动对疾病的恢复有益，如散步、打太极拳、练八段锦、练气功等。但应注意锻炼的时间，以早晨及傍晚为宜。游泳需要消耗大量的体力，且游泳场地的卫生条件常得不到保证，因而建议肾病综合征患者不要游泳。

（7）配合食疗法：对于血清白蛋白低、高度水肿的患者，可食用鲤鱼汤。鲤鱼汤治疗水肿在《肘后备急方》《备急千金要方》等医籍中均有记载。赵老在此基础上进行加减：鲤鱼250g（1尾），黄芪40g，赤小豆30g，砂仁10g，茯苓20g，生姜10g。鱼药同煎，不加盐，煎沸后用文火炖30分钟为宜。吃鱼喝汤，每周2～3次。

（六）医案举隅

病例1

齐某，男，53岁。2013年6月23日初诊。

患者1个月前无明显诱因出现双侧眼睑水肿，未予重视，后逐渐波及全身。

现症：水肿，伴有少尿，略有怕风，面色苍白无华，倦怠乏力，纳差，大便溏泄，舌质淡，苔薄白，脉沉无力。实验室检查：红细胞310/μL，尿蛋白（+++）；血清总蛋白49g/L，白蛋白23g/L。

西医诊断：肾病综合征。

中医诊断：水肿（脾胃虚弱，湿浊停滞证）。

治法：补气健脾，升阳利水。

处方：黄芪50g，党参15g，白术15g，茯苓30g，清半夏10g，陈皮15g，泽泻10g，防风10g，羌活15g，柴胡10g，升麻15g，生姜15g，大枣3枚。7剂，水煎服。每剂药水煎取汁200mL，每次100mL，每日2次，早晚饭后半小时服用。

二诊（2013年7月7日）：患者水肿明显好转，尿量增多，怕风好转，食欲好转，仍有困倦，大便正常，舌质淡，苔白，脉沉无力。实验室检查：尿蛋白（+++）；血清总蛋白52g/L，白蛋白25g/L。

处方：黄芪80g，白术15g，茯苓30g，山药30g，清半夏10g，陈皮15g，泽泻10g，升麻15g，石韦20g，柴胡10g，萆薢20g，丹参30g，地龙20g，僵蚕20g。7剂，水煎服。每剂药水煎取汁200mL，每次100mL，每日2次，早晚饭后半小时服用。

按：赵老认为，该患者面色苍白无华，倦怠乏力，纳差，大便溏泄，结合舌脉，可见其为一派脾胃亏虚之象。脾胃为后天之本，化生水谷精微，脾胃亏虚，运化失常，水谷不化，精微化生不足，故出现低蛋白血症。脾胃亏虚，脾失健运，水液不布，水湿停于肌肤，故出现周身水肿。故中医辨证为脾胃虚弱，湿浊停滞证，治以补气健脾、升阳除湿，方用升阳益胃汤加减。方中君药为黄芪、党参，健脾益气。黄芪味甘，性微温，归脾、肺经，具有补气升阳、利水消肿的功效。《珍珠囊补遗药性赋》曰："黄芪味甘，性温。无毒。升也，阳也。其用有四：温分肉而实腠理，益元而补三焦，内托阴证之疮疡，外固表虚之盗汗。"党参味甘，性平，有补中益气、止渴、健脾益肺、养血生津之功。正所谓"人之胸中大气旺，自能吸摄全身气化不使下陷"，补中健脾以运化水谷、升清降浊，有利于蛋白尿的减少，同时化生水谷精微为蛋白质。臣药为白术、茯苓、清半夏、陈皮、泽泻。其中白术味苦、甘，性温，归脾、胃经，具有补气健脾、燥湿利水之功效，为补气健脾之要药。茯苓味甘、淡，性平，归心、脾、肾经，功效利水消肿、渗湿、健脾。泽泻味甘、淡，性寒，归肾、膀胱经，具有利水渗湿、泄热的功效。《本草纲目》谓其："渗湿热，行痰饮。"清半夏味辛，性温，有毒，入脾、胃经，具有燥湿化痰、降逆止呕之功。陈皮味苦、辛，性温，归肺、脾经，具有理气健脾、燥湿化痰之功。上药合用主要起到健脾和胃之功。佐使药为升麻、柴胡、防风、羌活。升麻具有升阳举陷之功，柴胡疏肝理气、调畅气机，二药共同协助升举阳气。防风、羌活具有解表祛风之功。上药合用，共同起到减少尿蛋白之功。

病例2

刘某，女，50岁。2012年9月20日初诊。

发现蛋白尿3年，多次查24小时尿蛋白定量波动在3～5g。曾就诊于吉林大学白求恩第一医院，行肾脏穿刺活检术，病理诊断为膜性肾病Ⅱ期，未行激素及免疫抑制治疗，自行口服中药治疗，但疗效不佳，慕名前往赵老处求诊。

现症：倦怠，乏力，腰酸，咽部不适，眠差，舌红少苔，边有齿痕，脉沉细。实验室检查：24小时尿蛋白定量为4.6g；

肾功能正常；血清白蛋白28.5g/L，总蛋白52.5g/L。

西医诊断：肾病综合征。

中医诊断：水肿（脾肾气虚证）。

治法：补肾健脾。

处方：黄芪20g，太子参20g，生地黄20g，熟地黄20g，丹皮10g，茯苓20g，麦冬15g，当归10g，白芍15g，白术15g，柴胡10g，栀子10g。10剂，水煎服。每剂药水煎取汁200mL，每次100mL，每日2次，早晚饭后半小时服用。

二诊（2012年10月8日）：患者自述乏力、腰痛减轻，但咽痛明显，喜凉饮。查体：患者咽部红肿，扁桃体Ⅱ度肿大。实验室检查：白细胞10.02×10^9/L，中细粒细胞百分比59%，淋巴细胞百分比20%；24小时尿蛋白定量为4.0g。

处方：黄芪20g，太子参20g，生地黄20g，熟地黄20g，丹皮10g，茯苓20g，麦冬15g，当归10g，白芍15g，白术15g，柴胡10g，栀子10g，金银花30g，连翘20g，牛蒡子15g。5剂，水煎服。每剂药水煎取汁200mL，每次100mL，每日2次，早晚饭后半小时服用。

三诊（2012年10月15日）：患者自述乏力、腰痛减轻，咽痛明显减轻。

处方：黄芪20g，太子参20g，生地黄20g，熟地黄20g，丹皮10g，茯苓20g，麦冬15g，当归10g，白芍15g，白术15g，柴胡10g，栀子10g。10剂，水煎服。每剂药水煎取汁200mL，每次100mL，每日2次，早晚饭后半小时服用。

按： 赵老认为，蛋白尿持续不消，其主要病机是肾气不固，脾气不升，肺气不宣，但以脾肾两虚为核心病机。人体的生命活动以精微物质为基础，精微物质丢失，迁延日久，最终会发展为气阴两虚证，故临床上多见脾肾气虚证之蛋白尿患者。在先病为本、后病为标的思想指导下，以治病求本、急则治其标、缓者治其本为治疗思路，确定辨证属脾肾气虚证的情况下，以补肾健脾为基本治法，方用参芪地黄汤加减。赵老还认为，由于患者久病多病，兼证多见，如肝郁气滞、湿热、外感等，应抓住主要矛盾，再兼顾治疗。

赵老认为，该患者为中年女性，久病不愈，以乏力、腰酸为主要症状，属气阴两虚之证。患者素有情志不遂，但肝喜条达，恶抑郁，若肝失疏泄，肝气郁滞，肝与胆互为表里，郁久化火，阴津被熬，阴亏累及于气，加之素有脾气亏虚，两者相合则出现气阴两虚之象。因此，在治疗上选用参芪地黄汤益气养阴，合用丹栀逍遥散养血柔肝、清热凉血、行气疏肝。

参芪地黄汤是在六味地黄丸基础上减泽泻，加人参、黄芪、生姜、大枣而成。临床应用时，应根据辨证灵活加减运用。肾病综合征，中医辨证属脾肾气虚者，既有脾虚、肾虚表现，又有肾阴不足征象，可选本方治之。党参补中益气，黄芪补气升阳、益气固表、利水健脾，为补气要药，两者可合用治证属脾气虚弱，升清无权，而致精微下泄者。因党参偏于燥热，对于兼有阴虚内热之证的患者，宜选择性味甘平、益气兼能生津的太子参。地黄、山萸肉、山药、茯苓、丹皮合用共奏滋阴补肾、益精生血、收摄精气、健脾益气、淡渗利水、凉血散瘀之效。纵观全方，一方面益气固肾涩精，以塞其流，减少或控制尿蛋白漏出；另一方面，健脾补肾填精，以充其源，提高血清白蛋白水平。

二诊时赵老认为，经过益气养阴、健脾补肾、疏肝解郁治疗之后，患者诸症好转，但突出表现为咽部不适。查体为咽部红肿、扁桃体肿大，加之患者喜凉饮，考虑为肺经热毒，壅滞咽喉所致。故在原有基础上加用金银花、连翘、牛蒡子以清热解毒利咽。由于肾经循行经过咽喉，故通过利咽可起到减少蛋白尿的目的，这也是国医大师任继学教授运用喉肾相关理论治疗慢性肾小球肾炎的理论所在。

三诊时赵老认为，效不更方，遵照一诊方，继续原方案治疗。

病例3

张某，女，55岁。2013年4月7日初诊。

发现周身水肿1年余，曾就诊于北京某医院，查24小时尿蛋白定量为4g，血清白蛋白25g/L，遂行肾脏穿刺活检术，病理诊断为膜性肾病Ⅱ期，遂给予激素治疗。口服醋酸泼尼松片40mg，治疗半个月，查24小时尿蛋白定量为3.5g，血清白蛋白为27g/L。

现症：双眼睑及双下肢轻度水肿，面色晦暗，周身瘙痒，面红目赤，手足心热，月经不调，体力较差，纳差，嗳气，舌质淡，苔薄黄，脉沉无力。

西医诊断：肾病综合征。

中医诊断：水肿（肝郁脾虚，瘀血阻络证）。

治法：疏肝健脾，活血利水。

处方：当归15g，赤芍15g，川芎10g，苏叶15g，荷叶15g，白术12g，薏苡仁30g，丹参30g，益母草30g，生山楂30g，茯苓20g，萆薢15g，半枝莲15g，穿山龙15g，金银花30g，地龙15g。15剂，水煎服。每剂药水煎取汁200mL，每次100mL，每日2次，早晚饭后半小时服用。

二诊（2013年4月25日）：患者水肿明显好转，周身瘙痒好转，仍有手足心热，面红，饮食好转，二便基本正常，舌质淡，苔白，脉沉无力。

处方：当归15g，赤芍20g，川芎20g，苏叶15g，荷叶

15g，白术12g，薏苡仁30g，丹参30g，益母草30g，生山楂30g，茯苓20g，萆薢15g，半枝莲15g，穿山龙15g，金银花30g，地龙15g，地骨皮20g，知母10g，黄柏15g。15剂，水煎服。每剂药水煎取汁200mL，每次100mL，每日2次，早晚饭后半小时服用。

三诊（2013年7月21日）：激素用量为25mg，自述无水肿，无手足心热，纳食可，无明显不适。实验室检查：24小时尿蛋白定量为1.2g，血清白蛋白36g/L。效不更方，遵照二诊方服用。

按： 目前膜性肾病治疗的药物包括糖皮质激素、环磷酰胺、环孢素、霉酚酸酯、苯丁酸氮芥、来氟米特、他克莫司、利妥昔单抗，以及中药雷公藤等。治疗方案主要有非免疫疗法和免疫抑制疗法。激素联合免疫抑制剂治疗已成为治疗膜性肾病的常用方法。

赵老认为，脾胃居于中州，脾主升清，胃主降浊，为气机升降之枢。三焦主持诸气，总司全身的气机和气化，亦为水液运行的通路。脾虚运化失司，清阳不升，精气下陷，则出现蛋白尿。临床上常可见部分蛋白尿患者平素喜食肥甘，过食肥甘厚味致脾胃受伤，脾失健运，湿浊中阻，郁而化热，形成湿热。湿热之邪困阻三焦，致使气化失司，气机不展，升降阻滞，水道不通，积聚而产生阴火。因此，除了健脾和胃之外，还不能忽视疏理气机、活血化瘀药的运用。

该患者为肾病综合征患者，就诊时已用激素，但不以面色红、背部酸痛、小便黄少等阴虚热毒内蕴之证为主要表现。故不能因患者已用激素而用滋阴清热之品，而应"观其脉证；知犯何逆，随证治之"。患者有大量蛋白尿，体力欠佳，为脾气亏虚之征；且面色暗，属血瘀表现。故用健脾活血利水之当归芍药散加减，并在此基础上加用养阴清热之品。当归芍药散出自《金匮要略》。清·陈修园《金匮要略浅注》载："疠痛者，绵绵而痛，不若寒疝之绞痛，血气之刺痛也。乃正气不足，使阴得乘阳，而水气胜土，脾郁不伸，郁而求伸，土气不调，则痛绵绵矣。故以归芍养血，苓术扶脾，泽泻泻其有余之旧水，川芎畅其欲遂之血气，不用黄芩，疠痛因虚，则稍挟寒也。然不用热药，原非大寒，正气充则微寒自去耳。"清·尤怡《金匮要略心典》亦云："此因脾土为木邪所客，谷气不举，湿气下流，搏于阴血而痛，故用芍药多他药数倍，以泻肝木。"结合肾脏病临床特点，当归芍药散多用于蛋白尿辨证属脾虚肝郁，血瘀水停之证者。

病例4

李某，女，48岁。2013年2月10日初诊。

患者2年前发现颜面及双下肢浮肿，就诊于当地医院，考虑为肾病综合征，建议至上级医院就诊。遂就诊于吉大二院，行肾脏穿刺活检术，病理诊断示膜性肾病Ⅲ～Ⅳ期，24小时尿蛋白定量为5.5g，遂口服甲泼尼龙片每日40mg。服药2个月后开始减量，就诊时减至每日8mg，查24小时尿蛋白定量4.2g，血清白蛋白27g/L。

现症：乏力不明显，双眼睑及双下肢水肿，纳食不佳，腹胀，易感冒，汗出多，口苦，午后口渴，眠差，易腹泻，舌质偏红，苔薄黄稍腻，脉沉细。

西医诊断：肾病综合征。

中医诊断：水肿（肺脾气虚，湿热内蕴证）。

治法：补肺健脾，清热利湿。

处方：生黄芪30g，炒白术15g，茯苓30g，汉防己10g，防风10g，苏叶15g，荷叶12g，蝉衣10g，石韦15g，生薏苡仁30g，砂仁6g，白花蛇舌草15g，白豆蔻6g，当归30g，赤芍15g，白芍15g，金银花30g，益母草30g，黄连6g，莲子心10g。15剂，水煎服。每剂药水煎取汁200mL，每次100mL，每日2次，早晚饭后半小时服用。

二诊（2013年3月4日）：患者自述无明显乏力，双眼睑及双下肢水肿明显减轻，饮食好转，无腹胀，感冒次数减少。查24小时尿蛋白定量为2.7g。

处方：效不更方，15剂，水煎服。每剂药水煎取汁200mL，每次100mL，每日2次，早晚饭后半小时服用。

三诊（2013年3月26日）：复查24小时尿蛋白定量为1.3g。患者乏力好转，无明显水肿，饮食尚可。

处方：生黄芪30g，炒白术15g，茯苓30g，汉防己10g，防风10g，苏叶15g，荷叶12g，蝉蜕10g，石韦15g，生薏苡仁30g，砂仁6g，白豆蔻6g，当归30g，赤芍15g，白芍15g，菟丝子20g，覆盆子20g。15剂，水煎服。每剂药水煎取汁200mL，每次100mL，每日2次，早晚饭后半小时服用。

按：本案患者中医辨证属肺脾气虚，湿热内蕴证，依东垣先生之论，属脾虚阴火上冲。该患者平素易感冒且自汗出，属肺气虚；水肿，易腹泻，并伴有纳食不香，腹胀，均属于脾气虚；眠差，口苦，口渴，舌红苔黄腻，属心胃阴火上冲；脉细涩，是血行不畅之征象。

"脾胃虚衰，元气不足，而心火独盛"（李东垣《内外伤辨惑论·饮食劳倦论》）。心之正火虽能生土，心之邪火则能克土。"有所劳倦，形气衰少，谷气不盛，上焦不行，下脘不通，胃气热，热气熏胸中，故为内热"（李东垣《脾胃论》）。

东垣先生在升阳益胃汤及补中益气汤方解中分别提到"脾胃虚则肺最受病";"脾胃一虚,肺气先绝";"脾胃气虚,则下流于肾肝,阴火得以乘其土位"(李东垣《脾胃论·饮食劳倦论》)。脾虚不能升清,反使清气下陷,正常的清气上升则化为气血,反常的清气下陷则流为水湿。脾为湿土,肾为水脏,关系密切,故脾虚清气下陷则流为水湿以归肾,而不能上升化气血以充养心神。

黄芪"入肺补气,入表实卫,为补气诸药之最"(《本草求真》),故用黄芪健脾益气,益皮毛而实腠理。白术苦甘温,益气健脾,助黄芪培土生金,固表止汗。汉防己苦泄辛散,祛风除湿,利水消肿,与黄芪相配,能祛经络肌表之风湿,以达健脾益气、祛风利水之效。风邪袭表,理当祛之于外,然腠理疏松之人,发汗又虑更伤其表,故用甘温不燥、药性和缓之防风走表而祛风邪。苏叶、蝉蜕、荷叶调理气机,舒展阳气。茯苓甘淡,健脾渗湿,兼以宁心。薏苡仁、砂仁、白豆蔻分消湿热,宣畅气机。石韦、白花蛇舌草清热解毒利湿。当归、白芍养血和血。赤芍、益母草凉血活血利水。金银花清热解毒。少量黄连、莲子心清泻心胃之阴火。诸药合用,共奏健脾益气、清泻阴火之功。

附:水肿古代文献概览

《金匮要略·水气病脉证并治》:"寸口脉沉滑者,中有水气,面目肿大,有热,名曰风水。"

《丹溪心法·水肿》:"若遍身肿,烦渴,小便赤涩,大便闭,此属阳水……若遍身肿,不烦渴,大便溏,小便少不赤涩,此属阴水。"

《济生方·水肿门》:"肿满……当辨其阴阳。阴水为病,脉来沉迟……阳水为病,脉来沉数,色多黄赤,或烦或渴,小便赤涩，大腑多闭，此阳水也。"

《济生方·水肿门》："又有年少，血热生疮，变为肿满。"

《素问·水热穴论》："勇而劳甚则肾汗出，肾汗出逢于风，内不得入于脏腑，外不得越于皮肤，客于玄府，行于皮里，传为胕肿，本之于肾，名曰风水。"

《素问·至真要大论》："诸湿肿满，皆属于脾。"

《素问·阴阳别论》："三阴结谓之水。"

《素问·脏气法时论》："肾病者，腹大胫肿，喘咳身重，寝汗出，憎风。"

《诸病源候论·水肿候》："肾者主水，脾胃俱主土，土性克水，脾与胃合，相为表里。胃为水谷之海，今胃虚不能传化水气，使水气渗溢经络，浸渍腑脏……故水气溢于皮肤，而令肿也。"

《血证论》："瘀血化水，亦发水肿。"

《血证论·肿胀》："瘀血流注，亦发肿胀者，乃血变成水之证。"

《血证论·遗精》："病血者，未尝不病水，病水者，亦未尝不病血也。"

《医林改错》："元气既虚，必不能达于血管，血管无气，必停留而瘀。"

《医宗必读·水肿胀满》："阳证必热，热者多实；阴证必寒，寒者多虚。"

《素问·汤液醪醴论》："平治于权衡，去宛陈莝……开鬼门，洁净府。"

《金匮要略·水气病脉证并治》："诸有水者，腰以下肿，当利小便；腰以上肿，当发汗乃愈。"

六、IgA肾病

（一）疾病概述

IgA肾病（IgA nephropathy，IgAN）是最常见的肾小球疾病，占原发性肾小球疾病的20%～47%；以低糖基化IgA1沉积于肾小球为病理特征，以血尿、蛋白尿、高血压及肾功能损害为主要临床表现。近年来资料显示，该病的发病率呈逐年上升趋势，30%～40%的患者在10年内进入终末期肾病（end stage renal disease，ESRD），是我国需接受肾脏替代治疗的原发性肾小球疾病的首位病因。目前，西医治疗本病以控制血压、应用血管紧张素转换酶抑制剂（ACEI）、血管紧张素Ⅱ受体拮抗剂（ARB）、免疫抑制剂及对症治疗为主，但临床疗效欠佳。中医治疗本病有一定的优势。

赵老认为，虽然IgA肾病在古代中医文献中无确切对应的名称，但根据其病因病机和临床症状，应属于中医的"水肿""腰痛""尿血""虚劳""肾水""癃闭""关格""肾风""风水"等范畴。赵老强调，由于有一部分IgAN患者临床表现很轻，但是病理检查显示中度以上肾损害，早期发现并给予干预治疗很重要，因此应综合分析，及时正确掌握肾活检指征确诊。同时不应仅凭血尿症状和病理检查就轻易诊断IgAN，还要做好鉴别诊断，详细搜集病史、查体和辅助检查，结合病理检查排除继发性IgAN。

（二）病因病机

赵老认为，IgA肾病的形成，其病因有内因、外因之分，内因为先天禀赋不足，如素体气虚、阴虚或气阴两虚；外因是感受外邪，如风热之邪、风寒之邪入里化热，以及乳蛾热毒或湿热之邪。风热、湿热、疮毒之邪侵犯机体，热毒之邪蕴结下焦，或心火下移小肠，热伤脉络，故见血尿；或湿热趋于下焦，蕴结于肾，封藏失职，固摄无权，精微外泄，可见蛋白尿。内因为素体肺、脾、肾气虚，肝肾阴虚或气阴两虚。如脾不统血，肾气亏虚，则固摄无权，精微下泄，随尿而出，故见蛋白尿、血尿；或肝肾亏虚，阴虚火旺，灼伤脉络，出现血尿。本病病理性质为本虚标实、虚实夹杂之证，本虚为脾肾气虚、肝肾阴虚、气阴两虚、脾肾阳虚，标实为热毒、湿热、瘀血等。在疾病的发展过程中，往往可因虚致实，产生以热毒、湿热、瘀血为主的标实之证，而热毒、湿热、瘀血又可成为使病情恶化的病理因素。

（三）辨治思路

1.治疗原则

赵老认为，辨证论治的基础是"审察病机"。《素问·至真要大论》云："审察病机，无失气宜。"张介宾有云："机者，要也，变也，病变所由出也。"本病急性发作期以疏风清热、凉血止血为主，慢性持续期以健脾益肺、补肾化气为主。围绕病机辨证施治，方可不失气宜。

2.分证论治

（1）急性发作期

1）外感风热证

临床表现：起病急，多有上感病史，发热，微恶风寒，咳嗽，头痛，咽痛，小便红赤或镜下血尿，尿见泡沫，舌红或舌边尖红，苔薄黄，脉浮数。

治法：疏散风热，凉血止血。

方药：赵老自拟疏风止血方加减（连翘、侧柏炭、山茱黄、板蓝根、熟地黄、藕节、仙鹤草、马齿苋、生地黄、马勃、僵蚕等）。

加减与备选方：热盛者，常加鱼腥草、芦根、天花粉等以清热解毒；伴鼻塞、头痛重者，加薄荷、桔梗等以宣利头目；伴便秘者，加川大黄、杏仁以润肠；肺阴不足者，加百合、沙参、贝母等以养阴润肺；兼有心火旺盛者，加竹叶、麦冬等以泻心火。

2）下焦湿热证

临床表现：小便短赤或镜下血尿，或小便浑浊，小便频，尿灼热，大便臭秽，腰痛，口苦，或口渴不欲饮，脘腹满闷，舌红，苔黄腻，脉滑数。

治法：清热凉血，通淋利湿。

方药：赵老自拟除湿祛浊方加减（石韦、土茯苓、生地黄、熟地黄、山萸肉、绵萆薢、黄芪、蝉蜕、炒僵蚕、决明子、小蓟、白茅根、地榆等）。

加减与备选方：如舌苔厚黄腻者，可加苍术、黄柏；若小腹胀，伴尿涩，加乌药、青皮、郁金等以行气；若血尿重者，加藕节、槐花等以凉血止血。

（2）慢性迁延期

1）肺脾气虚证

临床表现：易感冒，反复发作的血尿、蛋白尿，病久不愈，面色苍白或萎黄，倦怠，自汗，气短神疲，劳累后发作或加重，纳差，食后腹满，肢体或颜面水肿，口淡不渴，便溏，舌淡红、舌体胖大、有齿痕，苔薄白，脉细弱。

治法：补肺，益气，健脾。

方药：赵老自拟培土生金汤加减（白术、党参、莲子、红景天、茯苓、防风、山药、薏苡仁、人参、砂仁、黄芪等）。

加减与备选方：若纳差甚者，加焦三仙健脾消食；若兼见咽痛者，可加沙参、桔梗、百合等以养阴利咽；若见心悸者，加酸枣仁、麦冬、五味子等以养心。

2）肝肾阴虚证

临床表现：浮肿或不肿，头晕，目涩咽干，口苦，失眠多梦，盗汗，耳鸣，腰酸，手足心热，月经不调或梦遗，舌质红，少苔略干，脉细（弦）数。

治法：滋阴清热，补肝益肾。

方药：赵老自拟肝肾双补方加减（醋鳖甲、枸杞子、菊花、墨旱莲、泽泻、山萸肉、锁阳、熟地黄、牡丹皮、生地黄、女贞子、密蒙花等）。

加减与备选方：若见便秘者，可加制大黄、败酱草、六月雪等以润肠通便；若心悸失眠甚者，加柏子仁、合欢皮、酸枣仁等以安神；若头痛、头晕剧烈者，加川芎、葛根、羌活等以通络止痛。

3）脾肾阳虚证

临床表现：肢体水肿，畏寒肢冷，面色㿠白或黧黑，膝冷腰酸无力，神疲易倦，夜尿频，喜热饮，或口淡不渴，纳呆腹胀，小便清长或小便少，大便稀溏，舌淡，舌体胖、有齿痕，苔薄白，脉沉弱（细）。

治法：温肾健脾，化气利水。

方药：赵老自拟温脾益肾饮加减（山药、熟地黄、生地黄、附子、商陆、茯苓、槟榔片、金荞麦、白术、桑白皮、猪苓、山萸肉、干姜等）。

加减与备选方：如兼见气虚重者，加蛤蚧、黄芪等以助阳益气；若水肿甚而尿少者，可加用车前子、桂枝等温阳利水；若兼见血瘀者，可加丹参、三七、当归等以活血祛瘀；若皮肤瘙痒者，可加桑枝、徐长卿等以祛风止痒。

4）气阴两虚证

临床表现：面色淡暗，气短神疲，易汗出，腰酸膝软，或见腰痛，午后身热，或手足心热，口干咽燥，咽部暗红，舌淡红，苔少略干，脉沉细（数）而无力。

治法：滋阴益气。

方药：参芪地黄汤加减（人参、生地黄、丹皮、山药、熟地黄、生姜、黄芪、山茱萸、大枣、茯苓等）。

加减与备选方：若见便秘者，可加大黄、柏子仁、麦冬等以润肠通便；若咽痛甚、咽喉暗红者，可加三七、白芍、赤芍等以活血益阴；若纳差、腹胀者，可加紫苏、佛手等以顺气和胃。

5）气虚血瘀证

临床表现：水肿或不肿，病程日久，面色晦滞，神疲易倦，心悸失眠，头目眩晕，腰酸无力，或见尿血，或有胁肋疼痛，舌质紫暗、有瘀斑，脉沉弦涩。

治法：活血益气。

方药：赵老自拟补气逐瘀汤加减（生黄芪、当归、爵床、党参、红花、白术、地龙、赤芍、蝉蜕、桃仁等）。

加减与备选方：若兼见水肿者，可加绵萆薢、大腹皮、泽泻等以化气利水；若见气短乏力甚者，可加人参、芡实、山药等以补虚益气；若腰酸甚者，可加鹿茸、牛膝、杜仲等以强腰脊。

（四）临证经验

1.中西合参，病证结合

赵老认为，由于IgA肾病临床表现和病理分型呈多样性，预后也有差异，故在辨证之时需结合临床表现及西医的病理分型，施以不同治法。IgA肾病临床表现复杂多样，因热邪伤络，致血溢络外，或肾阴不足，虚火灼络，可见血尿；脾肾亏虚，固摄无力，精微外泄，而见蛋白尿；脾肾亏虚，水湿泛溢可见水肿；肾元虚衰，毒浊久蕴，可见氮质血症。且IgA肾病组织改变轻重不一，范围较广，如病理检查显示肾小球系膜细胞增生或内皮细胞增生者，病情相对较轻，辨证以湿热之邪为主；局灶节段硬化或纤维化者，常为久病入络，瘀血内阻之象，病情较重。故在治疗中应根据其不同临床表现，结合相关检查结果，辨证施治，治疗用药也并不局限于中药，必要时也要根据患者实际情况，结合以相应的西药治疗，中西合参，以求良效。

2.固护脾肾，贯穿始终

赵老认为，肾气不足是该病发生的根本原因。肾脏气化功能与人体体质及免疫调节功能密切相关，肾气充足，则免疫功能正常，体质强健平和，外邪无以侵袭；肾气不足，则免疫功能减退，体质减弱，不耐外邪侵袭。这是本病发生的重要机制，肾气不足致使无力温养脾土，无力化生水谷精微，伤及人体后天之本。正如《普济本事方》所云："肾气怯弱，真元衰劣，自是不能消化饮食。譬如鼎釜之中，置诸米谷，下无火力，虽终日米不熟，其何能化？"《素问·六节藏象论》指出："肾者，主蛰，封藏之本，精之处也。"肾主封藏，若肾气亏虚，则无力封藏，固摄之精微随小便外泄，则可见蛋白尿。在治疗中，需注意阴阳平调，固护肾气，并始终注意保护肾功能，尤其是已经出现或可能出现肾功能损伤的患者。在补肾之时，赵老始终注意阴阳同调，以平为期，常以杜仲、续断、桑寄生、菟丝子等药调补阴阳，以培补肾元；偏肾气虚者，方选无比山药丸加减，常用药有生地黄、山萸肉、山药、菟丝子、牛膝、女贞子、墨旱莲等；气阴两虚者，方选参芪地黄汤加减，常用药有太子参、黄芪、生地黄、山萸肉、山药、牛膝、墨旱莲等。患者因肾虚而见他症者，如兼见腰膝酸软者，可予独活寄生汤，加用续断、桑寄生、狗脊以益肾祛湿，强壮腰膝；兼见肢体浮肿者；可加用车前草、石韦、白茅根、泽泻、猪苓等以益肾清利消肿。

赵老认为，脾胃乃后天之本，在治疗过程中需重视 IgA 肾病患者的脾胃功能。盖因脾胃虚弱后，一则脾土虚弱无法制约肾水。《素问·五脏生成》云："肾之合骨也，其荣发也，其主脾也。"脾属土，肾属水，土克水，若脾土虚弱则无力制约肾水。二则水液代谢失司。脾主运化水湿，脾失健运则水湿运化失司，水湿、痰湿之邪得以滋生，水湿之邪泛溢肌表，发为水肿。《景岳全书》指出："凡水肿等证，乃肺、脾、肾三脏相干之病。盖水为至阴，故其本在肾；水化于气，故其标在肺；水唯畏土，故其制在脾。今肺虚则气不化精而化水，脾虚则土不制水而反克，肾虚则水无所主而妄行。"故脾土虚弱不仅无力运化水湿，且自身亦受水湿之邪所累。三则精微化生无源。脾胃健运，则气血精微生化有源，精微藏于肾，则人体正气得充，邪难以侵。反之则精微生化无源，无精可藏于肾；正气虚衰，外邪易袭。IgA 肾病患者肾气亏虚，无力温养脾土，致使脾胃无法化生水谷精微，气血精微乏源，则会进一步损伤正气。赵老指出，若脾气亏虚，久则水湿内生，故多用健脾益气利湿之品，以达固护脾胃，防治湿邪之效。临床常选用四君子汤或参苓白术散，常用药有黄芪、党参、白术、茯苓、薏苡仁等；若临床兼见脾失健运之纳少，可加用焦山楂、焦神曲、焦麦芽、陈皮以健运脾胃；若兼见脾虚湿盛之便溏，可加车前草、凤尾草、芡实、白扁豆、山药、土茯苓等以健脾化湿。赵老方药中少用龙胆、黄连、黄柏、生大黄等苦寒之品，以防苦寒败胃；且在临床中常嘱咐患者在日常生活中忌辛辣刺激、油腻之品，以防脾胃损伤。

3.注重治咽，去除诱因

赵老认为，IgA肾病发病先天与肾，后天与肺、脾相关，强调在辨证论治中关注肺、脾、肾的变化，重视尿、咽、舌、肿的辨证。咽喉一有异常，下焦肾即不安。赵老临证对每个患者皆细察咽部，治疗时常取《黄帝内经素问》"下病上治"之法，重视清利咽喉，咽喉一利，肾乃得安。赵老临证擅从咽论治本病，多采用清热利咽或养阴利咽法，并随证配合调脾、治肾、补肺等法。实证以起病急、咽红肿痛为辨证要点，其中发热、乳蛾肿大明显为热毒炽盛，病机为邪热搏结咽喉，治以疏风泄热、清热利咽。临床上赵老多用板蓝根、马勃、金银花、连翘、射干、牛蒡子等以清热利咽；热毒较重者，多配伍山栀、黄芩、紫花地丁、蒲公英等以解毒利咽。虚证以病情迁延、咽部暗红、肿痛不明显为辨证要点，病机为虚火灼咽，治以补益肺肾、养阴利咽。临床上赵老多用玄参、麦冬、沙参、芦根、百合等以养阴利咽，但注意脾胃虚寒者慎用。赵老嘱患者注意适时增减衣物，慎防受寒，必要时可注射流感疫苗，以防止感冒或流感发生。

4.掌握指征，灵活用药

根据临床症状及相关检查指征，灵活用药。蛋白尿患者可加用大剂量黄芪、鬼箭羽，或联合雷公藤多苷片以降低尿蛋白；伴有低蛋白血症者用黄芪、当归以补益气血，促进蛋白质合成；顽固性蛋白尿患者，可在辨证论治基础上加用虫类药，如全蝎、僵蚕等以通络；血尿患者宜清利和络止血，药用白茅根、大蓟、小蓟、三七、蒲黄、仙鹤草等；局灶节段硬化或纤维化者，则予川芎、丹参活血化瘀；若有新月体性病变，则应注意免疫调节，予以白花蛇舌草、蒲公英、石韦、川芎、莪术等清热解毒、活血通络，必要时尽早使用免疫抑制剂。但是在临床实际应用中，赵老并非盲目固守以上疗法，而是根据患者的症状灵活用药，以防用药之弊大于利。如当患者出现大量蛋白尿，伴有低蛋白血症之时，雷公藤会影响蛋白合成，当舍弃不用。若肝肾功能不全者，当慎用或禁用雷公藤；若需使用雷公藤需嘱患者定期检查肝功能，如有异常，及时停药。赵老在治疗血尿时，并不过度使用单纯止血之品，以防止血留瘀之弊；同时注意慎用川芎、莪术等活血之品，以防加重症状。

5.配合治疗，增效减毒

许多患者在寻求中医药治疗时，曾接受过或正在接受相关的西医治疗，如应用糖皮质激素以达到降低尿蛋白、保护肾功能的目的。但是激素的耐药性及相关不良反应等问题也会使病情反复，甚或发展成为难治性肾病综合征。故赵老认为，在中医治疗时需考虑患者的激素治疗状况，配合已有治疗，达到增效减毒的目的。激素属于阳盛之品，而IgA肾病患者往往为气阴两虚之象，或伴有湿热之邪，长期使用激素致使体内阳热亢盛，灼伤阴液，久之则气机升降运行失调，致使湿热内生，蕴结三焦，进一步阻遏水湿运行，导致中焦湿热，出现舌苔厚腻、腹胀、痤疮、满月脸等。其治疗可予紫苏、土茯苓、法半夏、陈皮、苍术、砂仁、藿香、佩兰、蒲公英、白花蛇舌草等以祛除湿热。而在大量运用激素时，需注意黄芪的使用。黄芪甘温，有助热耗阴之弊，故不可大剂量应用，且需配伍清热利湿解毒之品。在减撤激素阶段，中药需注意改善激素导致的并发症及不良反应，同时防止病情反复，主要在于对症治疗及固护脾肾。

6.用药和缓，慎防误治

赵老认为，肾病患者需要长期服用中药，应避免使用过于苦寒温燥的药物，以防苦寒伤胃，温燥劫阴。部分气味难闻、易于减低患者服药自觉性和积极性的中药，在药效相通、药物配伍可行的情况下可予以替换。如红花气味较为特殊，部分患者不愿久服，可代之以功效相同但气味辛香的川芎。本病患者多存在气阴两虚之证，但是养阴不可滋腻，以防助邪；补气不可太燥，以防伤阴。治疗水肿之时，切忌过用攻逐，因一味攻逐利水，易伐气伤阴，损伤脾胃正气，不利于疾病的治疗。在治疗过程中，要谨防药毒伤肾，因氨基糖苷类药物、非甾体抗炎药、部分抗肿瘤药物、含马兜铃酸的中草药（如木通）等药物均有可能损伤肾功能，故需避免使用。

（五）辨证调护

1.饮食护理。优质低蛋白、低盐、低脂、低磷饮食。

（1）单纯血尿，无蛋白尿，且不合并高血压者，饮食无特殊禁忌。

（2）有血尿、蛋白尿者，每日蛋白质饮食限制在0.8～1.0（g/kg·d）。

（3）有高血压、水肿者，应给予低盐饮食，每日摄盐量在2～3g。有水肿、心力衰竭者，要保持液体平衡，严格监测体重，并准确测量24小时尿量。通过计算公式观察出入量是否平衡，力争使每日摄入总水量=前一天尿量+不显性失水量（500～700mL）。

（4）合并肾功能改变者

1）每日蛋白质饮食限制在0.6～0.8g/（kg·d），要求60%

以上的蛋白质必须是富含必需氨基酸的优质蛋白，如鸡蛋、瘦肉、牛奶等。尽量减少食用含植物蛋白的物质，如花生、黄豆及其制品等。

2）每日需摄入30cal/kg（125.5kg）的高热量食物，减少蛋白质的分解。

3）少尿或无尿的患者应避免食用土豆、冬菇、芥菜、黑木耳、蘑菇等含钾高的食品。

4）应低磷饮食，避免食用膨化食品、碳酸饮料及速食食品。

2.生活护理。慎起居，适劳逸，勿劳累，防感冒。

3.心理护理。保持心情舒畅，避免烦躁、焦虑等不良情绪。

4.切忌使用肾毒性较强的药物，如庆大霉素、卡那霉素、链霉素、两性霉素B等。

5.注意休息，避免劳累；注意安全，防止骨折。如有凝血功能异常，要防碰伤、跌伤。要积极防治感染。有严重贫血、出血倾向、心力衰竭及骨质疏松者，应卧床休息，保证充足的睡眠，缓解期可适当活动。

总之，赵老认为，对IgA肾病患者应按以上原则认真处理，尽量预防其发展为不可逆性慢性肾功能衰竭。

（六）医案举隅

病案1

王某，男，23岁。2017年11月3日初诊。

患者因"腰痛、尿色深3个月"于门诊就诊。2017年8月，患者因受凉感冒后出现腰痛、尿色深，在某医院查尿蛋白（++），隐血（++），肾脏活检病理提示"IgA肾病"，予激素、黄葵胶囊、骨化三醇、金水宝胶囊等治疗后腰痛症状减轻，尿色仍较深，尿蛋白（++），隐血（++）。

现症：腰痛，尿色深，纳少，夜尿1次，便溏，舌暗，苔薄，脉细涩。

西医诊断：IgA肾病。

中医诊断：尿血（脾肾两虚，瘀阻肾络证）。

治法：补肾健脾，活血通络。

处方：生黄芪30g，土茯苓10g，荠菜花10g，炒白术10g，五味子10g，覆盆子10g，炒芡实10g，金樱子10g，山楂10g，焦神曲10g，焦麦芽10g，女贞子10g，墨旱莲10g，三七10g，杜仲10g，金银花10g。水煎服，每日1剂，分2服次。

二诊（2017年12月3日）：患者尿色较前变浅，腰痛消失，但仍感纳呆乏力，大便不成形，舌淡，苔白，脉细滑。尿蛋白转阴，隐血（±）。予上方加炒鸡内金10g，砂仁10g，以健脾消食。

三诊（2017年12月18日）：纳呆、便溏好转，舌淡红，苔薄，脉细，尿隐血（-）。嘱继服中药巩固疗效，上方加党参10g，仙鹤草30g，以补虚止血。

按：此患者先天禀赋不足，易感受外邪，风热外邪侵袭肺卫，母病及子，热邪损伤肾络而致血尿及蛋白尿。初诊就以明显的脾肾亏虚为主，兼瘀血。治以补益脾肾为主，并在此基础上运用健脾消食药，以达到标本兼治的目的，使邪去正安。

病案2

丁某，男，22岁。2018年9月20日初诊。

患者1个月前因感冒发现尿常规异常，肾穿刺病理示局灶增生型IgA肾病。2018年9月7日尿检提示隐血（++），蛋白（+），24小时尿蛋白定量0.82g。

现症：咽稍痒，咽红，时有干咳，尿中泡沫少许，二便调，舌红，苔少，脉细。

西医诊断：IgA肾病。

中医诊断：慢肾风（肺肾同病）。

治法：清咽益肾渗利。

处方：玄参10g，麦冬15g，射干10g，金银花10g，太子参15g，生黄芪20g，生地黄10g，山萸肉10g，石斛20g，制僵蚕20g，牛蒡子15g，黄蜀葵花30g，石韦30g，猫爪草10g，蝉蜕6g，白花蛇舌草15g，白茅根30g，仙鹤草30g，车前草20g，丹参15g，赤芍15g，生甘草5g。28剂，每日1剂，水煎早晚分服。

二诊（2018年10月18日）：尿蛋白（＋），尿隐血（＋）。咽红，不痛，无明显尿沫，稍感腰酸，舌质淡红，苔黄，脉细。治以补肾清利，兼以和络清咽。在前方的基础上去麦冬、石斛、蝉蜕、白花蛇舌草、车前草，加女贞子15g，墨旱莲15g，小槐花15g，水牛角15g，续断10g，桑寄生15g。继服28剂。

三诊（2018年11月21日）：尿隐血（＋＋），尿蛋白（－），24小时尿蛋白定量0.19g。纳食可，大便略干，小便淡黄，无腰酸，咽红，舌质暗红，苔薄白，脉细。前方去续断、桑寄生，加当归10g。续服28剂以巩固。

按：本例因发热咽痛起病，咽部红痛，辨证总属肺肾同病，治宜清热利咽、益肾清利。一诊舌红苔少，时有干咳，有阴伤，以玄参、麦冬、射干、金银花利咽，生黄芪、太子参、生地黄、山萸肉、石斛益气养阴补肾，制僵蚕、牛蒡子、黄蜀葵花、石韦、猫爪草、蝉蜕、白花蛇舌草、白茅根、仙鹤草、车前草、丹参、赤芍祛风清利，解毒活络。二诊舌苔转黄，去养阴之麦冬、石斛，加女贞子、墨旱莲、小槐花清利，加水牛角清热凉血解毒；有腰酸，加续断、桑寄生补肾；尿蛋白减少，去蝉蜕、白花蛇舌草、车前草。三诊腰酸已无，去补肾之续断、桑寄生；大便稍干，加当归润肠。IgA肾病易于耗气伤阴，整个病程使用生黄芪、太子参、生地黄、山萸肉以益气养阴补肾，即"保肾气"思想的体现；同时运用僵蚕、牛蒡子、黄蜀葵花、石韦、猫爪草、白茅根、仙鹤草等清利之品治疗血尿、蛋白尿。因药证合拍，故收效满意。

病案3

王某，女，30岁。2019年2月3日初诊。

患者因"肉眼血尿3年余，加重伴小便泡沫多7日"于2019年2月3日就诊于我院。患者缘于3年前咳嗽、发热后出现小便颜色发红，无腰酸、腰痛，无水肿，无尿频、尿急、尿痛，遂就诊于某医院，查肾功能：尿素氮6.20mmol/L，血肌酐74.4μmol/L，尿酸382.0μmol/L；尿常规：尿蛋白（＋），尿隐血（＋＋＋）；24小时尿蛋白定量0.98g；肾穿刺活检病理检查示局灶增生硬化型IgA肾病。该院予活血保肾、降低蛋白尿、减轻血尿及对症治疗后病情缓解出院。出院期间口服中药汤剂治疗，病情稳定。1周前，患者再次出现小便颜色发红伴泡沫增多，为求进一步诊治遂于赵老处就诊。患者既往无高血压、糖尿病等病史，无肾脏病家族史。

现症：双下肢轻度水肿，腰酸刺痛，乏力，咽干，烦热，纳差，寐一般，小便泡沫较多，颜色发红，舌淡红，边有齿痕，少苔，脉细数无力。实验室检查：尿蛋白（＋＋），尿隐血（＋＋＋），红细胞计数85.36/μL；24小时尿蛋白定量1.58g。

西医诊断：慢性肾小球肾炎，局灶增生硬化型IgA肾病。

中医诊断：慢肾风（脾肾气阴两虚，湿瘀互结证）。

治法：以盐酸贝那普利降尿蛋白，阿魏酸哌嗪分散片改善肾脏血液循环，并以养阴益气、清利湿热、化瘀通络为治疗大法。

处方：黄芪30g，白术15g，党参15g，当归15g，醋龟甲15g，熟地黄15g，五味子15g，白芍15g，丹参15g，川芎15g，墨旱莲15g，女贞子15g，黄蜀葵花10g，地龙12g，青风藤20g，海风藤15g，杜仲15g，烫狗脊15g，甘草3g。水煎服，每日1剂，连用2周。

二诊：患者尿中泡沫较前减少，仍诉乏力、腰酸，口干减轻，纳可，寐安，舌质淡红，有裂纹，少苔，脉弦细。实验室检查：尿蛋白（＋），尿隐血（＋＋），红细胞计数51.16/μL，24小时尿蛋白定量1.21g；ALB 33.8g/L；BUN 4.85mmol/L，Cr 74.7μmol/L，UA 382.5μmol/L。在前方基础上，黄芪改为35g，加三七3g，茵陈15g，继服14剂。

三诊：患者乏力缓解，面色黧黑，小便泡沫减少，小便颜色明显变浅。复查24小时尿蛋白定量0.73g；尿蛋白（＋），尿隐血（＋），红细胞38.34/μL；ALB 40.4g/L，AST 23U/L，ALT 28U/L；BUN 4.85mmol/L，Cr 74.7μmol/L，UA 382.5μmol/L。原方去烫狗脊，地龙改为15g，加全蝎5g，穿山龙15g，继服7剂。

四诊：患者小便泡沫较前减少，颜色正常，余未诉不适，舌暗红，苔薄，脉细。守方继服14剂。

五诊：患者小便泡沫明显减少，颜色正常，乏力症状好转，舌质淡红，苔薄白，脉细。复查24小时尿蛋白定量0.31g；尿蛋白（＋），尿隐血（±）；ALB 35.4g/L，AST 17.7U/L，ALT 18.5U/L；血脂正常；BUN 5.26mmol/L，Cr 65.9μmol/L，UA 379.4μmol/L。在前方基础上去海风藤、女贞子，加灵芝15g，继服14剂。

后患者定期随访，病情逐步缓解。

按： 患者通过肾穿刺活检明确 IgA 肾病诊断。从患者症状分析其早期为单纯血尿型 IgA 肾病，后期出现蛋白尿伴水肿等症，故辨证分型为肾炎综合征型 IgA 肾病。加之患者有纳差、咽干、烦热、乏力等症，综合舌苔、脉象辨证为脾肾气阴虚之本证。又因患者病理表现为局灶增生硬化型 IgA 肾病，且有腰部刺痛的表现，从微观辨证的角度出发，此为湿瘀互结之标证。故遣药组方加黄芪、白术、杜仲、烫狗脊等健脾补肾；醋龟甲、熟地黄、五味子、党参、墨旱莲、女贞子等益气养阴；加用虫类药全蝎、地龙，虫性透达走窜，协同丹参、川芎等药增强化瘀通络之效。治疗过程中注重中西医相结合，以祛风湿药青风藤、海风藤抑制免疫反应，降低蛋白尿。中西相用，治法结合，标本兼治，随症加减，病获痊愈。

附：尿血古代文献概览

《灵枢·痈疽》："寒邪客于经络之中则血泣，血泣则不通。"

《金匮要略·五脏风寒积聚病脉证并治》："热在下焦者，则尿血。"

《明医指掌·溺血》："溺血者，小便血也。盖心主血，通行经络，循环脏腑。若得寒则凝涩，得热则妄行，失其常道，则溢渗于胞，小便出血也。"

《医林改错》："元气既虚，必不能达于血管，血管无气，必停留而瘀。"

七、糖尿病肾病

（一）疾病概述

糖尿病肾病（diabetic nephropathy，DN）是指由糖尿病所

致的慢性肾脏病（chronic kidney disease，CKD），是糖尿病主要的微血管并发症之一。早期诊断、预防与延缓DN的发生发展，对降低大血管事件的发生、提高患者存活率、改善生活质量具有重要意义。对于DN的具体治疗可分为四个方面：控制血糖、控制血压、预防心血管疾病，以及抑制肾素-血管紧张素系统（RAS）。而在中医理论指导下的DN治疗方案不断更新，于临床亦有佳效。

赵老指出，糖尿病肾病在中医学中并没有明确的相关名称，属消渴变证，根据其临床特征，当归属于"消渴肾病""消瘅"等范畴。既为肾病，本源必不离肾病，故病位在肾；因继发于消渴，故其治疗既要注重消渴，又要注重肾病的特点。

（二）病因病机

赵老认为，消渴日久，体质因素加之情志、饮食失调等，内热，或伤阴，或耗气，或气阴两伤，或阴损及阳，久病入络，气虚血瘀，痰郁热瘀互相胶结，在肾之络脉形成微型癥瘕，使肾体受损，肾用失司。"聚者，聚也，聚散而无常也"；"瘕者，假也，假物以成形也"；"积者，积也，积久而成形也"；"癥者，征也，有形而可征也"。意思是说，癥瘕为病，初为瘕聚，有聚散无常、假物成形的特点，易治；终为癥积，有积久成形、有形可征的特点。糖尿病肾病发生发展的过程，实际上就是肾之络脉病变，微型"瘕聚"，渐成"癥积"的过程。"久病入肾"，肾主藏精，肾气不固，精微外泄，则可见蛋白尿，或见夜尿频多等。肾主水，肾气不化，或阴损及阳，阳不化气，水湿气化不利，水液滞留，溢于肌肤，故可见水肿胀满。病情继续发展，肾体劳损，肾元虚衰，气血俱伤，气化不行，浊毒内留，则诸证峰起。终成肾元衰败，五脏俱病，升降失常，三焦阻滞，水湿浊毒泛滥，一身气机升降出入俱废，则为关格危证。本病病位以肾为中心，常涉及肝、脾诸脏，后期还会涉及心、肺，导致五脏俱病。病性多属虚实夹杂，早期以气阴两虚为主，晚期则气血阴阳俱虚，浊毒内留。

发病之初，多气阴两虚，络脉瘀结。肾主水，司开阖，消渴日久，肾阴亏损，阴损耗气，而致肾气虚损，固摄无权，开阖失司，尿频尿多，尿浊而甜。肝肾同源，精血互化，肝肾阴虚，精血不能上承于目而致两目干涩；阴虚火旺，灼伤目之血络，则眼底出血，视物模糊；肝肾阴虚，阴虚阳亢，则头晕、耳鸣、血压偏高；肝肾阴虚，络脉瘀阻，筋脉失养，则肢体麻痛。

本病病程迁延，在气阴不足的基础上，阴损及阳，脾肾渐虚，则水湿内停。脾肾气虚，甚或阳虚，气化不行，运化失职，水湿潴留，加之血瘀水停，皆可致面足水肿，甚则胸水、腹水。阳虚不能温煦四末，血脉不行，则畏寒肢冷、麻木疼痛。

病变晚期，肾体劳衰，肾用失司，肾元失司，一身气化不行，湿浊邪毒内停，五脏受损，气血阴阳衰败，气机升降失司，则变证峰起。浊毒上泛，胃失和降，则恶心呕吐、食欲不振；脾肾衰败，浊毒内停，血液化生无源，则见面色萎黄、唇甲舌淡等血虚之候；水湿浊毒上犯，凌心射肺，则心悸气短、胸闷喘憋不能平卧；肾元衰竭，浊邪壅塞三焦，肾关不开，则少尿或无尿，已发展为关格之终末阶段。

（三）辨治思路

1.治疗原则

赵老认为，糖尿病肾病总的治疗原则为急则治标、缓则治本，可以分为水肿期、非水肿蛋白尿期、肾功能衰竭期进行治疗。在治疗原则中尤其注重：①扶正补虚，补肾健脾；②解毒法贯穿始终；③调畅气机，通达上下。

2.分证论治

（1）水肿期

1）脾阳虚证

临床表现：畏寒，倦怠乏力，食少纳呆，进食后排便次数多，或便溏，水肿，下半身肿甚。

治法：健脾利水。

方药：防己黄芪汤加减。

黄芪30g，陈皮9g，桑白皮30g，云苓15g，白术12g，猪苓15g，泽泻12g，当归12g，川芎12g，丹参15g，牡蛎25g（先煎），苏梗6g，枳壳9g，木香6g，槟榔12g，薏苡仁25g，倒扣草25g，猫爪草15g，土茯苓30g，石韦30g。

加减与备选方：脾虚、气虚突出者，可重用黄芪，或加苍术等；腹胀甚、恶心、呕吐清水之气滞水停者，可加重行气药用量，或加用炒莱菔子、大腹皮、砂仁等；恶心、呕吐症状突出者，治当和胃降逆，药可加用清半夏、紫苏、生姜等；胸闷气喘、咳逆倚息不得平卧者，可加用葶苈子、大枣、车前子等泻肺利水；畏寒肢冷、背寒，或脘腹冷凉、痞满者，可加用桂枝、生姜等。

2）肾阳虚证

临床表现：腰酸，畏寒，夜尿频多，下半身肿甚。

治法：温肾利水。

方药：真武汤加减。

加减与备选方：寒热错杂，上燥下寒证，症见水肿、小便不利、口渴、腹中寒冷，可用瓜蒌瞿麦丸（天花粉、茯苓、山药、制附子、瞿麦）加减。肾心综合征，症见浮肿下肢尤甚、少尿、胸闷、气短、气喘不能平卧、畏寒肢冷、倦怠乏力、大汗淋漓、心悸怔忡、咳吐稀白痰、舌淡胖、苔白滑、脉疾数无力或细小短促无根，或结代，可用参附汤、苓桂术甘汤合葶苈子大枣泻肺汤、茯苓甘草汤、木防己汤、导水茯苓汤加减。

3）阴虚湿热证

临床表现：肢体浮肿，下半身肿甚，小便不利，腰酸痛，面色潮红，口干舌燥，手足心热，舌质红，苔薄少津，脉细数。

治法：滋阴利水。

方药：猪苓汤加减。

加减与备选方：本证还可用知柏地黄丸，六味地黄丸加牛膝、车前子等。

（2）非水肿蛋白尿期

本虚证（三型）

1）气阴亏虚证

临床表现：神疲乏力，自汗气短，手足心热，咽干口燥，渴喜饮水，大便干结或先干后溏，腰酸耳鸣，五心烦热，面红目赤，舌红，苔薄黄，脉弦细数。

治法：滋补肝肾。

方药：四君子汤、参芪地黄汤、知柏地黄汤、二至丸、金锁固精丸、清心莲子饮等方化裁，或生脉散合杞菊地黄丸，或黄芪生脉饮合六味地黄汤加减，或归芍地黄汤加减，或一贯煎合六味地黄丸加减，或镇肝熄风汤加减。

太子参15g，麦冬15g，山茱萸15g，生地黄30g，玄参30g，黄精30g，丹参30g，川芎10g，桃仁10g，牛膝15g，大黄10g，枳实10g，菊花10g，泽泻10g。

加减与备选方：少阴肾虚体质，肺肾阴虚者，配合麦味地黄丸；心肾阴虚者，配合天王补心丹。厥阴阴虚肝旺体质，肝肾阴虚者，配合杞菊地黄丸；肝阳上亢者，配合镇肝熄风汤、建瓴汤，或加用磁石、黄芩、夏枯草、怀牛膝、钩藤等。兼胃肠热结，大便干结者，治当清泄热结，可配合增液承气汤、三黄丸加味，或加用生大黄等。兼肝经郁热，视物模糊者，治当解郁清热，可配合小柴胡汤，或加用柴胡、黄芩、决明子等。兼血脉瘀阻，手足麻木疼痛，肌肤甲错，舌质紫暗，脉弦或涩者，治当活血化瘀，可配合桃红四物汤，或加用山楂、大黄、水蛭、姜黄、三七等。

2）阳气不足证

临床表现：气短乏力，纳少腹胀，四肢不温，腰膝酸软，夜尿清长，舌淡胖大，边有齿痕，脉沉弱。

治法：补阳益气，补肾扶元。

方药：四君子汤、参苓白术散、胃苓汤、济生肾气丸、人参汤、水陆二仙丹、五苓散、补中益气汤、金匮肾气丸、实脾饮，或理中汤合右归丸，或真武汤、苓桂术甘汤等方化裁。

黄芪15g，当归12g，川芎12g，丹参15g，鬼箭羽15g，生、熟地黄各12g，山萸肉12g，山药12g，苍术15g，白术15g，茯苓15g，枸杞子15g，黄精15g，紫苏6g，淫羊藿15g，芡实12g，金樱子9g。

加减与备选方：阳虚突出，畏寒，男子阳痿，妇女带下清稀，治当补肾壮阳，方可用五子衍宗丸、玄菟丸，药可加用菟丝子、沙苑子、枸杞子、巴戟天、仙茅、淫羊藿、鹿茸片、蜂房等。大便干结者，加火麻仁、肉苁蓉。兼胃肠热结，大便干结者，治当清泄热结，药可加用熟大黄等。五更泄泻者，加肉豆蔻、补骨脂。兼脾虚湿停，脘腹胀满者，可健脾化湿，药可加用苍术、白术、紫苏、藿香、佩兰等。若脾肾阳虚，水饮内停，呕吐痰涎、清水，背寒，或眩晕，或脘腹痞满，或肠鸣辘辘，治当通阳化饮，可配合苓桂术甘汤，药可加用猪苓、泽泻、土茯苓、石韦等。若久病入络，手足麻木疼痛，舌质紫暗，脉弦或涩者，治当活血化瘀，配合桃红四物汤，或加用水蛭、地龙、姜黄、三七等活血通络。

3）阴阳两虚证

临床表现：面色㿠白，畏寒肢冷，腰酸腰痛，口干欲饮，或有水肿，大便或干或溏，舌红胖，脉沉细。

治法：温阳滋阴，补肾扶元。

方药：黄芪汤、玉屏风散、金匮肾气丸、济生肾气丸、大补元煎加龟甲胶、仙茅、淫羊藿等，或右归丸、二仙汤、玄菟丸、五子衍宗丸等方化裁。

黄芪30g，生、熟地黄各12g，山萸肉12g，山药12g，玄参15g，知母15g，当归12g，川芎12g，白术12g，茯苓10g，黄精15g，鹿角片6g，磁石25g，牛膝15g，枸杞子15g，地骨皮25g，淫羊藿15g。

加减与备选方：偏重于阴虚者，可加用黄柏、黄连等清热。阳虚突出，畏寒，男子阳痿者，治当补肾壮阳，可加用仙茅、巴戟天，甚至肉桂、炮附子等。若兼胃肠结滞，大便干结者，可加用熟大黄等。兼脾虚湿停，脘腹胀满者，可加用苍术、白术、紫苏、藿香、佩兰等。兼脾肾阳虚，脘腹胀痛，泄泻，甚至完谷不化者，可配用附子理中丸，药可加炮附子、人参、苍术、白术、干姜、黄连等。脾肾阳虚，水饮内停，呕吐痰涎、清水，背寒，或水肿者，可配用五苓散，药可加猪苓、泽泻、桂枝、白术、冬瓜皮、玉米须等。络脉瘀结，出现多种并发症，见胸痛、胁痛、肢体偏瘫、手足麻木疼痛、肌肤甲错、舌质紫暗、脉弦或涩，可加用水蛭、僵蚕、地龙、姜黄、三七、鬼箭羽等活血通络。

标实证（六候）

1）瘀血内停证

临床表现：舌色暗，舌下静脉迂曲，有瘀点瘀斑，脉沉弦涩。

治法：活血化瘀。

方药：桃红四物汤、下瘀血汤、丹参饮、血府逐瘀汤等方化裁。

桃仁12g，红花9g，当归12g，川芎12g，赤芍25g，山楂12g，葛根25g，丹参15g，酒大黄9g，水蛭12g，姜黄12g，三七粉3g（分冲），鬼箭羽15g。

加减与备选方：气虚突出者，益气活血，方可用补阳还五汤，重用生黄芪至30～60g。兼阴虚者，治当重视养阴活血，可配合六味地黄丸，药可加用生地黄、玄参、沙参、黄精等。少阳肝郁体质，或有气滞血瘀者，当行气活血，可加用柴胡、枳壳、郁金等。兼痰湿阻滞，肢体沉重、口中黏腻者，治当重视化痰活血，可加用僵蚕、清半夏、瓜蒌等。兼痰火阻滞，烦闷失眠、头晕者，治当化痰清火活血，可加用黄连、瓜蒌、清半夏、海蛤壳、僵蚕等。久病入络，或见肢体麻木、疼痛、偏瘫、痿痹者，可加用地龙、穿山甲等虫类药，以及鸡血藤、忍冬藤等，有时用海藻、昆布、夏枯草、莪术、薏苡仁等软坚散结，也有疗效。

2）肝气郁结证

临床表现：情志抑郁，胸胁脘腹胀满，嗳气，善太息，腹满痛得矢气则舒，舌暗，苔起沫，脉弦。

治法：理气解郁。

方药：四逆散、大七气汤、五磨饮子、柴胡疏肝散、四磨汤、香苏散等方化裁。

柴胡9g，赤、白芍各15g，当归12g，川芎12g，白术12g，茯苓15g，葛根25g，丹参15g，紫苏6g，土茯苓25g，姜黄12g，枳壳9g，荔枝核15g，鬼箭羽15g。

加减与备选方：虚气留滞，气虚突出者，治当益气，可加用生黄芪15～30g。兼痰湿阻滞，肢体沉重、口中黏腻者，治当重视化痰除湿、软坚散结，可加用僵蚕、清半夏、瓜蒌、海藻、昆布、夏枯草、薏苡仁等。久病入络，或见肢体麻木、疼痛、偏瘫、痿痹者，可加用水蛭、地龙等虫类药。

3）痰湿内蕴证

临床表现：头晕头重，心胸烦闷，咳吐黄痰，失眠多梦，舌红，苔黄腻，脉滑或滑数。

治法：燥湿化痰。

方药：二陈汤、指迷茯苓丸、白金丸、温胆汤等方化裁。

陈皮9g，清半夏9g，云苓12g，白术12g，茵陈12g，泽泻12g，桑白皮15g，当归12g，川芎12g，蝉蜕9g，僵蚕12g，姜黄9g，海藻12g，夏枯草15g，薏苡仁25g，甘草6g。

加减与备选方：太阴脾虚体质，气虚突出者，治当重视健脾益气，方可用六君子汤，药可加用苍术、沙参等。肝郁体质，气郁痰阻者，当重视疏肝解郁，药可加用枳壳、瓜蒌、荔枝核等。痰郁化火，心胸烦闷，头晕沉重，失眠多梦，四肢沉重，口干黏腻，舌红，苔腻而黄，脉象滑数，或弦滑而数者，治当化痰清火，方用温胆汤、小陷胸汤、礞石滚痰丸、导痰汤，药用黄连、山栀、瓜蒌、清半夏、陈皮、枳壳、大黄、胆南星、海蛤壳、僵蚕等。心胸烦闷、失眠多梦症状突出者，应重用清半夏至12～15g，即《黄帝内经》半夏秫米汤和《金匮要略》瓜蒌薤白半夏汤之意。痰湿中阻，气机痞塞，脘腹胀满、恶心呕吐者，可加用紫苏、藿香、佩兰、灶心土等。

4）热结下焦证

临床表现：口渴多饮，多食易饥，烦热喜凉，大便干结，小便黄赤，舌红，苔黄干，脉滑有力或滑数。

治法：清泄肠热。

方药：三黄丸、大黄黄连泻心汤、黄连解毒汤、增液承气汤、调胃承气汤、凉膈散等方化裁。

生大黄9g，黄连12g，紫苏6g，生地黄25g，蝉蜕9g，僵蚕9g，姜黄12g，葛根25g，丹参15g，当归12g，川芎12g，玄参25g，知母15g，夏枯草15g。

加减与备选方：若热毒壅盛，有疮疖，皮肤瘙痒、灼热，便干尿黄，舌质红，苔黄，脉数者，治当清热解毒，可加用野菊花、金银花、蛇莓、地肤子、猫爪草、倒扣草等。若兼肝经郁热，口苦咽干、胸胁脘腹胀满者，治当清泄肝胃郁热，可加用柴胡、黄芩、大黄、赤芍、白芍、枳壳等。肾阴虚兼胃肠热结，则当重视补肾阴，可加用女贞子、墨旱莲、枸杞子、黄精等。

5）肝胆郁热证

临床表现：口苦，咽干，头晕目眩，耳鸣耳聋，心烦眠差，恶心欲呕，食欲不振，胸胁苦满，嗳气，舌略红，舌苔略黄，脉弦或弦数。

治法：清泄肝胆郁热。

方药：小柴胡汤、丹栀逍遥散化裁。

柴胡12g，黄芩9g，山栀6g，夏枯草15g，丹皮9g，枳壳

9g，赤芍25g，白芍25g，当归12g，川芎12g，葛根25g，丹参15g，天花粉25g，茵陈12g，决明子15g，荔枝核15g，生薏苡仁25g，蛇莓12g，甘草6g。

加减与备选方：若胃肠热结，大便干结者，治宜清泄胃热，可加用黄连、知母、姜黄、大黄等；兼肾阴亏虚，腰膝酸软者，当滋阴补肾，可加用枸杞子、生地黄、玄参、知母、女贞子、墨旱莲等。

6）下焦湿热证

临床表现：膀胱湿热，尿频、急迫、灼热，尿道涩痛，舌苔黄腻，脉滑数。

治法：清热化湿。

方药：三仁汤、四妙丸、茵陈蒿汤、中满分消丸、葛根芩连汤、平胃散、八正散等方化裁。

苍术15g、白术15g、紫苏6g、佩兰6g，茯苓12g、黄连12g、黄芩9g、薏苡仁25g，陈皮9g，川厚朴9g，茵陈12g，土茯苓25g，石韦25g。

加减与备选方：湿热在中焦，黄连平胃散为主；湿热下注，四妙散为主；湿热影响三焦，可用三仁汤化裁。湿热阻于膜原，见恶寒发热、头身疼痛、胸脘痞闷、舌苔白如积粉者，可用柴胡达原饮加味。脾虚湿热之邪内困，见脘腹胀满、食欲不振、口渴不欲饮、恶心、四肢沉重、头晕头重、舌苔白腻、脉象濡缓者，治当化湿醒脾，可加用苍术、白术、云苓、陈皮、藿香、佩兰、石菖蒲、草果、苏梗等，或用参苓白术散、七味白术散加苍术、黄连、紫苏等。胃热夹湿，见大便干结、数日一行、舌质红、苔黄厚、脉滑数者，治当清泄胃热，可加用生大黄、黄连、莱菔子等，或用升降散加味。

（3）肾功能衰竭期

本虚证（三型）

1）气阴亏虚证

临床表现：神疲乏力，自汗气短，手足心热，咽干口燥，渴喜饮水，大便干结或先干后溏，腰酸耳鸣，五心烦热，面红目赤，舌红，苔薄黄，脉弦细数。

治法：补益气血，滋补肾阴。

方药：当归补血汤、八珍汤、生脉散、六味地黄汤、麦味地黄汤、归芍地黄汤、杞菊地黄汤、左归丸等方化裁。

黄芪50g，太子参15g，生地黄20g，砂仁10g，山茱萸15g，茯苓15g，土茯苓30g，陈皮5g，清半夏5g，竹茹15g，白芍30g，炙甘草5g，积雪草30g，酒大黄5g，丹参30g，萆薢20g，黄精30g，川芎10g，赤芍15g，桃仁10g，红花5g，地骨皮25g，玄参30g，菟丝子15g，金银花15g。

加减与备选方：恶心、呕吐症状突出者，可加用紫苏、黄连清热和胃。肺肾阴虚者，可配合麦味地黄丸。心肾阴虚者，可配合天王补心丹。肝肾阴虚者，可配合杞菊地黄丸。心胸烦闷、恶心欲呕、头晕、便干者，可配合升降散加味。

2）阳气不足证

临床表现：气短乏力，纳少腹胀，四肢不温，腰膝酸软，夜尿清长，舌淡胖大，边有齿痕，脉沉弱。

治法：补益气血，温补肾阳。

方药：当归补血汤、十全大补汤、香砂六君子汤、济生肾气丸、人参汤、温脾汤、大黄附子汤等方化裁。

黄芪15g，当归12g，川芎12g，丹参15g，苍术15g，白术15g，茯苓15g，枸杞子15g，紫苏6g，陈皮9g，半夏12g，淫羊藿15g，大黄9g。

加减与备选方：若大便偏溏，可加用熟大黄、干姜、砂仁等。恶心、呕吐清水症状突出者，可加用紫苏、生姜、吴茱萸温中和胃。肾阳虚症状突出者，可配合肾气丸。小便不利者，可配合济生肾气丸。畏寒肢冷、恶心、呕吐清涎、大便不通者，可配合大黄附子汤加味。阳虚突出，畏寒，男子阳痿，妇女带下清稀，治当补肾壮阳，方可用五子衍宗丸、玄菟丸，药可加用菟丝子、沙苑子、枸杞子、仙茅、淫羊藿、鹿茸片、蜂房等。

3）阴阳两虚证

临床表现：面色㿠白，畏寒肢冷，腰酸腰痛，口干欲饮，或有水肿，大便或干或溏，舌红胖，脉沉细。

治法：调理阴阳，补益气血，补肾扶元。

方药：当归补血汤、人参养荣汤、生脉散、金匮肾气丸、右归丸、左归丸、大补元煎、大黄甘草汤等方化裁。

黄芪30g，生、熟地黄各12g，山萸肉12g，山药12g，当归12g，川芎12g，白术12g，茯苓15g，猪苓15g，生薏苡仁25g，黄精15g，鹿角片6g，枸杞子15g，陈皮9g，半夏12g，淫羊藿15g，大黄9g。

加减与备选方：若胃肠结滞，大便干结者，可加用生大黄、蝉蜕、僵蚕、姜黄等。兼脾虚湿停，脘腹胀满，食欲不振者，可加用苍术、白术、紫苏、香橼、佛手、藿香、佩兰等。兼脘腹胀痛、泄泻者，可加用苍术、白术、干姜、黄连、砂仁等。阳虚水饮内停，呕吐痰涎、清水，背寒，水肿者，可配用五苓散，药可加用猪苓、泽泻、桂枝、白术、冬瓜皮、玉米须、石韦、土茯苓等。

标实证（十候，其中六候同前"非水肿蛋白尿期"）

1）湿毒中阻证

临床表现：恶心呕吐频发，头晕目眩，周身水肿，或小便不行，舌质淡暗，苔白腻，脉沉弦或沉滑。

治法：化湿降浊。

方药：二陈汤、温胆汤、黄连温胆汤、升降散、温脾汤、旋覆代赭汤等方化裁。

陈皮9g，清半夏9g，云苓12g，紫苏6g，藿香6g，佩兰6g，当归12g，川芎12g，蝉蜕9g，僵蚕12g，姜黄9g，大黄9g，土茯苓25g，薏苡仁25g。

加减与备选方：若气滞湿阻者，当重视理气，可加用枳壳、苏梗、香橼、佛手等。湿浊痰火相兼，心胸烦闷，脘腹痞满，口干黏腻，舌红苔腻而黄，脉象滑数者，方可用温胆汤加味。寒热错杂，心下痞满，呕恶心烦，舌苔黄白相间者，治当辛开苦降，方可用半夏泻心汤、黄连汤化裁。寒湿内结，大便不通，畏寒，脉沉弦者，方可用大黄附子汤加味。食谷则呕者，可用吴茱萸汤散寒降逆。

2）肝阳化风证

临床表现：肢体抽搐，甚则角弓反张，或手足震颤，小腿抽筋，全身骨骼酸痛，乏力，舌淡，脉细弱或弦细。

治法：息风解痉。

方药：芍药甘草汤、羚角钩藤汤、驯龙汤、桂枝加龙骨牡蛎汤等方化裁。

白芍25g，川、怀牛膝各15g，珍珠母25g（先煎），生薏苡仁25g，生龙骨25g（先煎），生牡蛎25g（先煎），甘草6g。

加减与备选方：肢体畏寒、骨骼疼痛者，可加入桂枝等温经通络；或用川乌、草乌、白芷、细辛等，水煎外洗，有引火下行的功效。

3）热盛动血证

临床表现：牙龈出血，皮下紫癜，呕血，咳血，吐血，便血。

治法：凉血解毒。

方药：犀角地黄汤、大黄黄连泻心汤、茜根散等方化裁。

生地黄25g，白芍25g，大黄9g，三七粉6g（分冲），黄芩9g（先煎），侧柏叶12g，生龙骨25g（先煎），生牡蛎25g（先煎），仙鹤草30g。

加减与备选方：呕血者，可加用白及；皮下出血者，可加用紫草、茜草根等；咳血者，可加桑叶、桑白皮；尿血者，可加用白茅根、生地榆、大蓟、小蓟等。

4）浊毒扰神证

临床表现：神志恍惚，目光呆滞，甚则昏迷，或突发抽搐，鼻衄齿衄，舌质淡紫、有齿痕，苔白厚腻腐，脉沉弦滑数。

治法：开窍泄浊。

方药：大黄甘草汤、菖蒲郁金汤、安宫牛黄丸、苏合香丸、玉枢丹等方化裁。

陈皮9g，清半夏9g，云苓12g，石菖蒲12g，郁金15g，当归12g，川芎12g，丹参15g，大黄9g，紫苏6g，荷叶6g。

加减与备选方：若四肢抽搐，可加全蝎、蜈蚣。若恶心呕吐症状突出者，也可加用玉枢丹。

（四）临证经验

1.扶益正气，紧扣正虚病机

消渴的产生源于体内气的失常，赵老临床上补气药善用黄芪。黄芪性温味甘，有益气、利尿之功，《本草纲目》谓其

"为补药之长"，张锡纯亦言其"补气之功最优"。现代药理研究也证明，黄芪具有降低血糖、改善糖尿病肾病、延缓肾小球硬化、减轻水肿的作用。赵老特别注重患者的寒热辨证，阴虚内热者用太子参或党参、麦冬、五味子，取生脉饮益气养阴之功；内热较甚者加牡丹皮、地骨皮以清血分之热；口渴较甚者加葛根、山豆根、天花粉、山药、知母，取玉液汤之意，益气养阴清热；气虚或阳虚者则配伍炒白术、防风，取玉屏风之意，益气固表；阳虚更甚者，加用桂枝、肉桂或附子。

2.固肾健脾，解毒法贯穿始终

肾、脾二脏与糖尿病肾病发生发展的关系尤为密切，《灵枢·五变》曰："五脏皆柔弱者，善病消瘅。"《张氏医通》云："肾消之病，古曰强中，又谓内消。"以上说明消渴的发生与五脏内伤有关，而肾为先天之本，脾为后天之本。《怡堂散记》有云"肾者，主受五脏六腑之精而藏之……肾藏而司其输泄，输泄以时，则五脏六腑之精相续不绝"，说明肾脏的封藏功能正常，则五脏之精相续不绝，循环往复，生生不息。

《脾胃论》曰："内伤脾胃，百病由生。"《慎斋遗书》云："脾胃一伤，四脏皆无生气。"脾居于中焦，与胃共为升降之枢纽，脾胃功能异常，则影响各脏腑阴阳升降。故肾与脾功能失常，则五脏皆病，消瘅易生。肾主水，司开阖，《医门法律》中言："肾者胃之关也，肾司开阖，肾气从阳则开，阳太盛则关门大开，水直下为消；肾从阴则阖，阴太盛则关门常阖，水不通而为肿。"肾阴阳失调，则气化功能失常，水液不能下注膀胱而上泛，水液不通而致肿；精液不能上输而下流，则尿中见泡沫。《素问·至真要大论》云："诸湿肿满，皆属于脾。"脾主运化水湿，若脾失健运，则水湿内停，滞留肌肤、经络等。因此，赵老在治疗糖尿病肾病时强调固肾健脾，脾肾阴阳和则水液代谢调。其固肾常用杜仲、续断、桑寄生等补肾元；小便频，则加芡实、金樱子，取水陆二仙丹之意，益肾收敛固涩；肾虚，则加益智、乌药、山药，取缩泉丸补肾缩尿之功；若小便浑浊，则加萆薢、石菖蒲分清降浊。脾不只在补，更在于健，赵老常采用白术补脾、苍术健脾，因"脾为生痰之源"，故加陈皮、半夏、茯苓，取其二陈汤燥湿和中之意。

"火盛者必有毒"，在糖尿病肾病的发生发展过程中，消渴则阴虚燥热，热伤津液，动血动风，形成热毒；日久耗气伤阴，气虚则血行不畅，津液失于运化，滞而生痰、湿、瘀。湿、痰、瘀在体内互结，无以排出而生毒，水湿久而不化，则生湿毒；阴虚燥热，痰火相搏，则生痰毒；血液瘀滞，瘀久化毒。湿、痰、瘀阻遏气机，浊毒阻于肾络，留恋不去，进而损伤阳气，肾阳衰微，则清浊不分。赵老认为，解毒法应贯穿糖尿病肾病治疗始终，临床常用黄连清热燥湿、泻火解毒。《医学入门》称其可治"一切时行热毒暑毒，诸般恶毒秽毒，诸疮疡毒"。现代药理研究也证明，黄连可减轻糖尿病的肾损伤。赵老注重辨证施治，若患者痰湿较重，则加茯苓、陈皮、半夏，取黄连温胆汤清热化痰之意；加牛膝、炒薏苡仁，取四妙丸清热利湿之意；如患者出现双下肢水肿，则加用车前子、猪苓、茯苓利尿消肿；若血瘀明显，则加三棱、莪术、苏木活血通络。

3.调畅气机，上下通达

《灵枢·五变》云："怒则气上逆，胸中蓄积……血脉不行，转而为热，热则消肌肤，故为消瘅。"说明消渴的发生与性情急躁关系密切。《临证指南医案·三消》曰："心境愁郁，内火自燃，乃消症大病。"说明肝气不疏，气机壅滞不畅为消渴发生的重要因素。一方面肝气不疏，肝气乘脾，脾虚运化失常，则津液聚而生痰湿，阻滞中焦气机；肝郁气滞，血行不畅则致瘀，瘀阻肾络，则浊液上泛，清液下注，气机紊乱。另一方面，治疗糖尿病肾病常用的补气滋阴药易阻遏气机，故需加行气药调畅气机，使补而不滞。诸多研究证明，情志可影响消渴的治疗预后。赵老主张调畅气机，使上下通达，助阴阳平衡，邪气无驻，常采用柴胡、白芍、枳壳，取四逆散疏肝健脾之功；如偏血瘀，则白芍改为赤芍以活血；偏实证者，则枳壳易枳实；如阳虚，则用荔枝核、乌药行气祛寒。赵老常用以下经验理气药，如理气透气之青皮，理气和中之木香、砂仁。

（五）辨证调护

糖尿病肾病有肾功能减退时应先从饮食、生活方式方面给予积极调整，首先要低盐、低脂、低蛋白饮食。低蛋白饮食是指每天摄入的蛋白质，包括鸡蛋、牛奶、肉的量不宜过高，不要服用大量豆类制品（即植物蛋白），要以优质动物蛋白为主。此外，必须监测血压、血糖和尿量的变化。建议有糖尿病的患者或有高血压的患者，自备血压计、血糖仪及量杯。量杯用于监测每天的尿量。糖尿病肾病晚期会有尿量减少，应记录一天的排尿量。如有呕吐、腹泻或低血压症状，应停止使用普利类和沙坦类药物，及时就诊，防止发生急性肾衰竭。患者神志异常、精神萎靡，应及时就诊。多数患者会情绪低落、抑郁、焦虑等，可到心身医学科就诊。糖尿病肾病的护理也是很重要的方面，需预防感冒和感染，定期检查肾功能、尿蛋白等相关指标。

（六）医案举隅

病案1

颜某，男，68岁。2018年5月9日初诊。

既往有高血压、糖尿病病史11年，用阿卡波糖联合胰岛素皮下注射控制血糖，苯磺酸氨氯地平、缬沙坦氨氯地平及琥珀酸美托洛尔缓释片控制血压，平素血压控制在140/80mmHg，未规律监测血糖。2018年3月于中日友好医院查：肌酐129.9μmol/L，尿素氮8.93mmol/L，肾小球滤过率48.89mL/min，尿微量白蛋白/肌酐216mg/g，24小时尿蛋白定量1.55g。诊断为"糖尿病肾病Ⅳ期，CKD3期"，曾服中成药治疗。5月5日实验室检查：肌酐189.1μmol/L，尿素氮11.84mmol/L，肾小球滤过率31.05mL/min，总蛋白81g/L，白蛋白48g/L，24小时尿蛋白定量2.39g。

现症：自觉双下肢无力，易于疲乏，精神欠佳，尿中有泡沫，纳眠尚可，夜尿3~4次，大便正常，舌质暗红，苔黄腻，脉弦细。

西医诊断：糖尿病肾病Ⅳ期，CKD3期。

中医诊断：消渴肾病（肝脾肾气阴两虚夹瘀证）。

治法：益气养阴，化瘀通络。

处方：生黄芪25g，党参15g，炒白术15g，当归9g，地龙5g，鸡血藤15g，生地黄15g，黄连15g，山药15g，山萸肉10g，茯苓15g，穿山龙15g，大黄炭5g，枳壳5g，鬼箭羽15g，炙鳖甲5g（先煎），三七粉3g（冲服）。20剂，水煎服，每剂药水煎取汁300mL，每次150mL，每日2次，早晚饭后半小时服用。合用雷公藤多苷片20mg，每日3次，降低尿蛋白。

二诊（2018年5月31日）：患者5月27日查：肌酐119μmol/L，尿素氮10.22mmol/L，肾小球滤过率54.35mL/min，总蛋白70g/L，白蛋白39g/L，24小时尿蛋白定量0.49g。自诉乏力较前有所好转，双下肢无力减轻，尿中泡沫明显减少。近日口角出现溃疡，纳眠可，大便偏干，日一行，舌质淡红，苔黄白稍腻，脉弦细。血压120/66mmHg。将原方中生黄芪减至15g，炒白术

15g改为生白术15g，党参15g改为太子参10g，黄连减至10g，山药减至10g，鬼箭羽减至10g，加生甘草15g，黄芩5g。雷公藤多苷片改为30mg，每日3次。

后患者随诊多次，基本维持原方治疗，随症加减。如血压不稳定时则加大当归用量，并加怀牛膝以引火下行，控制血压；劳累后出现双下肢水肿时加大黄芪用量，并加车前子利水消肿。西药方面亦根据其血压、血糖调整用药，降压药目前仅用苯磺酸氨氯地平，血压控制在120～140/70～90mmHg；降糖药调整为二甲双胍及利格列汀联合胰岛素，空腹血糖5～7mmol/L，餐后2小时血糖为9～11mmol/L。患者2019年2月25日查：肌酐83.2μmol/L，尿素氮7.34mmol/L，肾小球滤过率83.19mL/min，总蛋白68.7g/L，白蛋白40.7g/L，24小时尿蛋白定量0.49g。自觉无明显不适，无倦怠乏力等症，夜尿1～2次，大便正常。

按： 该患者辨证为肝脾肾气阴两虚夹瘀证，予益气柔肝肾活血之参芪地黄汤加减。方中黄芪为君，补脾肾之气以行血；患者平素乏力明显，配伍党参助补气之力；白术、茯苓为健脾补中常用药对，促进脾胃运化水谷精微；山药甘温，可补肾中之水，又能宣通五脏；生地黄、山萸肉酸甘化阴，柔肝补肾，亦能收敛固涩；于大剂量补气药之中配伍枳壳以行气，使补而不滞，宣畅气机；当归、三七、鸡血藤活血化瘀；鬼箭羽味苦，善于坚阴，性寒入血，其功专于血分，亦可清解阴分之热；大黄炭推陈致新，使瘀血得去，新血得生，亦有泻下浊毒之力；鳖甲可养阴平肝，祛瘀通络；地龙宣散络脉瘀热，兼利小便；穿山龙入肝、肾经，可剔除肾络风邪，使邪去正安。

病案2

陈某，男，77岁。2019年10月8日初诊。

因"反复口渴、多饮、多尿8年，复发加重10天"就诊，自诉于西医院诊断为"2型糖尿病并肾损害"，长期口服阿卡波糖、皮下注射甘精胰岛素注射液6U控制血糖，口服苯溴马隆片促进尿酸排泄，口服硝苯地平缓释片控制血压，病情控制不理想，遂至赵老门诊就诊。

现症：口渴、多饮、多尿，每日饮水量及尿量均大于3000mL，尿中泡沫多，不易消散，双下肢凹陷性水肿，按之凹陷不易恢复，肢体乏力，时感腰部疼痛，精神、纳、眠差，大便可，舌淡、边有齿痕，苔薄白腻，脉沉细滑无力。实验室检查：尿素氮12.21mmo/L，肌酐158.0μmol/L，尿酸668μmol/L；尿蛋白（+++），尿糖（±）；随机血糖13.9mmol/L。

西医诊断：糖尿病肾病Ⅴ期。

中医诊断：消渴肾病（脾肾亏虚证）。

治法：健脾益肾，活血消癥。

处方：酒黄连10g，黄芪30g，六月雪30g，丹参30g，党参15g，生大黄10g，茯苓30g，桂枝6g，三七粉30g，益智30g，法半夏15g，桑螵蛸30g。20剂，水煎服，每剂药水煎取汁300mL，每次150mL，每日2次，早晚饭后半小时服用。

二诊：上述症状明显减轻，舌淡白，苔白腻，脉沉细滑。尿蛋白（++），肌酐130μmol/L。守方加减，去益智、法半夏、桑螵蛸，酒黄连改为15g。15剂，水煎服，早中晚餐前温服。

三诊：症状明显缓解，舌淡红，苔薄白，脉沉细。尿常规正常；肌酐121μmol/L。

按：患者为老年男性，既往患糖尿病肾病多年，目前已经进展到慢性肾脏病。赵老认为，患者有多年糖尿病病史，脾虚不运，水谷精微不能正常输布，日久湿热血瘀阻滞，损伤肾络，导致脾肾亏虚。脾虚不能运化水谷精微，则水肿、乏力、舌淡边有齿痕。脏腑功能失养，则乏力。肾虚不能固摄精微物质，则出现蛋白尿。治以补肾健脾、通络消癥。方中黄芪、茯苓、党参益气健脾，利水消肿；桂枝温阳化气；六月雪、黄连清热解毒；三七、丹参活血化瘀；生大黄通腑泄浊；半夏加强泄浊功效；益智、桑螵蛸补肾助阳；炙甘草调和诸药。诸药合用，共奏补肾健脾、通络消癥之效。

病案3

患者，女，53岁。2019年6月11日初诊。

因乏力3年就诊。既往有2型糖尿病10年余，高血压病史2年余。2016年因体检发现尿蛋白（＋＋）于当地医院就诊，诊断为"2型糖尿病，糖尿病肾病Ⅲ期"，予以控制血糖、改善循环药物及中成药对症治疗。

现症：一般活动即感乏力，腰背酸痛，怕冷，睡眠欠佳，饮食尚可，夜尿1次，大便尚调，舌红，苔薄，脉弦细。实验室检查：尿蛋白（＋＋），尿隐血（－）；24小时尿蛋白定量884mg；肌酐58μmol/L，尿素氮6.9mmol/L，尿酸310μmol/L。

西医诊断：糖尿病肾病Ⅲ期。

中医诊断：消渴肾病（脾肾亏虚，脉络瘀阻证）。

治法：补肾健脾，活血祛瘀通络。

处方：生地黄15g，山药20g，山茱萸15g，茯苓15g，泽泻10g，丹皮10g，丹参15g，西洋参10g，黄芪30g，赤芍15g，当归15g，川芎10g，桃仁10g，红花10g，枳壳10g，桂枝10g，川牛膝15g，柴胡10g，甘草6g，皂角刺15g，重楼10g。15剂，水煎服，每剂药水煎取汁300mL，每次150mL，分2次服。

二诊（2019年7月23日）：乏力、怕冷、腰背酸软等症均有改善，皮肤瘙痒，燥热汗出，饮食睡眠可，夜尿1次，大便尚调，舌红，苔薄黄，脉细软。复查尿常规：尿蛋白（＋＋），尿隐血（－）。守上方加菊花20g，继服15剂。

三诊（2019年8月29日）：患者不适症状基本消失，纳眠可，二便调，舌红，苔薄黄，脉软。复查尿常规：尿蛋白（++），尿隐血（－）。患者皮肤瘙痒症状消失，守二诊方，去菊花，继服15剂。

四诊（2019年12月10日）：患者睡眠欠佳，多梦，余未诉特殊不适，纳食尚可，二便调，舌红，苔薄黄，脉沉软。复查：尿蛋白（+），尿隐血（－）；肌酐53μmol/L，尿素氮7mmol/L，尿酸318μmol/L；24小时尿蛋白定量469mg。守三诊方加酸枣仁20g，知母10g，黄连10g，继服15剂。

按：患者患糖尿病10余年，临床表现以乏力、蛋白尿为主，诊断为消渴肾病。患者以乏力、腰背酸痛、怕冷为主症。方中取六味地黄丸滋阴补肾之效，血府逐瘀汤活血化瘀之功，加西洋参养阴益气，黄芪补气健脾。消渴肾病常易兼夹痰浊、热毒。赵老认为，皂角刺性味辛温，有化痰散结之效，重楼化瘀解毒，配伍其中标本兼顾。治疗上谨守病机，以补肾健脾、活血祛瘀为主，针对具体症状，灵活用药。赵老认为，糖尿病肾病为慢性疾患，长期大量口服中药可能加重患者胃肠及肾脏负担，治疗上应徐徐图之，故嘱患者中药两日一剂，饭后温服。

附：消渴古代文献概览

《灵枢·五变》："五脏皆柔弱者，善病消瘅。"

《圣济总录》："消渴病久，肾气受伤，肾主水，肾气虚衰，气化失常，开阖不利，能为水肿。"

《外台秘要》："渴而饮水不能多，小便数，阴痿弱，但腿肿，脚先瘦小，此肾消病也。"

《证治要诀》："三消久而小便不臭，反作甜气，在溺桶中滚涌，其病为重。更有浮在溺面如猪脂，溅在桶边如樵烛泪，此精不禁，真元竭矣。"

《三消论》："若渴而饮水不绝，腿消瘦而小便有脂液者，名曰肾消。"

八、乙肝病毒相关性肾炎

（一）疾病概述

乙肝病毒相关性肾炎（HBV-GN）的发病是由慢性乙型肝炎病毒所导致的。该病本身是一种免疫复合物性肾小球疾病，也是临床上多见的继发性肾小球疾病。我国是HBV感染的高发区，HBV-GN的发病率也明显高于国外。目前，对于乙肝病毒相关性肾炎的发病机制尚不完全清楚。由于本病是由乙型肝炎引起的肾炎，故临床表现为肝炎与肾炎并见。肾炎方面，与原发性肾小球肾炎比较无特殊临床表现，均呈现血尿和（或）蛋白尿，甚至出现肾病综合征。约75%的患者有血压升高，此临床表现在一定程度上与其病理类型相关。肝炎方面的临床表现有肝区胀痛、恶心、呕吐、腹胀、纳差等。HBV-GN的诊断目前国际上无统一标准，现多采用1989年北京座谈会建议的标准：①血清HBV抗原阳性；②肾组织活检证实有肾小球肾炎，并可除外狼疮性肾炎等继发性肾小球疾病；③肾组织切片中找到HBV抗原。其中第③条为最基本条件，缺此不能诊断。目前在本病的治疗上，西医大多采用抗病毒治疗、糖皮质激素及免疫抑制剂治疗、对症支持疗法等。干扰素、拉米夫定等抗病毒药物有一定肾毒性，还可能会激活免疫作用而使患者肾炎加重。糖皮质激素副作用大，且疗效不确切。免疫抑制剂可能促进HBV复制而加重肝脏病变。故西医在对HBV-GN的治疗中自相矛盾，往往治疗效果不太理想，目前尚缺乏低毒高效的药物。而中医在治疗HBV-GN方面尚可发挥其特色和优势。

赵老认为，乙肝病毒相关性肾炎临床辨证多为本虚标实证，常常累及肝、肾、脾三脏，可采用疏肝、补肾、健脾法治疗，同时兼顾清热利湿、活血化瘀和使用抗病毒中药，往往能取得良好的临床疗效。

（二）病因病机

古代中医文献中未见乙肝病毒相关性肾炎记载。从近10年的文献报道中可以看出，中医学者对乙肝病毒相关性肾炎的认识尚未统一，也很难用某一病名统括起来，但大多认为根据其症状及演变规律，可归属于"水肿""尿浊""尿血""虚劳""腰痛"等范畴。本病病因可以概括为几个方面，即先天禀赋不足、情志不舒、饮食不洁、劳累过度、感受湿热疫毒。《素问·刺法论》载"正气存内，邪不可干"；《素问·评热病论》有"邪之所凑，其气必虚"。本病的主因是正气不足，肝、肾、脾亏损。肾为先天之本，先天不足，肾精亏虚，水不涵木，导致肝不能正常发挥其功能；子盗母气，肝病势必影响肾，循环往复，致肝肾两亏；脾胃为后天之本，先天不足，不能温养后天；同时肝病日久，肝木横逆克脾，终致肝、肾、脾三脏同病。湿热疫毒是本病发生的诱因。正气虚弱，外感湿热邪毒内伏于肝，肝肾同居下焦，位置毗邻，导致肾亦受湿热邪毒的侵袭。湿、热、毒邪胶着缠绵，日久化热，热邪耗伤肝肾。肝藏血，肾藏精，精血互生，肝肾同源，最终导致肝肾阴虚，肝肾功能失调而发病。久病入络，肝体阴而用阳，肝失疏泄，气机不畅，血行瘀滞，而致瘀血内生。瘀血既是本病病程中的病理产物，也是导致本病的重要因素。瘀阻肾络，肾失封藏，精微下注，从而出现蛋白尿和血尿。本虚标实是本病发生的关键。

（三）辨治思路

1.治疗原则

乙肝病毒相关性肾炎的临床特点为邪实渐进，正气虚损，前期以邪实为主，渐至虚实夹杂；后期为正虚邪实，以正虚为主。故治疗原则为祛邪扶正，祛邪以清热解毒、行气利水、祛湿化瘀为主；扶正以益气健脾、滋补肝肾为大法。治疗当注意谨守病机，治病求本，祛邪不伤正，扶正不留邪。病性不同，治疗有别，或先攻后补，或攻补兼施，或先补后攻，可一法单用，也可数法合用，依法立方，以平为期。

2.分证论治

（1）湿热内盛证

临床表现：四肢浮肿，甚者波及全身，小便黄赤，口苦胁痛，恶心呕吐，胸痞腹胀，脘闷不舒，大便不畅，舌质红，苔黄腻，脉弦滑。

治法：清热化湿，利水消肿。

方药：茵陈蒿汤加减。

加减与备选方：湿重于热者，上方加五苓散化裁；热重于湿者，上方加黄连解毒汤加减；大便秘结者，加大黄、炒槟榔；小便不利者，加小蓟、半边莲、通草。

（2）瘀血阻络证

临床表现：面色黧黑，两胁或腰部刺痛，甚则剧痛难忍，痛处固定，蜘蛛痣，肝掌，女子经行腹痛、经水色暗、血块较多，舌质暗、有瘀点瘀斑，脉细涩。

治法：化瘀通络。

方药：血府逐瘀汤加减。

加减与备选方：若临床上怀疑有静脉血栓形成倾向者，可在加用水蛭、地龙、土鳖虫等破血逐瘀药，以加大活血之功效，也可选用桃红四物汤加减；气虚者，加黄芪，党参；阳虚者，加巴戟天、淫羊藿；血虚者，加何首乌、鸡血藤；阴虚者，加女贞子、墨旱莲。

（3）肝郁脾虚证

临床表现：两胁作痛，情志抑郁，善太息，或烦躁易怒，口燥咽干，神疲食少，纳呆腹胀，便溏不爽，或月经不调，乳房胀痛，小便有泡沫，下肢轻度浮肿。

治法：疏肝健脾。

方药：逍遥散合六君子汤加减。

加减与备选方：脾虚者，可选择参苓白术散加减；肝郁者，可选择柴胡疏肝散加减；肾阳虚者，合真武汤；肿甚而喘者，加杏仁、葶苈子；尿血者，加三七粉、仙鹤草、炒蒲黄。

（4）肝肾阴虚证

临床表现：头晕耳鸣，腰膝酸痛，两目干涩，口干咽燥，潮热或五心烦热，形体消瘦，毛发不容，男子遗精，女子经少或经闭，舌体偏瘦，舌红少津，苔少或无苔，脉细数无力。

治法：滋补肝肾。

方药：一贯煎合六味地黄汤加减。

加减与备选方：还可选用知柏地黄丸合二至丸；气虚者，加黄芪、太子参；虚火上炎者，加生地黄、栀子；肝阳上亢者，加生龙骨、生牡蛎、龟甲；尿血者，加马鞭草、白芍；纳差者，加陈皮、砂仁。

（5）脾肾阳虚证

临床表现：水肿较重，按之凹陷，甚则水臌，精神疲惫，乏力纳差，腰膝酸软，畏寒肢冷，脘腹胀满，大便溏，或晨泄，或完谷不化，面色无华，小便余沥不尽或清长，舌质淡胖，苔白，脉沉细无力或沉迟。

治法：补肾健脾。

方药：五苓散合真武汤加减。

加减与备选方：还可选用金匮肾气丸加减；若尿血明显者，加白茅根、蒲黄、藕节；若兼有瘀血者，加丹参、三七粉；若尿蛋白明显者，加薏苡仁、芡实、金樱子。

临床上，上述证型多交互出现，构成乙肝病毒性相关性肾炎的复杂多样、多变的证候。把握乙肝病毒相关性肾炎的标本虚实变化，标本兼治，突出重点，是赵老治疗本病的最具特色之处。

（四）临证经验

赵老认为，乙肝病毒相关性肾炎是乙肝病毒所导致的以肾为病变中心的疾病，临床上常兼及肝、脾。湿热疫毒入侵，盘踞于肝，浸淫及肾，或直入伤肾，是其发病的重要途径。其辨证当分为正虚与邪实两个方面，从中医虚处容邪的发病学理论不难看出，正虚应以肾气亏虚或气阴两虚为主要内容，邪实主要是湿热疫毒。由于湿热疫毒温蕴不化，阻滞气机，阻碍血行，以致肾络瘀阻，亦是邪实的重要内容。在本病发生和发展的不同阶段始终以本虚标实为病机特点，故在治疗过程中标本兼治是其治疗的重要法度。临床上，从标论治的解毒利湿、活血化瘀对清除肾脏局部沉积的免疫复合物，减轻免疫炎症，改善肾脏病理损伤有一定的作用；培补正气也是本病治疗中不可忽视的方面。中医学十分重视正气在疾病发生、发展和转化过程中的重要作用，强调"正气存内，邪不可干"。西医学也认

159

为，细胞免疫功能低下能使HBV在体内持续存在，故在本病的治疗上应始终不忘顾护正气。现代药理研究发现，黄芪、女贞子、桑寄生、淫羊藿等益气养阴、补益肝肾类药具有提高细胞免疫功能的作用。

（五）辨证调护

1.乙肝病毒相关性肾炎治疗的关键在于积极防治乙肝，尤其是母婴垂直感染。新生儿广泛应用乙肝疫苗，为乙肝防治创造了条件。

2.乙肝病毒相关性肾炎患者应加强营养，避免辛辣、肥甘之品，切莫以酒为浆，狂饮酗酒。

3.保持情志舒畅，适当休息与运动。尿血、水肿、高血压明显者需卧床休息，劳逸结合，以防劳累加重病情。

4.预防和及时治疗继发感染，避免使用对肝、肾有毒性的药物，定期复查，接受医疗和护理指导。

总之，早期发现，及时治疗，合理调养有助于机体康复，一般预后较好；若病程较长，反复发作，正虚邪恋，则缠绵难愈。

（六）医案举隅

病案1

张某，女，20岁。2014年9月20日初诊。

患者在外院检查并诊断为HBV-GN，单纯西药治疗效果不佳。

现症：颜面及四肢浮肿，舌尖红，苔白，脉细数无力。实验室检查：尿蛋白（+++），白细胞（++），隐血（++），肝炎系列示"大三阳"，乙肝病毒DNA阳性。

西医诊断：乙肝病毒相关性肾炎。

中医诊断：水肿（肝肾阴虚，湿热内盛证）。

治法：滋补肝肾，清热解毒。

处方：生黄芪30g，汉防己15g，败酱草15g，熟地黄10g，山萸肉10g，泽泻10g，泽兰10g，党参10g，川牛膝10g，柴胡10g，炒白芍10g，广木香10g，厚朴10g，丹皮10g，车前子10g（包煎），茵陈蒿20g，炒山药20g，白花蛇舌草20g，白术20g，白茯苓20g，穿山龙20g，炒薏苡仁20g，砂仁6g，炙甘草6g，焦栀子5g，炮姜5g，炙白果12g，生姜3片，红枣5枚。7剂，水煎服，每剂药水煎取汁300mL，每次150mL，每日2次，早晚饭后半小时服用。同时给予拉米夫定100mg，每日1次。

服药后患者自觉尿量增多，浮肿减轻，每周1次复诊并调整方剂。如遇尿频、尿急、白带色黄量多等湿热下注之证时，配伍黄柏、知母、牛膝各10g，生薏苡仁20g，白果、金樱子各6g。如遇疲乏、纳差等脾胃虚弱之证，则给予党参、白术、茯苓、姜半夏、陈皮、木香、砂仁各10g，炙甘草6g。患者病症日轻，复查乙肝病毒DNA，已处于正常范围，遂用激素及免疫抑制剂。给予泼尼松60mg、来氟米特20mg，晨起顿服，并配以钙尔奇等。为防止乙肝病毒复制反弹，赵老在处方用药时始终加入板蓝根、白花蛇舌草、虎杖、穿山龙、黄芩等抗病毒中药；如有口干、烦热、汗出等使用激素后的阴虚内热证，则加入知母10g，女贞子、墨旱莲各15g，以养阴清热。服激素2个月，患者尿蛋白（＋）、白细胞（±）、隐血（－）。之后泼尼松每10日减少5mg，当减至20mg时复查尿常规无异常。目前患者每10日复查1次尿常规，偶因外感等原因造成尿蛋白阳性时经辨证治疗后1～2周即转阴，余无明显不适。

按：患者为青年女性，慢性起病，肝病日久，损及于肾，肝肾俱损，发为水肿。本病多起于肝，肝阴亏耗日久，责之于肾，故见肝肾阴虚。同时本病为肝内邪毒日久，循经损伤肾络，肾络受损，精微外泄，故可见蛋白尿。治以滋补肝肾扶正，同时注重清热解毒以祛邪，方选参芪地黄汤加减。

病案2

王某，男，46岁。2015年3月5日初诊。

患者因"双下肢浮肿反复发作2年余，加重伴血尿3天"来诊。2年前，患者无明显诱因出现双下肢浮肿，曾于外院行肾脏穿刺病理检查示"乙肝病毒相关性肾炎，膜性肾病Ⅰ期"。外院予激素、免疫抑制剂、抗菌药等治疗，水肿时轻时重，反复发作。3天前患者自觉上述症状加重，并出现肉眼血尿，遂来就诊。患者既往有乙型病毒性肝炎病史，否认高血压、心功能不全、糖尿病、甲状腺功能异常等病史。

现症：头晕耳鸣，目睛干涩，五心烦热，咽干口燥，舌红少津，苔少，脉弦细。实验室检查：尿蛋白（+++），红细胞（+++），24小时尿蛋白定量8.21g，乙肝病毒标志物阳性。

西医诊断：乙肝病毒相关性肾炎。

中医诊断：水肿（肝肾阴虚，湿毒内蕴证）。

治法：补气养阴，清热解毒。

处方：知母10g，黄柏12g，熟地黄15g，山茱萸10g，牡丹皮10g，山药10g，茯苓10g，泽泻10g，连翘10g，苦参10g，白花蛇舌草10g，小蓟10g，仙茅10g。水煎服，每日1剂，分2次温服。服药期间低盐饮食，忌食生冷、海鲜及辛辣食物，保持良好心态。

二诊（2015年4月6日）：患者自诉双下肢水肿减轻，头晕耳鸣、目睛干涩、五心烦热等症缓解，未再有肉眼血尿，仍觉咽干口燥，舌红苔少，脉弦。24小时尿蛋白定量5.68g。原方去小蓟、仙茅，加芦根、天花粉各10g。水煎服，每日1剂，分2次温服。

三诊（2015年6月8日）：患者水肿减轻，诸症缓解，食欲日增，脉象和缓。24小时尿蛋白定量1.15g。效不更方，守方加减10剂，诸症相继消失，随访1年未复发。

病案3

黄某，女，55岁。2010年7月27日初诊。

患者反复腰痛、乏力6月余。半年前因尿中多泡沫于某三甲医院就诊，查尿常规示蛋白阳性，肾穿刺活检示乙肝病毒相关性肾炎、膜性肾病Ⅰ期、良性高血压肾损害，具体用药不详。

现症：腰痛，乏力，尿中多泡沫，无浮肿，眠差心烦，舌质红，苔白腻，脉弦细。尿蛋白（+++），24小时尿蛋白定量3.87g，血红蛋白116g/L。

西医诊断：乙肝病毒相关性肾炎。

中医诊断：腰痛（脾肾亏虚，络脉瘀阻证）。

治法：健脾益肾，化瘀通络。

处方：黄芪15g，茯苓15g，白术10g，炒山药15g，桑寄生20g，川续断12g，蝉蜕10g，僵蚕10g，地龙12g，乌梢蛇15g，龟甲15g，积雪草15g，倒扣草15g，鬼箭羽15g，灵芝15g，首乌藤30g，合欢皮15g，生龙骨、牡蛎各30g，栀子10g。7剂，水煎服，每日1剂。

二诊（2010年8月9日）：腰痛、乏力减轻，潮热汗出，眠差心烦，大便日行2～3次，舌质红，苔白腻，脉弦细。实验室检查：尿蛋白（+++），24小时尿蛋白定量3.15g。见效守方，前方加地骨皮15g，白薇15g，丹参15g。水煎服，每日1剂，连续服用2个月。

三诊（2010年10月8日）：患者腰痛、乏力等明显减轻，汗出减少，纳可眠安，舌质红，苔薄白，脉弦细。实验室检查：尿蛋白（+），24小时尿蛋白定量1.50g。继服前方。

服药后上述症状明显改善，纳可，眠安，二便调，舌淡红，苔薄白，脉弦细。继续用药3个月。随访1年病情无加重复发。

按：患者素体肾气不足，累及后天之本，导致脾肾两虚。"腰者，肾之府"，肾气亏虚，精髓不足，则发为腰痛、乏力。肾失封藏，脾失升清，精微下泄，则尿中多泡沫。参苓白术散具有益气健脾、渗湿和中之效，方中茯苓补脾气，配以山药之甘淡，辅以黄芪、白术健脾益气。根据久病入络理论，加用蝉蜕、僵蚕、地龙、乌梢蛇等虫类药活血通络；积雪草、倒扣草、鬼箭羽、灵芝等清利湿热；首乌藤、合欢皮、生龙骨、生牡蛎、栀子等清心除烦，安神助寐；灵芝扶正保肝，共奏其效。

　　附：黄疸古代文献概览

《伤寒论》："伤寒发汗已，身目为黄，所以然者，以寒湿在里不解故也，以为不可下也，于寒湿中求之。伤寒七八日，身黄如橘子色，小便不利，腹微满者，茵陈蒿汤主之。"

《金匮要略·黄疸病脉证并治》："黄家所得，从湿得之。一身尽发热而黄，肚热，热在里，当下之。"

《景岳全书·黄疸》："阳黄证，多以脾湿不流，郁热所致，必须清火邪，利小水。火清则溺自清，溺清则黄自退……阴黄证，多由内伤不足，不可以黄为意，专用清利。但宜调补心脾肾之虚，以培血气，血气复则黄必尽退。"

九、过敏性紫癜性肾炎

（一）疾病概述

过敏性紫癜性肾炎为继发性肾脏损害，其主要表现以血尿和蛋白尿为主。本病是儿童中发病率最高的血管炎，在儿童过敏性紫癜中发生率为30%～50%，已成为儿童肾病的主要病因。部分过敏性紫癜性肾炎的患儿预后不良，数年后可进展至终末期肾病，进而影响患儿一生的生活质量。患者病变过程中皮肤紫癜、蛋白尿、血尿往往反复发作，缠绵日久难愈，给患者及其家属带来了巨大痛苦和负担。过敏性紫癜性肾炎为西医学病名，其主要的临床表现以反复皮肤紫癜、关节痛、腹痛、血尿和蛋白尿为主。

赵老指出，我国古代中医典籍中未见"过敏性紫癜性肾炎"病名，根据其临床表现，当属于"肌衄""紫斑""葡萄疫""尿血""水肿"等范畴。

（二）病因病机

1.赵老认为，本病发生的外因，或感受六淫之邪，或饮食不节，或药毒损伤；内因多为禀赋不足。初起如风热或风热夹湿袭表，损伤皮肤脉络，离经之血外溢肌肤黏膜而成紫癜，湿流关节则关节疼痛；如饮食不节或药毒损伤，致湿热内生中伤脾胃脉络，可见腹痛、便血；湿热下损肾与膀胱血络，或热盛伤阴，阴虚火旺则尿血；严重者，肾虚失其统摄，水谷精微流失而出现蛋白尿。此期患者血尿多严重于蛋白尿。

2.本病患者多反复发作，迁延难愈，紫癜时隐时现，多于劳累、受寒或再次接触过敏原后加重或反复。肾脏在此期最易受累，常表现为尿隐血持续阳性，尚可见尿蛋白持续难消，严重者可致肾功能衰竭。其病机主要为久病致脾肾亏虚，气不摄血或肾失固摄，精微外泄；或疾病过程中离经之血成为瘀血。《血证论》云"离经之血虽清血鲜血，亦是瘀血"，瘀血阻络，血行不畅，可诱发或加重出血。故脾肾亏虚、瘀血阻络常为过敏性紫癜反复不愈的病机之一。

（三）辨治思路

1. 治疗原则

《景岳全书·血证》载："凡治血证，须知其要，而血动之由，惟火惟气耳。故察火者，但察其有火无火；察气者，但察其气虚气实，知此四者而得其所以，则治血之法无余义矣。"赵老认为，本病在急性发作期，要注重疏风清热、清利湿热、养阴透邪、凉血止血等相互兼顾，辨证施治，使祛邪而不伤正。风热或实热者，多遵吴鞠通《温病条辨》"血从上溢者，犀角地黄汤合银翘散主之"之训。慢性期气不摄血者，方选补中益气汤或归脾汤加减，但必重用黄芪大补中气以固摄。

2. 分证论治

（1）风热阻络证

临床表现：皮肤紫癜，瘙痒，血尿（尿检镜下红细胞增多），泡沫尿，发热，咽痛，腹痛或关节疼痛，颜面或肢体浮肿，舌质淡红或略红，苔白或薄黄，脉浮滑有力。

治法：疏风和营。

方药：清营汤加减（荆芥、防风、生地黄、丹皮、金银花、连翘、赤芍、柴胡、水牛角、竹叶、紫草、小蓟等）。

加减与备选方：紫癜密集者，加紫草、白芍；便血者，加槐花、侧柏叶；血尿者，加生地榆、白茅根；瘙痒者，加苦参、地肤子。

（2）热毒壅结证

临床表现：皮肤紫癜颜色鲜红，弥漫四肢、背臀部，可有痒痛，肉眼血尿或镜下血尿，发热，口干，关节肿痛，腰腹痛，或见黑便，舌质红，苔黄，脉数。

治法：清热解毒。

方药：犀角地黄汤加减（水牛角、生地黄、赤芍、丹皮、黄芩、连翘、白茅根、小蓟、甘草等）。

加减与备选方：腹痛便血者，加白芍、大黄；瘙痒者，加防风、地肤子；高热不退者，可加石膏、知母。

（3）瘀血阻络证

临床表现：紫癜反复，时隐时现，镜下血尿，蛋白尿，关节肿痛，颜面或下肢浮肿，舌质暗红或有瘀点瘀斑，苔腻，脉滑。

治法：清热化瘀通络。

方药：桃红四物汤合三仁汤加减（薏苡仁、白豆蔻、杏仁、通草、法半夏、生蒲黄、滑石、桃仁、红花、川芎、当归、赤芍、小蓟等）。

加减与备选方：尿血明显者，加仙鹤草、地榆；大便干结者，加大黄；水肿者，加猪苓、茯苓、泽兰；腰痛甚者，加桑寄生、怀牛膝；气虚者，加黄芪、党参、太子参。

（4）气阴亏虚证

临床表现：紫癜消退或反复发作，间断镜下血尿，腰酸乏力，常易感冒，口燥咽干，手足心热，舌红苔薄，脉细数或沉细。

治法：补益气阴。

方药：参芪地黄汤加减（太子参、黄芪、熟地黄、山茱萸、山药、茯苓、丹皮、泽泻、白术、白花蛇舌草、益母草、加减与备选方：大便干结者，加厚朴、当归、肉苁蓉；血尿者，加女贞子、墨旱莲、藕节；睡眠差者，加茯神、丹参、炒酸枣仁；蛋白尿者，加石韦、黄芪。

（5）脾肾阳虚证

临床表现：皮肤紫癜消退，蛋白尿、血尿持续，面色㿠白，神疲乏力，腰膝酸软，畏寒肢冷，面浮肢肿，纳差，尿少便溏，舌体胖、边有齿痕，苔白，脉沉细或弱。

治法：温补脾肾。

方药：大补元煎加减（人参、山药、黄芪、熟地黄、山茱萸、杜仲、当归、枸杞子、炙甘草等）。

加减与备选方：四肢关节肿痛者，加秦艽、威灵仙；血尿甚者，加仙鹤草、墨旱莲、紫珠、藕节；水肿者，加车前子、冬瓜皮、泽泻；便溏者，加补骨脂、白豆蔻；血瘀者，加桃仁、红花。

（6）肝肾阴虚证

临床表现：紫癜消退或反复发作，镜下血尿持续，腰膝酸软，咽干口燥，手足心热，头晕耳鸣，体倦乏力，心悸气短，舌质红，少苔或无苔，脉细数或弦细。

治法：滋补肝肾。

方药：知柏地黄丸合二至丸加减（知母、黄柏、生地黄、熟地黄、山茱萸、山药、丹皮、茯苓、龟甲、女贞子、墨旱莲等）。

加减与备选方：腰腿酸痛者，加杜仲、牛膝、菟丝子；尿蛋白多者，加山萸肉、金樱子、芡实；潮热盗汗者，加地骨皮、青蒿；少寐多梦者，加酸枣仁；口干舌燥甚者，加麦冬、沙参；小便灼热、尿血者，加藕节、淡竹叶，灯心草。

（四）临证经验

1.过敏性紫癜性肾炎的发生，外感风热毒邪常为病因，但在感触冒犯外邪之前已在体内存在脏腑气血阴阳的失调。本病多由于先天禀赋不足或后天起居失常，或饮食劳倦所伤，导致脾肾亏虚，脾虚气血生化不足，肾虚精血不足，故致精血亏虚，阴虚内燥，虚火内生；或过食辛辣炙煿、肥甘厚味，燥热生于内，复感于风热毒邪，伤于血络，络破血溢所致，血溢于肌肤则发为紫斑，血溢于肾络则发为尿血，血溢于肠络则发为便血。

2."血为气之母，气为血之帅"，血液不循常道外溢，除与外邪侵袭伤络有关外，亦多见于脾虚失统，辨证治疗时犹须注重辨识，不忘补气健脾。

3."离经之血便为瘀血"，病变初期热毒多见，但治疗中凉血止血之药不可过多，以防药物过度寒凉遏血留瘀，加重瘀血，故可少佐活血化瘀之药，防止再次出血。

（五）辨证调护

1.饮食护理。低盐、低脂、高维生素、优质蛋白质饮食。避免接触过敏原。避免香燥、辛辣之物及鱼、虾、蟹等易于诱发过敏的食物。

2.皮肤护理。严密观察出疹的部位、颜色及消退时间，保持皮肤清洁干燥，避免擦伤感染。

3.生活护理。避免六淫外感之邪，预防感冒，劳逸适度，避免劳累，节制房事，固护脾肾，忌烟酒。

4.情志护理。保持心情舒畅，避免烦躁、焦虑等不良情绪。

5.避免滥用药物，慎用肾毒性药物。

（六）医案举隅

病案1

患者，女，27岁。2016年11月3日初诊。

2016年10月，患者感冒后双下肢皮下出现瘀斑、瘀点，色暗红，就诊于当地医院，予氯雷他定、维生素C、钙片等治疗后，病情反复，疗效欠佳。为求进一步诊治，故来赵老门诊就诊。

现症：患者神清，精神尚可，双下肢皮下散在瘀斑、瘀点，色暗红，自觉腰部困重，双侧眼睑轻度水肿，双下肢无水肿，尿液浑浊、有泡沫，纳食、夜寐可，大便尚可，舌红，苔薄白，脉浮细。查体：双下肢皮下可见散在瘀斑、瘀点，双侧眼睑轻度水肿，双下肢无水肿，生理反射存在，病理反射未引出。实验室检查：尿隐血（+++），尿蛋白（+）；24小时尿蛋白定量0.28g；肾功能正常。

西医诊断：过敏性紫癜性肾炎。

中医诊断：紫癜（风热夹瘀证）。

治法：宣肺祛风，凉血活血。

处方：荆芥10g，防风10g，蝉蜕10g，地肤子10g，蛇床子10g，茜草10g，牡丹皮10g，紫草10g，麻黄5g，大腹皮10g，炮姜10g，芡实20g，锁阳10g，牛膝10g，杜仲10g。7剂，每日1剂，水煎分服。同时配合西药甲泼尼龙、维生素C、钙片。嘱患者注意休息，避风寒，勿食辛辣刺激、海鲜寒凉之品。

二诊：患者双下肢瘀点、瘀斑减少，腰困较前缓解，神疲乏力，尿液微浊，舌淡红，苔薄白，脉细。实验室检查：尿隐血（+），尿蛋白（+）；24小时尿蛋白定量0.2g。患者病情好转，效不更方，继续服用。

三诊：患者双下肢皮下散在瘀点、瘀斑基本消退，腰困明显缓解，神疲乏力有所好转，小便色淡，泡沫减少，饮食、夜寐可，大便调，舌淡红，苔薄白，脉细。实验室检查：尿隐血（＋），尿蛋白（＋）；24小时尿蛋白定量0.18g。考虑患者病至后期，邪去正虚，故调整处方，治以益气摄血、凉血活血之法。

处方：黄芪30g，川芎10g，桂枝20g，干姜15g，芡实20g，续断20g，锁阳10g，菟丝子20g，当归20g，仙鹤草20g，茜草20g，紫草20g，炮姜10g。

服药半年后，患者自述无特殊不适，复查尿常规：尿隐血（－），尿蛋白（－）。嘱患者慎避外邪，起居有度。随访3个月未复发。

按：本案患者素体肾气不足，外感后正气受损，风热之邪乘机侵袭，扰动血脉，迫血妄行，溢于脉外，离经之血瘀于肌表，诱发本病，可见双下肢皮下散在瘀点、瘀斑。经当地医院治疗1个月后，疗效不显，疾病日久，气虚血瘀，经络受阻，水液布散失常，故见双侧眼睑轻度浮肿、腰部困重。治疗先以凉血活血为主，予紫草、茜草、丹皮、炮姜清热凉血，化瘀止血，力求止血不留瘀、祛瘀不伤正；兼宣肺疏风，顾护卫外，加荆芥、防风、麻黄、蝉蜕。二诊时患者症状改善，效不更方，继续服用。三诊时患者双下肢皮下瘀点、瘀斑已消退，仍可见尿隐血、蛋白尿。赵老认为，此时患者紫癜虽消，但病程缠绵，必有脾肾受损，故不可再与前法，应以益气摄血、补血活血为主。故予黄芪益气补中；芡实、续断、锁阳、菟丝子固摄肾气；桂枝配干姜通阳化气、温中健脾；茜草、紫草凉血活血；仙鹤草、炮姜止血治标；川芎为血中气药，配合当归既能活血行气，又可补血扶正。服药半年后，尿隐血、蛋白尿均恢复正常。

病案2

张某，男，41岁。2016年12月11日初诊。

患者因"双下肢紫斑伴瘙痒10天"就诊。患者10天前感冒后出现双下肢皮肤紫斑伴瘙痒，双下肢浮肿，就诊于当地医院，查尿常规示尿蛋白（+++），隐血（++），未行肾穿刺活检术，诊断为"过敏性紫癜性肾炎"。当地医院予中药治疗后，双下肢浮肿减轻，但紫斑及瘙痒症状缓解不佳。为求进一步治疗，来赵老门诊就诊。

现症：双下肢大小不等紫斑，暗红色，未高出皮肤，按之不褪色，双下肢轻度浮肿，伴气短、乏力，无腹痛及关节痛，无肉眼血尿，舌质偏红，苔黄，脉细。实验室检查：尿蛋白（+++），隐血（+），尿微量白蛋白650mg/L；24小时尿蛋白定量2.3g。

西医诊断：过敏性紫癜性肾炎。

中医诊断：肌衄（血热兼气虚证）。

治法：清热凉血，益气摄血。

处方：犀角地黄汤加味。

水牛角30g，生地黄15g，丹皮15g，赤芍15g，白茅根10g，紫草15g，地锦草15g，茯苓15g，泽泻15g，炒白术15g，黄芪15g。8剂，水煎服，每日1剂，分3次服用，并嘱患者慎饮食，忌海鲜。

二诊（2016年12月21日）：双下肢紫斑较前减少，浮肿消退，无瘙痒，仍觉乏力、气短，食欲不振，舌质淡红，苔薄黄，脉细。实验室检查：尿蛋白（+），隐血（+），尿微量白蛋白350mg/L；24小时尿蛋白定量0.93g。上方去水牛角、紫草，加茜草15g，炒麦芽10g，神曲10g。8剂，服法同前。

三诊（2017年1月5日）：双下肢紫斑完全消退，食欲不振等症较前明显缓解，仍觉乏力、气短，舌质淡红，苔薄白，脉细。实验室检查：尿蛋白（－），隐血（－）；尿微量白蛋白200mg/L；24小时尿蛋白定量0.26g。上方去生地黄、丹皮、赤芍、白茅根、茜草、地锦草、炒麦芽、神曲，加党参12g，当归12g，白芍15g。10剂，服法同前。

患者停药半年，未见复发。

按： 本案患者以双下肢皮肤紫斑、瘙痒为主症，兼有气短、乏力等气虚症状，结合舌脉，辨属血热兼气虚证。其发病原因在于热邪炽盛，耗伤脾胃之气。外感时邪，伏而发热，热邪炽盛，迫血妄行，久之热盛耗伤脾胃之气。治疗以清热凉血、益气摄血为法，在运用犀角地黄汤清热凉血止血的基础上着重补脾气，故加白术、黄芪健脾益气。二诊时患者无瘙痒症状，双下肢紫斑减少，气虚症状无改善，故以益气健脾为主，清热凉血为辅，去水牛角、紫草，加茜草；患者食欲不振，加炒麦芽、神曲健脾和胃。三诊时患者下肢皮肤紫斑完全消退，仅以气虚症状为主，故以补中益气汤益气健脾，去生地黄、丹皮、赤芍、白茅根、茜草、地锦草、炒麦芽、神曲，加党参增强补气之功。清·唐容川在《血证论》中指出"气为血之帅"，气能生血，气能行血，气虚易致血虚，气虚则运血无力，故加当归、白芍补血活血，气血兼治。

附：紫斑古代文献概览

《圣济总录·诸风门》："紫癜风之状，皮肤生紫点，搔之皮起而不痒痛是也。"

《医宗金鉴》："大小青紫斑点，色若葡萄，发于遍身，惟腿胫居多。"

《医林改错·紫癜风》:"血瘀于肤里,治法照白癜风,无不应手取效。"

十、肾小球性血尿

（一）疾病概述

肾小球性血尿,简称肾性血尿,是指血液经肾脏随尿液排出体外的疾病,即血尿来源于肾小球,临床上表现为单纯性血尿,以反复发作的肉眼血尿或持续镜下血尿为特征。本病多见于各种肾小球疾病,包括原发性肾小球疾病,如IgA肾病、系膜增殖性肾小球肾炎、局灶性节段性肾小球硬化症、肾囊肿、多囊肾;也可见于继发性肾小球疾病,如过敏性紫癜性肾炎、狼疮性肾炎等。诊断肾性血尿需要排除泌尿系结石、结核、肿瘤、尿路感染、肾外出血因素及泌尿系结构异常等因素。西医学对不伴有蛋白尿、高血压、肾功能下降的血尿束手无策,只能观察,且这部分患者20年后仍可发展为终末期肾病（ESRD）。这是由于肾小球基底膜长期病变会导致肾小球硬化,从而引起肾脏的损害。因此,关注肾性血尿并给予积极治疗,实属必要。

赵老在长期的临床实践中发现,即使是单纯镜下血尿患者,也存在脾肾亏虚、湿热瘀阻之"证",如果能见微知著,见病知机,及时给予对证治疗,确实可以阻断或延缓该病的进展。

（二）病因病机

赵老认为,肾性血尿的病机关键在于脾肾亏虚为本,湿热瘀阻为标。病机变化可以归纳为气不摄血、热伤血络、瘀血阻络等方面。

1.脾肾亏虚为本

脾统血，肾藏精，脾肾亏虚可以导致血液不能潜藏统摄于脉内，反而溢于脉外，随尿排出，出现尿血。赵老认为，肾为先天之本，脾为后天之本，脾肾亏虚是肾性血尿发生的根本。

脾主统血，脾有统摄血液在经脉中运行，防止其溢出脉外的功能。《黄帝内经》认为"中气不足，溲便为之变"，即是说脾气亏虚，可以导致二便的异常。《难经·四十二难》谓脾"主裹血，温五脏"，即是说明了脾有统摄血液运行的功能。脾统血实际上是气固摄功能的体现。五脏六腑之血，全赖脾气统摄。脾为气血生化之源，脾运化功能正常，则气血充沛，统摄功能强劲；反之则统摄失常，病变由生。李东垣在《脾胃论·脾胃盛衰论》中云："百病皆由脾胃衰而生也。"因此，外受湿邪、饮食所伤、劳累过度、思虑太过等各种外邪内患久客于身，常先困脾，均可导致脾气亏虚，血失统摄，血逸脉外，而致尿血。

赵老认为，不仅饮食不节可伤脾害胃。现代人大多生活不规律，衣着过薄而易招致寒湿；劳累熬夜、工作压力大、所思不遂等，皆可损伤脾胃，从而导致一系列疾病，因此脾虚在现代人的致病因素中比较多见。

肾主封藏，《素问·六节藏象论》认为："肾者，主蛰，封藏之本，精之处也。"肾藏精，为脏腑阴阳之本、生命之源，故称肾为"先天之本"。肾开窍于二阴，故二便的异常均与肾有密切的关系。清·沈金鳌《杂病源流犀烛·五淋二浊源流》中指出："尿血，溺窍病也。其原由于肾虚。"古人多认为肾病多虚证，且肾藏真阴而寓元阳，司二便，助膀胱气化以利小便排出，宜固藏，而不宜漏泄。或因先天禀赋不足；或因后天失养；或因外邪由表入里而内伤于肾；或因久病失治误治，耗伤肾精，以致肾气虚而封藏失职；或因肾阴亏虚，阴虚火旺，肾与膀胱脉络被灼伤，迫血妄行而出现尿血。

气为血帅，气能统血，血与气密切相关，气行血行，气脱血脱，故《医贯·血症论》云："血随乎气，故治血必先理气。"脾肾亏虚，脾气虚不能统血，则见尿血。再则，气有余便生火，火热偏亢则扰动血脉，血不归经。《景岳全书·血证》就强调了火热与气虚在本证发病中的重要性："血本阴精，不宜动也，而动则为病；血为营气，不宜损也，而损则为病。盖动者，多由于火，火盛则逼血妄行；损者，多由于气，气伤则血无以存。"其认为实证当清气降气，虚证当补气益气。

2.湿热瘀阻为标

（1）湿浊：肾病恒有湿。湿邪有外感、内生两端。外感寒湿或湿热之邪，皆可入里化热。肾为水脏，肾主水，肾中精气的气化功能，对于体内津液的输布和排泄，维持体内津液代谢的平衡，起着极为重要的调节作用，故《素问·逆调论》指出："肾者水脏，主津液。"肾虚，主水功能障碍，势必内生湿浊之邪。外感、内生之湿邪蕴久化热，热与湿更相胶结，热盛而湿难去，湿热下注，热灼血络，使肾之脉络受损伤，血溢脉外，血不归经而致血尿。如《医方考》中所说："下焦之病，责于湿热。"湿性黏腻，缠绵难解，这也是肾病易于慢性化的因素之一。

（2）热伤血络：热迫血络可导致尿血。血之为物，得热则行，遇寒则凝。赵老辨治肾性血尿时尤其强调，火热之邪有虚实之分，由外感风热燥邪、湿热蕴积和肝郁化火等而成者属实，而阴虚导致的火旺则为虚火。

实热分为风热、毒热、湿热之邪。表虚卫外不固，或外感风寒袭表，入里化热；或风热外侵，邪热搏结咽喉，循经伤及肾络而尿血。《灵枢·经脉》谓"肾足少阴之脉……其直者，从肾上贯肝膈，入肺中，循喉咙，夹舌本"，认为咽属肾所主，喉为肺之门户。咽喉是外邪入侵肾的重要途径，故急性肾小球肾炎的患者常在急性上呼吸道感染出现咽喉部红肿疼痛、喉核肿大之后，出现肉眼血尿，或镜下血尿加重，或蛋白尿及水肿。因此，热邪常循经而传，由咽喉到肾脏，喉肾相关。或因毒热之邪感受于身，或热蕴日久化而成毒，毒热之邪损伤脉道，或循经下袭于肾，损伤肾络，血溢脉外或精微外泄而发为血尿。

虚热是指虚火内盛，灼伤肾络，血溢脉外，导致血尿。如《景岳全书》指出："精道之血……多因房劳，以致阴虚火动，营血妄行而然。"此类血尿为肾阴不足，阴虚火旺，扰于血分而渗出脉外，虽亦为热，乃属虚热。

（3）瘀血阻络：瘀血阻络，可使血不循经而致尿血。瘀血的形成亦有虚实之别，因虚致瘀通常是血瘀形成的起因，而实邪则会进一步加重瘀血。因虚致瘀可分为气虚血瘀、阳虚血瘀、阴虚血瘀。概因气为血之帅，气行则血行，气虚则血滞，如《医林改错》谓："元气既虚，必不达于血管，血管无气，必停留而瘀。"阳虚寒凝，血脉凝滞而成瘀，如《灵枢·痈疽》云："寒邪客于经络之中则血泣，血泣则不通。"阴亏水乏，阴火亢盛，煎熬阴液，血液亏少，无力行舟而致瘀。

实邪导致血瘀则主要分为外感和内伤两大类。表虚卫弱，腠理疏松，外感风寒袭肺，入里化热；或风热外侵，邪热搏结咽喉，热毒循经伤及肾络；或热毒之邪感受于身，热蓄日久成毒热，损伤脉络，血溢脉外，发为血尿，而离经之血即为瘀血。

内伤血瘀主要包括因湿致瘀、气滞血瘀、出血血瘀。正如《血证论》所述："病血者未尝不病水，病水者未尝不病血。"因此，肾性血尿多因水湿壅盛，气机受阻，气滞则血瘀，故水湿、瘀血相互为患，缠绵难愈。同时，湿性黏滞、重着，易与热邪搏结。热性炎上，易伤阴液，津枯血少，湿热合邪，更易阻滞血行而成瘀血。血溢脉外，离经之血为瘀血。久病入络，久病成瘀，瘀血可阻滞血脉的正常运行，从而导致血尿。

（三）辨治思路

《景岳全书·血证》指出"凡治血证，须知其要，而血动之由，惟火惟气耳。故察火者，但察其有火无火，察气者，但察其气虚气实。知此四者而得其所以，则治血之法无余义矣"，可谓治疗血证的总则。肾性血尿的治疗亦不能脱于此。赵老根据肾性血尿脾肾亏虚，湿热瘀阻的病机关键，在疾病发展的不同阶段，围绕气、火、虚、瘀进行辨证论治。

气为血帅，气能统血，气行血行，气脱血脱；气有余便生火，火热偏亢则扰动血脉，血不归经。实证当清气降气，虚证当补气益气。《证治汇补·溺血》中指出："胞移热于膀胱则溺血，是溺血未有不本于热者，但有各脏虚实之不同耳。"但在邪热之中，有实火和虚火的不同。实火多由感受热邪所致，治应清热泻火；虚火则多由烦劳过度，耗伤阴精，或热邪耗阴、正虚邪恋所致，治应滋阴降火；兼夹湿邪，需注意健脾除湿及清热利湿。虚，主要在于脾肾亏虚，脾虚则中气不足，统血无权，血随气陷，治疗应补脾摄血；肾虚则下元空虚，封藏失职，血随尿出，治应补肾固摄。瘀血阻络需注意活血通络，止血而不留瘀。具体辨证论治如下。

1.急性发作期

（1）外感风热证

临床表现：血尿鲜红，病程短，常见于外感后，咽痒咳嗽，咽干咽痛，口渴喜饮，舌红，苔薄黄，脉浮数。

治法：疏风清热，凉血止血。

方药：银翘散加减。

金银花16g，生地黄30g，连翘50g，山萸肉30g，蒲公英25g，黄芩15g，桔梗20g，墨旱莲20g，牛蒡子20g，板蓝根10g。

方解：《诸病源候论》云："风邪入于少阴，则尿血。"由于风热等外邪侵入人体，热邪入里，下迫下焦，膀胱热蓄，血热妄行，发为血尿。因此，临床常见血尿颜色较鲜红。同时《血证论·尿血》谓："肺为水之上源，金清则水清，水宁则血宁。"因此，赵老主张在下者取之上，表里同治，单用解表则里热不清，单用清里热则表邪不除。故宜疏风清利并举，运用银翘散加黄芩、牛蒡子、板蓝根、胖大海等药，佐以凉血止血之药如小蓟、墨旱莲、丹皮、赤芍、益母草、仙鹤草等，从而阻断病情的发展，使血尿早期向愈。

方中金银花、连翘、牛蒡子疏风清热；蒲公英、板蓝根清热解毒；黄芩、桔梗清肺热；配合生地黄、山萸肉、墨旱莲补肾阴，清补兼施，使清解而不伤正。全方共奏疏风清热、凉血止血之功。

加减及备选方：如果咽红肿痛者，加玄参、射干；鼻衄者，加侧柏炭、赤芍、丹皮；若热势较高者，加石膏、知母；咳甚者，加杏仁、贝母。

（2）湿热内蕴证

临床表现：血尿缠绵难愈，尿常有灼热感，脘腹满胀，肢体倦怠困重，纳呆，腰痛，口干渴，舌红，苔黄腻，脉滑数。

治法：清热利湿，凉血止血。

方药：八正散加减。

川木通15g，萆薢15g，栀子20g，金钱草20g，苍术15g，黄柏12g，土茯苓50g，白茅根30g，小蓟20g，生薏苡仁20g，车前子20g，瞿麦20g，大黄10g，甘草15g，白花蛇舌草20g，益母草30g，丹参15g。

方解：脾主运化，脾土能克制水湿之邪。若脾虚不运，则水湿内停，日久化热，湿热蕴结，陷下伤肾，热灼肾络，发为血尿。因此，赵老认为，血尿湿热内蕴证治宜清热利湿，用八正散加减。

方中萆薢、金钱草、白花蛇舌草清热利湿解毒；苍术、黄柏最善清利肾经湿热；土茯苓解毒除湿；生薏苡仁清热健脾除湿；白茅根、小蓟凉血止血利尿；配合益母草、丹参活血通络。赵老在此型中喜用白花蛇舌草，因其能清热利湿解毒，又能活血散瘀利尿，为治疗肾性血尿湿热内蕴证之要药。

加减及备选方：若肢体倦怠困重、纳呆、水肿较重者，加泽泻、白术，加强淡渗利湿之效；若腰痛明显者，加川续断、桑寄生、杜仲，补益肝肾，健骨强筋。

2.慢性缓解期

（1）脾肾气虚证

临床表现：体倦乏力，气短懒言，面色少华，纳差食少，腹胀便溏，畏寒怯冷，腰膝酸软，头晕耳鸣，每遇劳累易复发，见肉眼血尿或镜下血尿，舌体胖、边有齿痕，舌色淡红，脉沉细；或舌淡红而胖大，脉细弱。

治法：滋肾健脾，凉血止血，益气摄血。

方药：自拟培本止血方。

黄芪30g，山药15g，党参20g，生地黄20g，熟地黄20g，知母15g，白术20g，茯苓15g，山萸肉20g，女贞子25g，小蓟30g，白茅根50g，丹皮15g，淫羊藿15g，肉苁蓉15g，杜仲15g，菟丝子15g。

方解：赵老据《素问·阴阳应象大论》中"治病必求于本"的原则，强调补肾健脾为治疗肾性血尿的根本。正如《沈氏尊生书》所言："脾肾法宜兼补……肾虚宜补，当更扶脾。即欲壮脾，不忘养肾可耳。"因此应用自拟培本止血方治疗此型血尿。

方中黄芪、山药、党参、白术、茯苓健脾；生地黄、熟地黄、山萸肉、女贞子滋肾阴；淫羊藿、肉苁蓉、杜仲、菟丝子补肾阳；小蓟、白茅根清热利尿，凉血止血；加用知母、丹皮清热除湿，泻血中伏火。全方补肾健脾而止血。赵老强调此型虽有脾肾亏虚，但应慎用附子、肉桂等温燥之剂，以防动血耗血，加重血尿。

加减及备选方：若素体气虚，表虚不固，易感冒者，可加用玉屏风散；若恶心、呕吐者，可加紫苏叶、佩兰、砂仁，芳香化湿醒脾；若腰痛明显者，加川续断、桑寄生，补益肝肾，健骨强筋。

（2）阴虚火热证

临床表现：多为持续镜下血尿，头晕目眩，腰膝酸软，手足心热，遗精盗汗，耳鸣心烦，口干咽燥，虚烦不寐，舌质红绛，苔少，脉细数。

治法：滋阴清热，凉血止血。

方药：知柏地黄汤合二至丸。

生地黄20g，熟地黄20g，黄柏15g，山萸肉20g，女贞子20g，墨旱莲20g，小蓟30g，白茅根50g，泽泻15g，丹皮15g，藕节30g，龟甲30g，鳖甲30g，侧柏叶15g，茜草15g。

方解：《景岳全书·溺血论治》："若肾阴不足而精血不固者，宜养阴养血为主。"同时结合朱丹溪"补阴血必先泻火，泻火才能保存阴血"的理论，赵老运用知柏地黄汤合二至丸加减治疗此型血尿。

方中生地黄、熟地黄、山萸肉滋肾阴；配合黄柏、泽泻、丹皮清湿热，泻肾火；二至丸滋阴止血；配合小蓟、白茅根、藕节、侧柏叶凉血止血；茜草止血而不留瘀；龟甲、鳖甲滋阴止血，且为血肉有情之品而善于通络，疏通瘀滞。全方使阴复血宁，脉道濡润，血脉通利，血尿自止而疗效颇佳。

加减及备选方：若潮热、盗汗、五心烦热者，可加知母清热滋阴；若有虚热内扰，虚烦不寐者，加酸枣仁、合欢花，补血养心安神；若头晕、头痛者，加蔓荆子、天麻、钩藤，平肝潜阳。

（3）毒热交结证

临床表现：常见肉眼血尿，或见皮肤紫斑，发热，咽痛，心烦口渴，大便干，舌红，苔黄，脉滑数。

治法：清热解毒，凉血止血。

方药：犀角地黄汤加减。

水牛角20g，大青叶15g，生地黄20g，金银花15g，连翘20g，败酱草15g，黄芩15g，夏枯草20g，蒲公英15g，板蓝根20g，蝉蜕15g，丹皮15g，紫草20g，地龙20g，赤芍15g。

方解：《灵枢·百病始生》云"阳络伤则血外溢"，"阴络伤则血内溢"。毒热之邪，灼伤血脉，迫血妄行，渗于肌肤，则发为紫斑；毒热之邪，循经下侵于肾，损伤肾络，则发为尿血；毒热之邪，入血分与血相搏结，瘀阻于内而成为瘀毒，进一步伤及肾络，则见血尿加重。薛生白在《湿热病篇》中云："毒邪深入营分，走窜欲泄，宜大剂犀角、生地、赤芍、丹皮、连翘、紫草、茜根、银花等味。"据此，赵老临床上应用犀角地黄汤加减，治疗毒热交结型肾性血尿。

方中用犀角地黄汤凉血解毒化斑；金银花、连翘、大青叶、板蓝根、败酱草清热解毒；黄芩清肺热；夏枯草清肝火；丹皮清血中伏火；蝉蜕透疹，通络；血中热毒甚者，可用紫草活血解毒；地龙、赤芍均为活血通络之品。全方清热解毒、凉血止血，善治尿血。

加减及备选方：患者咽痛明显者，常重用金荞麦，取其清热解毒消痈、清肺利咽除湿之功效；便秘严重者，加大黄5g，从小剂量开始，便秘不缓解者再加量；如果恶心、呕吐者，可加入紫苏叶、佩兰、砂仁，以芳香化湿醒脾，脾胃运则中焦和。

（4）脾肾阳虚证

临床表现：尿血，颜色时而淡红，时而暗红，排尿不畅，少腹时有冷痛，腰痛、腰凉，四肢不温，食欲不振，大便稀溏，唇舌淡暗，苔薄，脉沉细涩。

治法：补本培元，温阳通络。

方药：右归丸合当归四逆汤加减。

熟地黄20g，肉桂6g，山药15g，吴茱萸12g，杜仲15，当归15g，菟丝子20g，附子12g（先煎），牛膝15g，枸杞子20g，淫羊藿15g，生甘草10g，党参12g，白术20g，生姜10g。

方解：赵老认为，血尿虽然多数病因是由热所致，但切不可以大概全。其认为，虚寒亦是导致血尿的原因之一。因本虚阳弱，血脉不得阳气之温煦而寒凝，脉络不通，滞而化瘀，由瘀致络脉损伤，发为血尿。因此，赵老运用右归丸合当归四逆汤加减治疗本虚寒凝所致的肾性血尿。

方中用右归丸温补肾阳；加用淫羊藿以增强补肾温阳之力；加党参、白术、生姜温补脾阳，以后天养先天；牛膝引药下行，治疗尿血。对于辨证准确的本虚寒凝型血尿，赵老常在此方基础上酌情加减，常获良效。

加减及备选方：若排尿不畅者，加车前子、泽泻、山茱萸，利水消肿，温肾化气；若有大量腹水者，可加槟榔、猪苓、商陆、牵牛子，加强利水；若腰痛明显者，加川续断、桑寄生，补益肝肾，健骨强筋。

（5）瘀血内阻证

临床表现：尿血，颜色暗红，有时夹有血块，排尿不畅，少腹刺痛拒按，夜间加重，唇舌紫暗或有瘀点瘀斑，苔薄，脉涩或沉细。

治法：活血化瘀，通络止血。

方药：血府逐瘀汤加减。

生地黄20g，当归15g，桃仁15g，红花15g，赤芍15g，川芎15g，牛膝20g，仙鹤草20g，山药20g，丹参15g，黄芪15g，党参15g，柴胡15g，三七粉15g，益母草20～40g。

赵老认为，"出血必留瘀"，故瘀血常伴随肾性血尿的各个阶段。而久病入络夹瘀，因此病程较长者，瘀象就更加明显。同时，因"瘀血不去，则新血不生""水道之血宜利"，所以赵老喜用血府逐瘀汤治疗瘀血内阻型血尿。

方中当归、桃仁、红花、赤芍、川芎、丹参活血化瘀；柴胡、牛膝沟通上下的气血运行；血不离气，久用活血势必伤阴耗气，故用生地黄养阴止血；山药、黄芪、党参补气；恐活血太甚，故用仙鹤草收敛止血；三七粉止血活血；益母草活血利水。全方活血止血，治疗血尿，体现了张子和"贵流不贵滞"的思想。

加减及备选方：若尿血加重，应加大活血化瘀药物剂量；若腰痛者，加川续断、桑寄生、杜仲，补益肝肾，健骨强筋；若水肿者，加用五苓散，利水渗湿，温阳化气。

（四）临证经验

1.治病求本，补益脾肾，顾护脾胃之中州

赵老认为，肾性血尿的发生，究其根本，则为脾肾两虚，机体正气不足，脏腑功能衰退所致。脾为后天之本，气血生化之源。脾主统血，脾气亏虚，则气血生化乏源，统摄无力，而血液溢于脉外，导致尿血。肾为先天之本，主封藏。肾气不足，不能封藏，或者肾阴不足，阴阳不秘，阴虚火旺，灼伤肾络，而致尿血。脾之健运赖肾阳之先天以温煦与推动，肾之精气亦赖于水谷精微的后天培育和滋养，即"水谷之海，本赖先天为主，而精血之海，又赖后天为资"。因此，赵老在治疗肾性血尿时，特别注重补益脾肾，使"正气存内，邪不可干"。补肾喜用生地黄、熟地黄、山萸肉、菟丝子、女贞子、墨旱莲、阿胶、枸杞子等以平补肝肾，长期服用效果卓著。在组方用药之时，注重阴阳平衡，结合"善补阳者，必于阴中求阳，则阳得阴助而生化无穷"，"善补阴者，必于阳中求阴，则阴得阳升而源泉不竭"的经典理论组建方剂，使"阴平阳秘，精神乃治"。补脾喜用黄芪、山药、白术、党参等以补气健脾。治疗之时往往脾肾双补，使先天得后天之养，后天借先天之阴阳以为滋。

赵老认为，肾性血尿患者，顾护脾胃之中州十分必要。脾胃之本犹如战时之后方供给，常常是决定战局胜败的关键，不可不顾护。正如李东垣所说："百病皆由脾胃衰而生也。"因长期服用寒凉之品，损伤胃之阳气；或者常服滋补类药物，阻碍中焦，有碍胃之气机，致胃的腐熟水谷功能下降，水谷化为精微之气不足，不能供养全身，则本体虚损愈重。正如《不居集》所说："盖人之一身，以胃气为主，胃气旺则五脏受荫，水精四布，机运流通，饮食渐增，津液渐旺，以至充血生精，而复真阴之不足。"因此在用药上，宜慎用苦寒泻下之品，以防损伤胃阳；慎用辛温燥热之品，以防损伤胃阴；慎用滋腻之品，以防阻碍胃气。用药时还要注意顾护胃气，胃气得存，腐熟功能正常，则气血生化有源，利于对药物的吸收。在治疗时，赵老常使用焦三仙、鸡内金等健脾胃，助运化；用麦冬、沙参、枸杞子、黄精等补益胃阴；用木香、陈皮、苏梗、厚朴等调畅气机；用干姜、半夏、吴茱萸、肉桂等温胃散寒。

2.慎用收涩之品，活血止血不留瘀

赵老认为，肾性血尿不同于其他出血性疾病。一般出血性疾病皆可使用收涩之品而固涩止血，但肾性血尿不同。诚如《医学心悟》所讲："凡治尿血，不可轻用止涩药，恐积瘀于阴茎，痛苦难当也。"肾性血尿病位在肾与膀胱，当是水液枢利之机关，亦是尿液产生和排泄的器官，使用收涩止血之品时，容易"闭门留寇"，使瘀血留滞，阻塞肾络，导致血不循经，血溢脉外而加重尿血；同时亦影响尿液的生成和排泄，导致癃闭，变证丛生。如《黄帝内经·素问》所说："病久入深，营卫之行涩，经络时疏，故不通。"因此，赵老认为瘀血既是肾性血尿的病理产物，也是其致病因素，是导致肾性血尿病情迁延难愈的关键原因。因此在治疗上，赵老不主张用收涩之法，极少使用炭类药物收涩止血，反而用凉血活血化瘀、通利小便之法止血。其临床用药主要依据辨证论治来选方，只稍加小蓟、白茅根、藕节等常见凉血止血药，同时亦选用丹参、三七、蒲黄、赤芍等活血止血药。对于湿瘀、气瘀等因素，则采取对症用药，通因通用，血液运行通畅，新血得生，瘀血得祛，顽疾自除。由此可见，一味止血并不是治疗尿血的善法，归根结底还是要辨证论治。

（五）辨证调护

赵老认为，肾性血尿，除方药治疗外，其饮食、情志、生活上的调护亦颇为重要。

1.饮食上要注重调摄

首先，应低盐饮食。《素问·生气通天论》云："阴之所生，本在五味；阴之五宫，伤在五味……味过于咸，大骨气劳，短肌，心气抑。"因食盐性寒味咸，咸能入肾，因而肾病应少食盐，以免加重肾性血尿。

其次，要禁食过于辛辣的食物。《本草纲目》中说："烧酒，纯阳毒物也……与火同性。"饮酒和进食辛辣食物、膏粱厚味，可生热动火，助湿生热，导致血热妄行，加重肾性血尿。

最后，应少食海鲜类异体蛋白。可适当食用精瘦肉、优质蛋白，配合新鲜蔬菜、水果等富含纤维素、维生素的食品。保持大便通畅，避免引起胃肠不适，顾护好脾胃之中州。另外，赵老建议平时养成多喝水的好习惯，且不应长时间憋尿，感觉有尿意即去排尿，减轻肾脏及膀胱的负担，避免加重肾性血尿。

2.情志上要恬淡

《素问·汤液醪醴论》云："精神不进，意志不治，故病不可愈。"可见调畅情志亦非常重要。《灵枢·本神》言："肾盛怒而不止则伤志……恐惧而不解则伤精，精伤则骨酸痿厥，精时自下。"赵老强调，五志过极皆可化火，而火热又是肾性血尿的主要致病因素。因此，其常常嘱咐患者要调整好自己的情志，勿过度忧思，保持乐观心态，治病先治心。正如《素问·上古天真论》中所说："恬惔虚无，真气从之，精神内守，病安从来。"

3.生活上要注重养护

因肾性血尿的诱发常常与外感等致病因素有关，因此在日常生活中应慎防外感，如注意四时气候的冷暖变化，适时增减衣物。因喉肾相关，要避免外感六淫循经下传，加重或诱发肾性血尿。

肾性血尿患者应适当休息，静心休养。如《血证论·劳复》中说："静则气平而生阴，动则气躁而生阳……失血病，因劳动而复发者，十之五六，亟宜调息瞑目，以收敛浮动之气，使阴生阳秘，而血乃不复动矣。"

肾性血尿患者应保证睡眠充足，尿血重者应静卧少动，安心调治。如《证治汇补·溺血》指出："此病日久中枯，非清心静养，不可治也。"

肾性血尿患者病情常为虚实夹杂，迁延难愈。因此赵老在治疗时，常叮嘱患者，治病要循序渐进，不能妄图一蹴而就。病情缓解好转、相关检查指标正常后，仍需坚持服药3个月以上，防止疾病复发。

（六）医案举隅

病案1

李某，女，54岁。2013年初诊。

患者3个月前因尿频、尿急就诊，后经抗炎治疗好转，时复发，尿常规示有隐血。

现症：腰酸，食睡尚可，尿时黄，大便正常，舌淡红，苔薄黄，脉弦细。实验室检查：尿隐血（＋＋），红细胞计数369/μL。血尿定位：肾小球性血尿，多边形红细胞80%。既往有上呼吸道感染史。

西医诊断：隐匿型肾小球肾炎。

中医诊断：尿血（外感风热证）。

治法：疏风清热，凉血止血。

处方：金荞麦30g，连翘50g，川木通20g，生地黄20g，败酱草20g，甘松20g，小蓟20g，地榆20g，丹皮20g，鳖甲50g，白芍30g，白茅根50g，山萸肉20g。10剂，水煎服，每日1剂，水煎分3次服。

二诊：乏力，气短，脐部隐痛，时便溏，耳鸣，舌淡红，苔薄黄，脉弦细。尿常规检查：尿隐血（＋），红细胞计数74.5/μL。患者脐部隐痛、时便溏、耳鸣，为脾肾亏虚的表现，故于前方加入丹参30g，黄芪30g，太子参20g。

三诊：患者症状好转，舌淡红，苔薄，脉弦细。尿常规检查：尿隐血（＋），红细胞计数24/μL。

处方：金荞麦30g，连翘50g，生地黄20g，败酱草20g，茯苓30g，泽泻20g，侧柏炭20g，白茅根50g，山萸肉20g，何首乌20g，仙鹤草20g，鳖甲50g，丹皮20g，黄芪30g。10剂，水煎服，每日1剂，水煎分3次服。

四诊：尿常规检查：尿隐血（＋），红细胞计数正常。赵老仍要求其按照三诊方再继续巩固治疗1个月。

后致电患者，诉未有反复。嘱患者注意饮食及生活调摄。

按：赵老认为，火热熏灼，损伤脉络，可导致尿血。血之为物，得热则行，遇寒则凝，所以治疗上应疏风清热、凉血止血。方中金荞麦、连翘、败酱草清热解毒；川木通利尿通淋；生地黄、小蓟、地榆凉血止血；甘松、白茅根祛湿消肿；丹皮清血中伏火；鳖甲滋阴潜阳；白芍平抑肝阳；山萸肉补益肝肾。全方清热解毒、凉血止血而治尿血。二诊时患者出现脾肾亏虚等表现，故加入丹参、黄芪、太子参等补益药。三诊时患者诸症好转，故去除二诊方中的补益药，加入茯苓、泽泻利水消肿，侧柏炭、何首乌、仙鹤草止血，以巩固疗效。

病案2

梁某，男，52岁。2012年初诊。

患者2年前因外感后出现肉眼血尿，就诊于当地医院。查尿常规：尿隐血（+++），诊断为"慢性肾小球肾炎"，予金水宝胶囊、血尿胶囊等治疗，症状有所缓解，后时有反复，迁延不愈。5天前，患者无明显诱因出现血尿加重，尿液颜色加深，遂来赵老处求诊。

现症：尿血，颜色暗红，少气乏力，纳差食少，大便略溏，腰膝酸软，少腹时有疼痛，唇色略紫暗，舌红少苔，边有瘀点，脉细涩。实验室检查：尿隐血（+++），红细胞计数113.8/μL。血尿定位：异形红细胞占80%。血压130/80mmHg。

西医诊断为：慢性肾小球肾炎。

中医诊断：尿血（脾肾两虚，瘀血阻络证）。

治法：补肾健脾，化瘀通络，凉血止血。

处方：黄芪30g，山药15g，党参20g，生、熟地各20g，白术20g，山萸肉20g，小蓟30g，白茅根50g，丹皮15g，肉苁蓉15g，杜仲15g，菟丝子15g，当归15g，桃仁15g，赤芍15g，川芎15g，牛膝20g，丹参15g，三七粉15g。每日1剂，水煎分3次服。

二诊：服药2周后，血尿颜色明显减轻，乏力好转，气力渐增，食欲好转，大便恢复正常，腰痛好转，无少腹疼痛，唇色略紫暗，舌红苔少，边有瘀点，脉细涩。尿常规：尿蛋白（-），尿隐血（++），红细胞计数23.6/μL。赵老认为，效不更方，因此在原方基础上去肉苁蓉，加用仙鹤草20g。

三诊：继续服药2周后，尿常规：尿隐血（+），红细胞计数13.2/μL。患者自觉症状明显好转，但仍时有腰部酸痛、乏力之感，尿液颜色恢复正常，大便正常，舌质淡红，苔红，脉细。应继续补肾健脾，佐以化瘀，顾护脾胃，在原方基础上随症加减。

四诊：继续服药3周后，尿常规恢复正常。赵老仍要求其继续巩固治疗2个月。

后致电患者，诉未有反复。嘱患者注意饮食及生活调摄。

按： 赵老认为，瘀血既是肾性血尿的病理产物，也是其致病因素，是导致肾性血尿病情迁延难愈的关键。因此在治疗上，赵老主张不用收涩之法，避免使用炭类药物收涩止血，而用凉血活血化瘀、通利小便的药物止血。方中黄芪、白术、小蓟、白茅根，补气健脾，利尿消肿；山药、党参，健脾养胃；熟地黄、山萸肉、杜仲、菟丝子、牛膝，补益肝肾，强筋骨；生地黄、肉苁蓉，润肠通便；丹皮、丹参、当归、桃仁、赤芍、川芎，活血化瘀；三七粉，止血。全方共奏补肾健脾、化瘀通络、凉血止血之功。二诊时患者大便恢复正常，因此在原方基础上去除肉苁蓉，加仙鹤草，凉血止血。三诊时患者自觉症状明显好转，但仍时有腰部酸痛、乏力之感，故应继续补肾健脾，佐以化瘀，继服3周后，尿常规恢复阴性。

病案3

李某，女，18岁。2015年5月初诊。

　　患者于2015年1月因皮肤紫斑，伴有镜下血尿，于当地医院诊断为"过敏性紫癜，过敏性紫癜性肾炎"。镜下血尿至今，迁延不愈。

　　现症：小腿偶见出血点，食睡尚可，尿黄浊，大便、月经正常，舌淡红，苔黄腻，脉弦细。实验室检查：尿隐血（+++），红细胞计数163.5/μL。血尿定位：异形红细胞占80%。既往对鳗鱼、环己胺、碳酸盐、花粉过敏。

　　西医诊断：过敏性紫癜性肾炎；过敏性紫癜。

　　中医诊断：尿血（脾肾亏虚，湿热内蕴证）。

　　治法：补肾健脾，清热利湿。

　　处方：山萸肉20g，生地黄20g，熟地黄20g，紫荆皮20g，白藓皮20g，丹皮20g，地骨皮20g，小蓟20g，地肤子20g，地榆20g，白芍30g，黄柏20g，栀子20g。10剂，水煎服。

　　二诊：服药2周，皮肤出血点消失，舌淡红，苔薄黄，脉弦细。实验室检查：尿隐血（+），红细胞计数6.47/μL，白细胞（+）。

　　处方：山萸肉20g，生地黄20g，熟地黄20g，小蓟20g，侧柏炭20g，藕节30g，马齿苋50g，白茅根50g，仙鹤草20g，紫荆皮20g，白鲜皮20g，白芷20g，女贞子20g。20剂，水煎服。

　　三诊：服药1个月后，症状好转，皮下无出血点，尿色淡黄，舌淡红，苔薄黄，脉弦细。尿常规检查：尿隐血（+），红细胞计数12/μL，上皮细胞增多。

　　处方：金银花30g，黄芩20g，薄荷15g，胖大海7g，麦冬20g，山萸肉20g，生地黄20g，熟地黄20g，土茯苓50g，黄芪30g，石韦30g，地榆20g，鳖甲50g，15剂，水煎服。

　　四诊：继续服药3周后，尿常规检查：隐血（+），红细胞计数正常。

后致电患者，诉未有反复。嘱患者注意饮食及生活调摄。

按： 赵老认为，湿热下注，热灼血络，使肾之脉络受损，血溢脉外，血不归经而致血尿，故治疗上应补肾健脾、清热利湿。方中山萸肉补益肝肾；生地黄润肠通便；熟地黄滋阴补血；紫荆皮消肿止痛；白藓皮、丹皮、地骨皮、地肤子、黄柏、栀子清热利湿；小蓟、地榆凉血止血；白芍平抑肝阳。二诊时患者皮肤出血点消失，故调整处方。方中山萸肉补益肝肾；生地黄润肠通便；熟地黄滋阴补血；小蓟、侧柏炭凉血止血；藕节、仙鹤草收敛止血；马齿苋清热利湿；白茅根利水消肿；紫荆皮消肿止痛；白藓皮清热利湿；白芷活血止痛；女贞子滋补肝肾。三诊时患者症状好转，尿色淡黄，舌淡红，苔薄黄，脉弦细。方中金银花、黄芩、胖大海清热利湿；薄荷疏散风热；麦冬、山萸肉、熟地黄、鳖甲补肾；生地黄润肠通便；土茯苓、黄芪、石韦利水消肿；地榆凉血止血。服药后致电患者，诉未有反复。

附：尿血古代文献概览

《素问·气厥论》："胞移热于膀胱，则癃溺血。"

《素问·四时刺逆从论》："少阴……涩则病积溲血。"

《金匮要略·五脏风寒积聚病脉证并治》："热在下焦者，则尿血，亦令淋秘不通。"

《诸病源候论·虚劳尿血候》："劳伤而生客热，血渗于胞故也。血得热而妄行，故因热流散，渗于胞而尿血也。"

《三因极一病证方论·尿血证治》："二者皆致尿血，与淋不同，以其不痛，故属尿血，痛则当在血淋门。"

《丹溪心法·溺血》："溺血属热。"

《医学入门·溺血》："暴热实热利之宜，虚损房劳兼日久，滋阴补肾更无疑。"

《医学心悟·尿血》:"凡治尿血,不可轻用止涩药。"

十一、尿路感染

(一)疾病概述

尿路感染(UTI)是指病原体直接侵入尿路,在尿液中生长繁殖,并侵犯尿路黏膜或组织而引起损伤的疾病。按病原体侵袭的部位不同,可分为肾盂肾炎、膀胱炎、尿道炎。尿常规检查清洁中段尿离心沉渣中白细胞＞10/HP。清洁中段尿或导尿留取尿液(非留置导尿)培养,革兰阳性球菌菌数≥10^4CFU/mL,革兰阴性杆菌菌数≥10^5CFU/mL。肾盂肾炎又称上尿路感染,膀胱炎和尿道炎合称下尿路感染。尿路感染可发生于所有人群,多见于女性,尤其是育龄期妇女。约40%以上的女性曾有一过性尿路感染的病史,轻者可表现为无症状性细菌尿,重者可出现败血症,甚至感染性休克而危及生命。尿路感染如治疗得当可治愈,如失治误治则会反复发作或迁延不愈,导致肾功能衰竭。西医治疗主要是抗菌药物治疗,以及积极矫治尿路畸形,避免导致感染的因素。

尿路感染属于中医"热淋""血淋""劳淋"等疾病的范畴。《诸病源候论》中明确提出了淋证的病位在肾和膀胱,其谓:"诸淋者,由肾虚而膀胱热故也。"赵老认为,尿路感染的病机关键为湿热蕴结下焦,膀胱气化不利所致,但是随着治疗及病情的变化,其证型可在热、寒、虚、实之间相互转变,因而在临证时必须四诊合参,在清利湿热的同时注重扶正固本,以免失治误治,导致正虚邪恋。赵老对尿路感染的治疗博古纳今,经验丰富,疗效颇著,临床上有明显优势。

（二）病因病机

赵老认为，尿路感染的病因有外感病邪、内伤七情、饮食不节、劳欲过度、先天禀赋不足等。这些因素会损伤人体正气，同时内生湿热。其病位在膀胱，并与心、肝、脾、胃、肾、三焦等脏腑关系密切。此外，赵老认为此病初期多以实证为主，与湿热蕴结下焦有关，然"湿"为阴邪、"热"为阳邪，祛湿有助热伤阴之弊，清热恐有生湿损阳之虞，如失治误治，则出现本虚标实、虚实夹杂，导致病情反复不愈。尿路感染病因多样，病机复杂，实证以湿、热为主，可夹有血瘀；虚证可见气阴两虚、脾肾亏虚、肾阴虚、肾阳虚、阴阳两虚等。

1.外感六淫之邪

《灵枢·百病始生》云："清湿袭虚，则病起于下。"外感风寒湿热之邪，或下阴不洁，内生湿热，使湿热之邪下注膀胱，发为淋证；或患者素体壮实，中气足，胃阳盛，因不慎外感风寒之邪，病邪未得到及时的汗解，导致停留在半表半里中，又因阳明本燥而标阳，中气为太阴湿土，故出现湿热之证。

2.饮食不节，内生湿热

因过食辛辣刺激、油腻食物，或嗜酒太过，内生湿热，膀胱气化不利，发为淋证。

3.情志失调

五志过极，内动君火、相火，导致小肠泌别清浊失司，发为淋证；或肝阳不升，火郁下焦，木陷湿生，湿热下注，发为淋证。

4.药物所伤

尿路感染的主要病机为膀胱湿热，医者常常过用、久用寒凉药物，或长期反复使用抗生素损伤肾阳和中焦脾胃，导致内生水湿，水湿困阻于三焦，郁而化热，下注膀胱，发为淋证。

5.劳损、房事、手术所伤

久病劳欲、房事不节，耗损肾精，使肾水不能上乘，心火不能下济，导致心肾不交，心火亢盛，肾水泛滥，肾与膀胱气化不利，湿热内生，蕴结下焦；或产后、手术、外伤等导致失血失液，肾水不足，不能滋养肝木，肝木失其疏泄，气机不畅，三焦壅滞，水道不利，则内生水湿，加之肾水不足，阴虚生热，湿热下注膀胱而成淋证。

6.先天不足，久病年老

先天禀赋不足，或久病年老体衰，阳气日渐衰弱，肾阳不足，寒湿盘踞下焦，命门火衰，真阳不足，使得阴精不化，膀胱气化无力，水液不行，发为淋证；或素体阴液耗伤，肾水不足，不能滋养肝木，肝木失其疏泄，气机不畅，水湿内停，加之肾水不足，阴虚生热，湿热交杂，下注膀胱而成淋证。

综上，赵老认为，尿路感染虽因湿热而发，但必有正气亏虚，如《黄帝内经》所云："风雨寒热不得虚，邪不能独伤人。卒然逢疾风暴雨而不病者，盖无虚，故邪不能独伤人。此必因虚邪之风，与其身形，两虚相得，乃客其形。"正气不足，易感受寒湿、湿热、秽浊等邪气，或脏腑功能失调，或气血阴阳不足，又因饮食不节、房劳过度，湿热下注，导致尿路感染。赵老认为，其病因不外素体本虚，外感、内生湿热之邪而致，其病位在膀胱，病机关键为湿热下注膀胱。人体是一个整体，以肺、肝、心、肾为轮，以中焦脾胃为轴，完成圆运动，任何一个脏腑功能失调，都能引起全身气机升降失调。尿路感染，尤与肝、脾、肾三脏关系密切。肾藏精，化精为血，为元阴、元阳，五脏之阴非此不能滋，五脏之阳非此不能发。

肾是人体一切生命活动的根本，肝脏的升发疏泄全赖肾脏，肾精充足，则肝脏的升发、疏泄功能正常，否则疏泄失司，胆火内郁，少阳枢机不畅，三焦壅滞。三焦为"决渎之官，水道出焉"，水道不通，则湿热内生，下注膀胱，导致尿路感染；脾胃运化，全赖肾脏阳气，肾虚阳气受损，脾虚不能运化水湿，日久化热，湿热丛生，或脾虚升清降浊失其常度，则湿浊下流；肾精亏虚，阳气不足，肾水不能上乘，心火不能下济，导致心肾不交，心火亢盛，肾水泛滥，肾与膀胱气化不利，湿热内生，蕴结下焦，发为本病。尿路感染以湿热为标、脏腑功能失调为本，或脾虚，或肾虚阳气受损，或肝阳不足，升发、疏泄不及，均有内生湿热之患，使病情缠绵难愈。

（三）辨治思路

1. 治疗原则

赵老认为，尿路感染属本虚标实证，其实证因湿热下注、心火亢盛、肝经湿热、阳明湿热等所致；虚证分气阴两虚、肾阴虚、肾阳虚、阴阳两虚，然均不离湿热。临床上赵老常常告诫我们切勿犯"虚虚实实之戒"。

2. 分证论治

（1）实证

1）湿热下注膀胱证

临床表现：小便频急，淋沥不尽，尿道涩痛，小腹拘急，或痛引腰腹，大便干或黏腻不爽，舌质红，苔黄腻，脉濡数或滑数。

治法：清热利湿。

方药：川木通20g，车前子20g，萹蓄15g，滑石20g，栀子20g，甘草10g，黄柏20g，瞿麦20g，败酱草20g，连翘

50g，土茯苓100g，石韦30g。

方解：本证多因湿邪与热邪互扰而成。其热因君火、相火亢盛，故用木通、车前子、滑石、萹蓄、连翘，利尿通淋，解毒消肿，清利湿热；栀子清泄三焦之热；黄柏入肾，泻下焦隐伏之龙火，同时可以燥湿，导热下行；败酱草、土茯苓、石韦清热利水渗湿。

加减及备选方：有血淋者，加小蓟、白茅根凉血止血；石淋者，加金钱草、海金沙；腰痛者，加薏苡仁、牛膝清热利湿，强壮腰膝。

2）心经不降，热移小肠证

临床表现：尿赤，尿灼热疼痛，尿频，心胸烦热，口渴口干，喜冷饮，口舌生疮，舌尖红或瘦小，苔少，脉数或细数。

治法：清心养阴，利水通淋。

方药：生地黄20g，川木通20g，栀子20g，黄芩10g，生甘草10g，瞿麦20g，败酱草20g，连翘50g。

方解：本证多因所欲不得，君火亢盛所致。心与小肠相表里，小肠主泌别清浊，故心火热移小肠，则见尿赤热灼痛。方中生地黄滋阴降火；川木通上则清心火，下则利水通淋；生甘草清热解毒；瞿麦、败酱草、连翘清热利湿；栀子清三焦之火；黄芩清心降火。

加减及备选方：热邪伤阴导致阴虚者，加玄参、麦冬、女贞子、墨旱莲；失眠者，加黄连、阿胶、酸枣仁等，或根据病情服用朱砂安神丸。

3）肝经不升，湿热下注证

临床表现：小便淋浊，头痛目赤，胁痛，口干口苦，阴痒阴肿，妇女湿热带下，舌红苔黄腻，脉弦数或弦滑。

治法：疏肝解郁，清热利湿。

方药：龙胆20g，车前子20g，黄芩10g，川木通20g，栀子20g，黄柏20g，瞿麦20g，败酱草20g，土茯苓100g。

方解：本证因肝气郁结，肝气不升，木陷土湿，木陷生热，湿热下注所致。方中龙胆苦寒，泻肝火，清下焦湿热；黄芩、栀子清下陷之郁热；车前子、木通、黄柏清热利湿；瞿麦、败酱草、土茯苓清热利湿解毒；当归养肝柔肝，同时升发肝阳。

加减及备选方：小腹坠胀者，加川楝子、白芍、青皮以开郁理气，缓急止痛；夹血瘀者，加桃仁、红花、丹参；日久兼肾虚者，加杜仲、山茱萸、菟丝子以滋肾水，固肾精。

4）少阳经病，兼阳明腑湿热证

临床表现：高热寒战，寒热往来，口干口苦，尿频、尿急、尿痛，腰痛剧烈，恶心呕吐，大便秘结，舌质干红，苔黄腻，脉弦数或洪数。

治法：和解少阳，清阳明里热，利水通淋。

方药：柴胡20g，黄芩12g，大黄10g，石膏30g，白芍30g，枳实20g，瞿麦20g，败酱草20g，金荞麦30g，连翘30g，车前子20g。

方解：本证多因中气足，胃阳盛，同时外感，病邪未解，停留在少阳半表半里中；又因阳明本燥而标阳，中气为太阴湿土，而内生湿热。故以大柴胡汤加减，和解少阳，内清阳明，利湿通淋。方中重用柴胡为君药，配臣药黄芩和解少阳枢机，清少阳郁热；大黄、枳实以内泄阳明热结，行气消痞；石膏清阳明里热；芍药柔肝缓急止痛；瞿麦、败酱草、金荞麦、连翘、车前子清热利湿。

加减及备选方：若热毒炽盛，加犀角、赤芍、金银花、丹皮以清热解毒凉血；阳明热盛，导致气阴两伤者，加太子参、麦冬、五味子以益气养阴；便秘者，加大黄、郁李仁、肉苁蓉、炒火麻仁润肠通便。

（2）虚证

1）气阴两虚兼湿热证

临床表现：尿痛不明显，尿频，淋沥不尽，体态偏瘦，面色无华或两颧潮红，倦怠乏力，少气懒言，午后低热，或手足心热，腰痛，口干咽燥，或口苦口黏，脘闷纳呆，口干不欲饮，舌质红或瘦小，苔黄腻，脉濡数或滑数。

治法：益气养阴，清热利湿。

方药：黄芪30g，生地黄20g，太子参20g，白术20g，白芍30g，鳖甲50g，丹皮20g，当归20g，瞿麦20g，败酱草20g，土茯苓100g，石韦30g，白茅根50g。

方解：方中黄芪、太子参、白术健脾益气祛湿；黄芪配当归，补气养血，以恢复中焦脾胃运化之功，使湿气祛；加白芍养肝柔肝，使肝经疏泄正常，同时可以使胆火下行，相火自收，热自清；生地黄、鳖甲、丹皮滋阴清热；土茯苓、白茅根、连翘、石韦利湿解毒化浊。

加减及备选方：若乏力明显，增加黄芪剂量，或配合太子参20g；口干咽燥、咽部不适等阴虚火旺明显者，可加入玄参、麦冬、沙参、浙贝母以养阴利咽。

2）肾阴亏虚，湿热下注证

临床表现：尿道涩痛，尿频，午后低热，头晕耳鸣，腰膝酸痛，潮热盗汗，五心烦热，咽干颧红，齿松发脱，形体消瘦，小便短黄，大便干结，舌红少津，脉细数。

治法：滋阴清热，利湿解毒。

方药：白芍30g，醋鳖甲50g，墨旱莲20g，牡丹皮20g，

200

山萸肉20g，生地黄20g，熟地黄20g，土茯苓100g，石韦30g，萆薢20g，金荞麦30g，连翘30g，黄柏15g，知母20g。

方解：方中醋鳖甲、墨旱莲、生地黄、山茱萸滋阴益肾；丹皮清热；黄柏苦寒，泻相火，坚真阴；知母苦寒，上清润肺热，下滋润肾阴；土茯苓、石韦、萆薢清热利湿；金荞麦、连翘清热解毒，以防浊毒伤肾。全方补肾阴而不恋邪，清热利湿解毒而不伤正。

加减及备选方：腰痛者，加龟甲、枸杞子、牛膝以填补肾阴；咽干口燥者，加麦冬、玄参、桔梗以养阴润肺；两目干涩、视物模糊者，可加枸杞子、菊花、青葙子以养肝明目；手足心热者，加地骨皮、牡丹皮以清虚热。

3）脾肾亏虚，湿热壅滞三焦证

临床表现：小便不甚赤涩，溺痛不甚，但淋沥不已，时作时止，遇劳则发，腰膝酸软，神疲乏力，病程缠绵，舌淡红苔白，脉沉细。

治法：补肾健脾，清热利湿。

方药：山萸肉20g，生地黄20g，党参20g，当归20g，黄芪30g，川木通20g，栀子20g，黄柏20g，瞿麦20g，败酱草20g，金荞麦30g，连翘50g，土茯苓100g，石韦30g，地榆20g。

方解：方中黄芪、党参、当归补气健脾养血；生地黄、熟地黄、山茱萸滋阴补肾；川木通、栀子、黄柏泻火解毒利水，以除肾水不足导致的君火、相火妄动之弊，使火从小便排出；土茯苓、石韦清热利湿；瞿麦、败酱草、金荞麦、连翘清热利湿解毒。

加减及备选方：脾虚湿困中焦，脘闷纳差，可加厚朴、半夏、砂仁、藿香等芳香醒脾；脾虚便溏，可加炒白扁豆、茯实、薏苡仁以健脾渗湿；水肿明显，可加车前子、猪苓，淡渗利水消肿。

4）肾阳虚，湿热下注证

临床表现：小便闭涩，淋沥不尽，病程缠绵，受寒加重或复发，畏寒，神怯乏力，小腹冷痛及坠胀，四肢疼痛沉重，腰部冷痛，肢体浮肿，舌淡白，脉沉弱或沉迟。

治法：温阳通淋。

方药：肉桂10g，小茴香15g，山萸肉20g，仙茅15g，马齿苋15g，黄柏10g，瞿麦20g，败酱草20g，地肤子30g，威灵仙20g。

方解：肉桂、小茴香、山茱萸，温补肾阳，补命门之火；仙茅温肾助阳，散寒除湿；威灵仙入膀胱经，祛寒积，对治疗少腹冷痛有奇效；马齿苋、瞿麦、败酱草、地肤子，入膀胱经，通利小便，清热利湿；佐以黄柏，此乃寒热并用，共奏温补肾阳、清热利湿之功。

加减及备选方：腰部冷痛，加菟丝子、杜仲、肉苁蓉以温肾壮腰；肢体浮肿，加桂枝、茯苓、泽泻、白术、车前子等利水消肿。

5）阴阳两虚，湿热下注证

临床表现：尿频、尿急，尿道不适，腰部酸痛，乏力，怕冷，怕热，舌质淡，脉沉。

治法：滋阴补阳，阴阳双补，清利湿热。

方药：肉桂10g，知母15g，黄柏15g，山萸肉20g，熟地黄15g，马齿苋15g，天葵子20g，瞿麦20g，败酱草20g，地肤子30g。

方解：本证乃因肾阴虚，阴虚火旺，同时肾阳不足，命门火衰，不能温煦膀胱，导致膀胱气化不利，清者不升，浊者不降，发为劳淋。方中熟地黄滋肾阴，救肾水；山茱萸、肉桂温补肾阳，补命门之火；知母、黄柏清热燥湿，兼滋阴；马齿苋、天葵子、瞿麦、败酱草、地肤子清热利湿。

加减及备选方：水肿者，加茯苓、薏苡仁、牛膝以引水下行；血瘀明显者，加益母草、当归、桃仁、红花以活血化瘀。

（四）临证经验

1.善清郁火、内热

《素问·至真要大论》"病机十九条"中属"火、热"者达9条。赵老也认为，现代人生活、工作压力大，五志过极易生内火，情志抑郁易生郁火。尿路感染往往与情志关系特别密切，因情志而生，又因情志而复发，《丹溪心法》有云"淋有五，皆属乎热"。故赵老认为治疗此病清郁火、内热尤其重要，在临床上善用寒凉药物。人体中相火有二（即肝胆火、命门之火）、君火有一，情志内伤，妄动相火、君火，"火不宣则水不行，水不行则火益馁，于是不行之水郁而生热，益馁之火暗而不燃"。故在临床中赵老常常用栀子，此药善清三焦之火，尤其善清肝火、心火，而没有苦寒败胃之弊；丹皮辛寒，入心经，可清心火，宣通血脉，其味辛不苦，故不伤胃；黄柏苦寒，入肾、膀胱经，主泻下焦隐伏之火。

2.强调清热利湿解毒

赵老认为，尿路感染虚实夹杂，以实为标，其中湿热贯穿始终，湿热不去则疾病不愈。"淋病必由热甚生湿，湿生则水液浑，凝结而为淋"，故赵老在临床中善用清热解毒中药，常用川木通、石韦、绵萆薢、瞿麦、白茅根清热利湿；用地肤子、马齿苋、土茯苓、败酱草、金荞麦、连翘等清热利湿解毒。

3.健脾益气，固护中焦

张仲景有云"四季脾旺不受邪"，脾土主湿，气虚脾气不升，中气不运，不能运行水津，水津内停，水湿不能由小肠化入膀胱，故湿气下注而病淋；人体以中焦脾胃为轴，以肝、肺、心、肾为轮，形成圆运动；脾气虚，中气不运，则肝不能升发，郁而生热，灼伤津液，阴血不足，心神失养，中气不运；肝气不升，则肺气不降，燥而生热，湿热互结，下注膀胱而病淋。故赵老常用黄芪、太子参，或党参、白术，健脾益气祛湿；黄芪配当归，补气养血，以恢复中焦脾胃运化之功，使湿气祛；同时肝经疏泄正常则热自清，肺气降则胆火下行，相火自收，水可化气，湿热难生，疾病自愈。

4.注重补肾阴

《伤寒论翼》载"水为肾之体，火为肾之用"，"阴常不足，阳常有余，宜常养其阴，阴与阳齐，则水能制火"。赵老尤其注重补肾水，他认为肾水不足，不能滋养肝木，肝木失其疏泄，气机不畅，三焦壅滞，水道不利，则内生水湿；加之肾水不足，阴虚生热，湿热下注膀胱而成淋证。赵老补肾阴常用生地黄、熟地黄、山茱萸、鳖甲、龟甲、墨旱莲、女贞子、白芍等。

5.温阳通淋

老年或长期反复使用寒凉药物、抗生素的尿路感染患者，肾阳不足，寒湿盘踞下焦，命门火衰，真阳不足，使得阴精不化，膀胱气化无力，水液不行，发为淋证。此时清热利湿药物中应加温补肾阳之药，如乌药、小茴香、肉桂等，从而达到温而不燥，清利而不伤正的目的。但值得注意的是，在使用温阳药物中应避免使用附子等温补肾阳燥烈之品，恐有耗伤津液、竭肾水、助热之弊。

（五）辨证调护

1.注意休息，避免劳累或剧烈活动。

2.避免受风寒，注重保暖，起居有常，节制房事。

3.清淡饮食，避免辛辣刺激和寒凉食物，以免助湿生热。

4.多饮水，注意前后二阴的清洁与护理。

5.嘱患者舒缓情绪，避免五志过极，克服急躁情绪，保持良好心态。

6.病情稳定后，可服用膏方扶助正气，提高抗病能力，避免尿路感染反复发作。

总之，赵老认为，对尿路感染患者应按以上原则辨证施护，尽量预防其反复发作，迁延不愈，变证丛生。

（六）医案举隅

病案1

侯某，女，27岁。2013年7月28日初诊。

患者尿频、尿急、尿痛3天，未系统治疗。既往有慢性咽炎病史。

现症：尿频、尿急、尿痛，尿不畅，食欲欠佳，口中黏腻，咳嗽，睡眠尚好，大便正常，舌红，苔腻根黄，脉弦数。尿常规检查：白细胞258.5/μL。

西医诊断：尿路感染。

中医诊断：热淋（湿热下注膀胱证）。

治法：清热利湿。

处方：金荞麦30g，生地黄20g，黄柏15g，栀子15g，金银花30g，连翘30g，瞿麦15g，川木通15g，车前子20g（包煎），大黄7g，白茅根30g。5剂，水煎服，每剂药水煎取汁300mL，每次150mL，每日2次，早晚饭后半小时服用。

二诊（2013年7月5日）：自诉无明显不适，咽中如有物，舌淡红，苔薄，脉弦。尿常规检查：白细胞（－）。

处方：栀子10g，紫苏20g，白芍20g。3剂，水煎服，每剂药水煎取汁300mL，每次150mL，每日2次，早晚饭后半小时服用。

按：赵老认为，此患者为年轻女性，从脉象弦数可知，肝气郁结，疏泄不及，木气下陷，故生热；木陷土湿，湿热互结，故出现尿频、尿急、排尿不适；木陷生热，热壅气滞，不通则痛，故见尿痛；湿热熏蒸上焦，故口中黏腻、咳嗽；患者慢性咽炎乃湿热熏蒸上焦，肝火刑金所致。生地黄养肝柔肝清热；栀子气寒，味苦，入足太阳膀胱经，可燥膀胱之湿热，同时清肝火；木通除下陷之湿热；金荞麦、黄柏、瞿麦、车前子清热利水通淋；大黄泄热降火；白茅根、金银花、连翘清热利湿解毒。尿常规转阴后，用栀子、紫苏、白芍清热养阴理气，以断湿热之源。

病案2

曾某，男，45岁。2015年8月22日初诊。

患者因"尿痛3天"来诊。患者因与家人争吵、饮酒后，出现尿痛，排尿浑浊，腰部疼痛。平素嗜烟嗜酒，既往有慢性胆囊炎病史。

现症：小便淋浊，头痛目赤，胁痛，腰痛，口干口苦，大便黏腻，舌红苔黄腻，脉弦滑。尿常规检查：白细胞225.8/μL。

西医诊断：尿路感染。

中医诊断：热淋（肝经不升，湿热下注证）。

治法：疏肝解郁，清热利湿。

处方：龙胆20g，车前子20g，黄芩10g，川木通20g，栀子20g，黄柏20g，瞿麦20g，败酱草20g，土茯苓100g。10

剂，水煎服，每剂药水煎取汁300mL，每次150mL，每日2次，早晚饭后半小时服用。

二诊（2015年9月5日）：自诉已无小便浑浊、尿痛，右胁肋胀痛，舌红苔黄腻，脉弦滑。尿常规检查：白细胞（－）。

处方：原方加茵陈20g，3剂，水煎服，每剂药水煎取汁300mL，每次150mL，每日2次，早晚饭后半小时服用。

按：赵老认为，本案因肝气郁结，肝气不升，木陷土湿，木陷生热，湿热下注所致。黄元御在其《四圣心源·淋沥根原》中详细论述了淋证，其曰："淋沥者，乙木之郁陷于壬水也。"方中龙胆苦寒，泻肝火，清下焦湿热；黄芩、栀子清下陷之郁热；车前子、木通、黄柏清热利湿；瞿麦、败酱草、土茯苓清热利湿解毒；当归养肝柔肝，同时升发肝阳。

病案3

李某，女，48岁。2017年7月15日初诊。

患者因"发热、腰痛、尿痛1天"来诊。患者痔疮术后，出现发热、腰痛、尿痛。

现症：发热，尿痛，寒战，口干口苦，尿频、尿急、尿痛，腰痛剧烈，恶心呕吐，大便秘结，舌质干红，苔黄腻，脉弦数。尿常规检查：白细胞1125.8/μL。血常规检查：白细胞13.3×10⁹/L，中性粒细胞74%。

西医诊断：尿路感染（急性肾盂肾炎）。

中医诊断：热淋（少阳经病，兼阳明腑湿热证）。

治法：和解少阳，清阳明里热，利水通淋。

处方：柴胡20g，黄芩12g，大黄10g，石膏30g，白芍30g，枳实20g，瞿麦20g，败酱草20g，金荞麦30g，连翘30g，车前子20g。10剂，水煎服，每剂药水煎取汁300mL，每次150mL，每日2次，早晚饭后半小时服用。

二诊（2017年7月29日）：无排尿不适，腰酸、乏力减轻，无下肢浮肿，大便调，舌质红，苔黄，脉弦。尿常规检查：白细胞（-）。

处方：柴胡20g，黄芩12g，瞿麦20g，败酱草20g，连翘20g，车前子20g，甘草10g。5剂，水煎服，每剂药水煎取汁300mL，每次150mL，每日2次，早晚饭后半小时服用。

按：赵老认为，本案患者多因中气足，胃阳盛，同时外感，病邪未解，停留在少阳半表半里中；又因阳明本燥标阳而从中，中气为太阴湿土，内生湿热。故以大柴胡汤加减，和解少阳，内清阳明，利湿通淋。方中重用柴胡为君药；配臣药黄芩和解少阳枢机，清少阳郁热；大黄、枳实内泄阳明热结，行气消痞；石膏清阳明里热；白芍柔肝缓急止痛；瞿麦、败酱草、金荞麦、连翘、车前子清热利湿。患者尿常规转阴后以调和少阳、清热利湿善后。

病案4

丛某，女，24岁。2013年6月22日初诊。

患者2013年4月出现尿痛、尿频，自行口服左氧氟沙星片症状好转，然每遇到情绪激动则症状加重。

现症：尿道涩痛，尿频，午后低热，腰膝酸痛，手足心热，咽干，形体偏瘦，大便干结，舌红少津，脉细数。尿常规检查：白细胞86.7/μL。

西医诊断：尿路感染。

中医诊断：淋证（肾阴亏虚，湿热下注证）。

治法：滋阴清热，利湿解毒。

处方：白芍30g，醋鳖甲50g，墨旱莲20g，牡丹皮20g，山萸肉20g，生地黄20g，熟地黄20g，土茯苓100g，石韦30g，萆薢20g，金荞麦30g，连翘30g，银柴胡15g，胡黄连

20g。10剂，水煎服，每剂药水煎取汁300mL，每次150mL，每日2次，早晚饭后半小时服用。

二诊（2013年7月6日）：舌红，苔薄，脉弦。尿常规检查：白细胞（-）。

处方：白芍30g，醋鳖甲30g，墨旱莲20g，牡丹皮20g，山萸肉20g，生地黄20g，熟地黄20g，土茯苓100g，石韦30g，萆薢20g，连翘30g。10剂，水煎服，每剂药水煎取汁300mL，每次150mL，每日2次，早晚饭后半小时服用。

按：肾为水火之脏，以肾精为主，辅以命门之火，故赵老非常重视补肾阴，常用二地、山茱萸、鳖甲、龟甲等，很少用温阳补肾燥烈之品。本案患者肾阴不足，肾水不能上济于心，心火独亢，或水不涵木，肝阳上亢，故出现午后低热、腰膝酸痛、手足心热、咽干、形体偏瘦、大便干结等症。方中醋鳖甲、墨旱莲、生地黄、山茱萸滋阴益肾；丹皮、银柴胡、胡黄连清热；土茯苓、石韦、萆薢清热利湿；金荞麦、连翘清热解毒，以防浊毒伤肾。全方补肾阴而不恋邪，清热利湿解毒而不伤正。

病案5

闫某，女，64岁。2013年8月3日初诊。

患者因"尿路不适半年余"就诊。既往曾有肾盂积水、高脂血症病史。

现症：腰痛，肾区空虚感，食欲、睡眠尚可，尿急、尿痛，大便正常，舌淡红，苔薄黄，脉沉细。尿常规检查：尿蛋白（±），红细胞31.6/μL，白细胞116.7/μL。泌尿系彩超检查示双肾集合系统增宽。

西医诊断：尿路感染。

中医诊断：淋证（脾肾亏虚夹湿热证）。

治则：补肾健脾，清热利湿。

处方：山萸肉20g，生地黄20g，党参20g，当归20g，黄芪50g，川木通20g，栀子20g，黄柏20g，瞿麦20g，败酱草20g，金荞麦30g，连翘50g，土茯苓100g，石韦30g。10剂，水煎服，每剂药水煎取汁300mL，每次150mL，每日2次，早晚饭后半小时服用。

二诊（2013年8月18日）：舌淡红，苔薄黄，脉沉，尿常规检查：白细胞12/μL。

处方：山萸肉20g，生地黄20g，熟地黄20g，党参20g，当归20g，黄芪30g，土茯苓100g，石韦30g，丹参30g，益母草30g，白术30g，黄柏20g，瞿麦20g，败酱草20g。10剂，水煎服，每剂药水煎取汁300mL，每次150mL，每日2次，早晚饭后半小时服用。

按：赵老认为，本案患为老年女性，脉沉而无力，故属虚；脉象沉中带细，考虑津液不足，结合诸症考虑患者中气不运，肾水不足，左右升降失司，上下心肾不交，而内生湿热之邪。故予补肾健脾、清热利湿法治疗。方中以黄芪、党参、当归补气健脾养血；生地黄、熟地黄、山茱萸滋阴补肾，以补肾水；土茯苓解毒祛湿；石韦清热利湿；川木通、栀子、黄柏泻火解毒利水，以除肾水不足导致的君火、相火妄动之弊，使火从小便排出；瞿麦、败酱草、金荞麦、连翘，清热利湿解毒。二诊时去金荞麦、连翘，加白术健脾利湿；丹参、益母草活血通络利水，以除湿瘀，防止苦寒药物伤脾胃。

病案6

齐某，女，76岁。2014年11月22日初诊。

2年前，患者因受凉后出现尿频、尿急、腰痛、小腹坠胀、尿道灼热感，在当地医院使用青霉素、头孢菌素、清热利湿等药物治疗1年多不愈，病情反复，每遇劳累、受凉则加重。

现症：尿急，尿频，腰酸，少腹坠胀冷痛，乏力气短，面色㿠白，舌淡红，苔白润根腻，脉沉细。尿常规检查：白细胞136.5/μL。

西医诊断：尿路感染。

中医诊断：淋证（肾阳虚，湿热下注证）。

治法：温补肾阳，清热利湿。

处方：肉桂10g，小茴香15g，山萸肉20g，熟地黄15g，马齿苋15g，黄柏10g，瞿麦20g，败酱草20g，地肤子30g，威灵仙20g。10剂，水煎服，每剂药水煎取汁300mL，每次150mL，每日2次，早晚饭后半小时服用。

二诊（2014年12月6日）：舌淡红，苔白，脉沉。尿常规检查：白细胞（-）。

处方：小茴香15g，乌药10g，仙茅15g，山萸肉20g，熟地黄15g，马齿苋15g，瞿麦20g，败酱草20g，地肤子30g，威灵仙20g。10剂，水煎服。每剂药水煎取汁300mL，每次150mL，每日2次，早晚饭后半小时服用。

按：肾为先天之本、水火之脏，是人体生命活动的根本，故将肾阴、肾阳称为元阴、元阳。"膀胱者，州都之官，津液藏焉，气化则能出矣"，而气化主要指的是肾阳的气化。肾阳虚，命门火衰，不能温煦膀胱，导致膀胱气化不利，清者不升，浊者不降，发为劳淋。赵老认为，本案患者为老年女性，有长期反复使用寒凉药物、抗生素的病史，系肾阳不足，寒湿盘踞下焦，膀胱气化失司所致。故方中用肉桂、小茴香、山萸肉温补肾阳补命门之火；仙茅温肾助阳，散寒除湿；威灵仙入膀胱经，祛寒积，对治疗少腹冷痛有奇效；马齿苋、瞿麦、败酱草、地肤子，入膀胱经，通利小便，清热利湿；佐以黄柏，寒热并用，共奏温补肾阳、清热利湿之功。

附：淋证古代文献概览

《金匮要略·消渴小便不利淋病脉证并治》："淋之为病，小便如粟状，小腹弦急，痛引脐中。"

《诸病源候论·诸淋候》："诸淋者，由肾虚膀胱热故也。"

《丹溪心法·淋》："血淋一证，须看血色，分冷热。色鲜者，心小肠实热；色瘀者，肾膀胱虚冷……若热极成淋，服药不效者，宜减桂五苓散加木通、滑石、灯心、瞿麦各少许，蜜水调下……痛者为血淋，不痛者为尿血。"

《景岳全书·淋浊》："淋之初病，则无不由乎热剧，无容辨矣。但有久服寒凉而不愈者，又有淋久不止及痛涩皆去，而膏液不已，淋如白浊者，此惟中气下陷及命门不固之证也。故必以脉以证，而察其为寒、为热、为虚，庶乎治不致误。"

十二、汗证

（一）疾病概述

西医学认为，出汗是人体排泄和调节体温的一种生理功能，当外界气温升高或者人体内产热增加时，人体内分布的大汗腺和小汗腺就会分泌汗液。汗液除了具有降低体温、保证人体各组织器官的正常功能外，其中的蛋白质、脂肪酸等成分还具有保护皮肤、滋润皮肤的作用，同时通过汗液可以排出人体内的尿素等废弃物，以更好地维持生理功能。但是一些病理情况会导致汗出异常，发生汗证。西医学认为，汗证主要与风湿热、甲状腺功能亢进、结核病、内分泌紊乱、自主神经功能紊乱等有关，临证时须加以鉴别。

赵老认为，汗证是由于人体阴阳失调、营卫不和、腠理开阖不利而引起的汗液外泄的病症。有些人表现为易汗出、汗出量大，有些人表现为不该出汗的时候出汗，有些人则表现为固定特殊部位出汗，如但头汗出、手足汗出等。而其中不因外界环境因素的影响，而白昼时时汗出，动辄益甚者，称为自汗；寐中汗出，醒来汗止者，称为盗汗，亦称为寝汗；大汗淋漓或汗出如油，肢冷息微者，称为脱汗；急性外感热病中，突然恶寒战栗者，称为战汗；汗色发黄而染衣者，称为黄汗。

（二）病因病机

赵老认为，自汗、盗汗的成因主要有三：一是肺气不足或营卫不和，以致卫外失司而津液外泄；二是由于阴虚火旺或邪热郁蒸，逼津外泄；三是湿痰、气滞、瘀阻为患，阻滞气血津液运行，不循常道而发为汗液。肺气不足，乃脏腑功能失调，卫外不固，腠理不密，津液外泄失常所致。营卫不和，可细分为卫强营弱和卫弱营强。其中，卫强营弱，乃卫阳不能固护营阴而自汗出；卫弱营强，乃营阴不能内守，津液外泄。素体阴虚火旺，五志过极引动相火，房劳过度肾精外泄，饮食厚味、过服温燥之品化火，温病后期及杂病日久化火等，煎灼阴津致阴液亏虚，虚热内扰阴分，迫津外泄。邪热可使津液蒸腾，腠理开泄而汗出。湿痰黏涩，裹挟津液外渗，或和气滞、血瘀一起，使津液运行受阻、敷布失常，外泄肌表而为汗。

（三）辨治思路

赵老认为，汗证的治疗，根据其病情大致可分为营卫不和、肺卫不固、阴虚火旺、湿热郁蒸、阳虚不固五个主要证型，具体辨治如下。

1.营卫不和证

临床表现：汗出恶风，或半身、局部汗出，周身肌肉酸治法：调和营卫。

方药：桂枝汤。

桂枝15g，白芍15g，炙甘草10g，生姜15g，大枣10枚。

方解：方中以桂枝温经解肌，白芍和营敛阴，两药合用，一散一收，调和营卫；配以生姜、大枣、甘草，助其调和营卫之功。

加减及备选方：汗出多者，酌加龙骨、牡蛎固涩敛汗。兼气虚者，加黄芪益气固表。兼阳虚者，加附子温阳敛汗。营卫不和而又表现为倦怠乏力、汗出多、少气懒言、舌淡、脉弱等气虚症状者，可改用黄芪建中汤益气建中，调和营卫。

2.肺卫不固证

临床表现：汗出恶风，活动后明显，体倦乏力，易于感冒，面色少华，脉细弱，苔薄白。

治法：益气固表。

方药：玉屏风散。

黄芪30g，炒白术30g，防风15g。

方解：本方为益气固表止汗的常用方剂。方中以黄芪益气固表止汗；白术健脾益气，助黄芪益气固表；少佐防风走表散邪，且助黄芪固表。

加减及备选方：汗出多者，可加浮小麦、糯稻根、牡蛎固表敛汗。气虚甚者，加党参、黄精益气固摄。兼有阴虚而见舌红、脉细数者，加麦冬、五味子养阴敛汗。气血不足，体质虚弱，而症见汗出恶风、倦怠乏力、面色无华、舌质淡、脉弱者，可改用大补黄芪汤以补益气血，固表敛汗。本方除含有玉屏风散的药物外，尚加人参、山茱萸、茯苓、甘草、五味子等以益气固摄；熟地黄、川芎、肉苁蓉等补益精血。其补益之力远较玉屏风散为强，故宜用于自汗之气血不足及体虚甚者。

3.阴虚火旺证

临床表现：夜眠盗汗，或有自汗，五心烦热，或兼午后潮热，两颧色红，口渴，舌红少苔，脉细数。

治法：滋阴降火。

方药：当归六黄汤。

当归15g，生地黄9g，熟地黄9g，黄连9g，黄芩9g，黄柏9g，黄芪30g。

方解：方中用当归、生地黄、熟地黄滋阴养血，壮水之主，以制阳光；黄连、黄芩、黄柏苦寒清热，泻火坚阴；黄芪益气固表。

加减及备选方：汗出多者，加牡蛎、浮小麦、糯稻根固涩敛汗。潮热甚者，加秦艽、银柴胡、白薇清退虚热。以阴虚为主，而火热不甚，潮热、脉数等不显著者，可改用麦味地黄丸补益肺肾，滋阴清热。

4.湿热郁蒸证

临床表现：蒸蒸汗出，头面油垢，汗出染衣，口渴口黏，烦躁，大便黏滞或便秘，舌苔黄腻或黄厚，脉象濡数或滑数。

治法：清热利湿，止汗退黄。

方药：茵陈蒿汤加减。

茵陈15g，栀子10g，丹皮15g，知母10g，大黄3g，苍术15g，薏苡仁30g。

方解：方中以茵陈清解郁热；栀子、丹皮、知母清热除烦；大黄通腑泄热；苍术、薏苡仁清利湿热。

加减及备选方：若湿重于热者，可加茯苓、泽泻、猪苓、车前子以利水渗湿；热重于湿者，可加黄柏、龙胆、知母以清热祛湿；胁痛明显者，可加柴胡、川楝子以疏肝理气。

5.阳虚不固证

临床表现：时时汗出，汗出不止，恶风畏寒怕冷，夜间或受寒则下肢肌肉痉挛，舌质淡胖，苔薄白，脉浮虚而涩。

治法：温阳益气，固表止汗。

方药：桂枝加附子汤。

附子6～10g（先煎），桂枝15g，白芍15g，炙甘草10g，生姜15g，大枣10枚。

方解：本方以桂枝汤解肌发表；加附子以温经回阳，固表敛汗。

加减及备选方：气虚明显者，可加黄芪、党参、酸枣仁、浮小麦等益气止汗固表。汗出不止者，可加龙骨、牡蛎收涩止汗。阴津亏少者，可加当归、山萸肉、生地黄以补阴生津。瘀血阻滞，郁而化热，兼见心胸不适、舌质紫暗或有瘀点瘀斑、脉弦或涩等症者，可改用血府逐瘀汤理气活血，疏通经络营卫。

（四）临证经验

对于汗证的治疗，赵老认为，汗出异常，需先辨阴阳，次辨虚实，再辨表里。

1.辨阴阳

赵老认为汗液的外泄，乃阴阳失和使然。一般而言，自汗多阳虚，盗汗多阴虚，如虞抟在《医学正传·汗证》中对自汗、盗汗的临床表现及病理属性的概括："自汗者，无时而濈濈然出，动则为甚，属阳虚，胃气之所司也。盗汗者，寐中而通身如浴，觉来方知，属阴虚，营血之所主也。大抵自汗宜补阳调卫，盗汗宜补阴降火。"

2.辨虚实

邪气亢盛，多为实证；病久邪气侵袭，脏腑功能减退，营卫俱虚，多为虚证。

赵老认为，汗证实证者，如为阳明经火旺，胃中火盛，热蒸于外，大汗出，口大渴，脉洪大，宜白虎加人参汤；亦有阳明腑实者，有形实邪，则邪热旺于里，迫汗出于外，宜承气汤类方加减泻实邪、清实热、救阴津、止汗出；亦见湿热为汗者，暑季多见，外有湿邪、热邪，内有素体湿热，两湿相合，热邪蒸腾，交蒸汗出，治当清热化湿于里，汗方可止，方选三仁汤、连朴饮、甘露消毒丹、黄芩滑石汤之类。汗证虚证者，若肺卫气虚甚，疲倦乏力明显，反复外感，则可合玉屏风散。因阳虚者，卫表虚，以及心阳、脾胃之阳、肝肾之阳不足均可见之。卫表阳虚不能密，故而有汗，如有里证则需参兼证辨之。方选桂枝加附子汤、理中汤、黄芪建中汤、回阳饮等。因阴虚者，多为久病，阴血虚衰，阳气无以敛之、无以潜藏，则虚浮于外，而夜间又为人体阳气收藏之时，故汗出多发夜间，名曰盗汗。治当滋阴养血兼以清降虚火，方选当归六黄汤、黄连阿胶鸡子黄汤、知柏地黄汤之类育阴潜阳，则虚阳得潜，汗出自止。

3.辨表里

外邪经口鼻、皮毛侵袭体表引起的汗出，伴发热、恶寒、头项强痛、苔白、脉浮，为表证。赵老认为，此类汗出起病较急，但若治疗及时，效如桴鼓。表邪不解，内传入里；或邪气亢盛，直犯脏腑，导致脏腑功能衰退、气血精亏、气机失调引起的汗出，为里证。

（五）辨证调护

赵老认为，中医药治疗汗证疗效确切，若能配合好调护则能使治疗起效更快，疗效更好，达到事半功倍的效果。

1.环境与休息

保持居室内空气流通、温湿度适宜。轻松舒适的环境才不会导致因紧张而汗出加重。避免直接受风感冒，导致汗出异常。不宜过度安逸或劳累，过度活动或劳累，可伤津耗气，致气虚者汗出加重；同时大汗后损伤阴津，阴伤加重火旺，皆可导致疾病加重。但亦不可过度安逸，适度的活动可使气血运行通畅，减轻气、痰、瘀滞患者的汗出。

2.情志

保持心情舒畅，培养乐观的心态，才有利于气血的运行。减少忧思郁怒，良好的心情是身体的良药。气滞血瘀型患者尤宜注意情志的调摄。

3.饮食

忌食辛辣刺激、升散阳气的食物，如大葱、辣椒、麻椒之类。辛辣之品易使阴虚火旺之汗出者病情加重，同时又可生热助湿，湿热胶着难祛，汗不得解。晚餐不宜过饱，餐后要适当活动，以免碍脾滞气，反助汗出。多吃新鲜蔬菜、水果及富含维生素、蛋白质的食物。湿邪为患者，可用山药、大枣、薏米、百合、莲子等煲粥，以辅助祛除湿邪。血瘀者可常服山楂泡水，以活血化瘀。

（六）医案举隅

病案1

肖某，男，24岁。2013年6月1日初诊。

患者因"出汗加重3个月"就诊。

现症：自汗，头面汗出，活动后明显，恶风，伴有乏力，懒言少动，易感冒，形体偏瘦，面色萎黄，全身肌肉酸痛不适，夜寐差，食欲尚可，二便正常，舌淡红，苔薄白，脉弦细。

诊断：汗证（肺脾气虚，营卫失和证）。

治法：补脾肺气，调和营卫。

处方：桂枝汤合玉屏风散加减。

桂枝 15g，白芍 30g，大枣 15g，炙甘草 10g，生姜 3 片，黄芪 30g，白术 10g，防风 15g，荆芥 15g，茯苓 20g，川芎 15g，龙骨 30g（先煎），牡蛎 30g（先煎）。6 剂，每日 1 剂，水煎服。

患者服药 4 剂后，头面汗出明显缓解，心情平静，夜可寐，乏力、恶风减轻，全身肌肉酸痛不适症状消失。原方去荆芥，继服。

患者服药 10 剂后，病告痊愈。

按：患者素体虚弱，肺脾气虚，营卫不和，卫外失司，营阴不能内守而汗出；卫表虚弱而易外感；营卫不和则全身肌肉酸痛不适；脾气虚弱，化源不足，气血不能冲达濡养肢体、肌肉，故形体偏瘦、懒言少动；气血不能上荣于面，故面色萎黄；舌淡苔白、脉细均为肺脾气虚之象。桂枝汤为《伤寒论》第一方，用治营卫不和之自汗，为"仲景群方之魁，乃滋阴和阳，调和营卫，解肌发汗之总方也……但见一症即是，不必悉具，惟以脉弱、自汗为主耳"（《伤寒来苏集》）。《伤寒论》中桂枝汤主治外感风寒表虚证，赵老认为桂枝汤也可用于体虚、病后、产后、体弱而致营卫不和诸证。方中以桂枝、白芍散邪敛汗，调和肌表之营卫；生姜、大枣益脾畅胃，调脾胃之营卫；更以甘草扶卫气，助营气，营卫调和，汗自愈也。玉屏风散出自《究原方》，录自《医方类聚》，方由黄芪、白术、防风组成，功效益气固表止汗，主治表虚自汗。吴昆《医方考》载："白术、黄芪，所以益气，然甘者性缓，不能速达于表，故佐之以防风。东垣有言，黄芪得防风而功愈大，乃相畏而相使者也。"

本证主要从阴阳失调，营卫不和立论，治宜补固卫表、调和营卫。重用黄芪实卫固表，治其本；配桂枝、白芍调和营卫；再以荆芥疏风解表；龙骨、牡蛎重镇收涩敛汗，防止营阴外泄；茯苓补中健脾；川芎行气活血以调和营卫。全方共奏补脾肺气、调和营卫之功效。

病案2

古某，女，52岁。2013年5月4日初诊。

现症：患者白天夜间均有汗出，夜间尤甚，伴记忆力下降，手足心热，睡眠欠佳，失眠，心烦，口咽干燥，腰膝酸软，二便正常，舌红绛，苔少，脉细数。

既往有脂肪肝、高脂血症、高血压病史。

诊断：汗证（阴虚火旺证）。

治法：滋阴降火，固表止汗。

处方：当归六黄汤加减。

黄芩15g，生地黄20g，熟地黄20g，黄柏20g，黄连5g，黄芪30g，地骨皮20g，丹皮20g，知母20g，白芍30g，山萸肉20g。10剂，每日1剂，水煎服。

二诊（2013年5月19日）：汗出减轻十之有五，自觉诸症减轻，但仍失眠、心烦，舌淡红，苔薄，脉弦细。

处方：生地黄20g，熟地黄20g，黄柏20g，黄芪30g，栀子20g，鳖甲50g，山萸肉20g，地骨皮20g，丹皮20g，白芍30g，酸枣仁20g，知母20g，青礞石20g，百合30g。10剂，每日1剂，水煎服。

按：患者素体阴虚，日久导致虚火内生，夜晚卫阳入内，虚火更胜，肌表失司，故盗汗。虚火扰乱心神，故心烦少寐、五心烦热、烘热汗出。虚火耗伤津液，津液不能上承于口，则口干口渴。虚火煎熬阴津，导致阴血不足，脑髓失养，故记忆力减退。肾阴亏虚，骨髓不充，则腰膝酸软。因此得出，此患者汗出的病机为肝肾阴亏，阴虚火旺，迫津外泄，以及热扰心神。当归六黄汤出自李东垣《兰室秘藏》，有滋阴泻火、固表止汗之功效。本方补泻兼施，寒温并用，标本兼顾。方中黄芪、当归补气养血。倍用黄芪，一可固表止汗，二可配合当归益气养血，三可补脾胃使气血生化有源。因患者血虚证候不显，主要表现为腰膝酸软，伴记忆力下降之肾精不足证候，故去当归，加入山萸肉配合熟地黄滋肾益精。熟地黄、生地黄滋肾阴以壮水，使阴液得充，水能制火。黄芩、黄连、黄柏三黄苦寒泻火以坚阴，使火得清而不内扰，阴得坚而不外泄，热泄阴坚，腠理致密，汗液不致外泄而诸证自除。加用地骨皮、丹皮、知母滋阴清热，祛除虚火内灼。加入白芍酸甘化阴，敛阴收汗。诸药合用，使阴津得守，邪火得清，阴平阳秘，故二诊时自觉诸症减轻，汗出症状已减十之有五。但因阴精久耗，虚火内灼，心神失养不易恢复，故二诊时加百合清心安神、青礞石镇惊安神、酸枣仁养肝宁心安神、鳖甲滋阴潜阳。因患者仍虚烦不得眠，故减黄芩、黄连，加栀子以清火除烦。后随访患者，已痊愈。

病案3

陈某，女，32岁。2013年12月7日初诊。

现症：自汗出，活动后尤甚，乏力，畏寒肢冷，腰酸疼痛，精神差，睡眠欠佳，记忆力减退，二便正常，舌暗淡，苔白略腻，脉沉细。

既往有腰椎间盘突出症、浅表性胃炎病史。

诊断：汗证（阳虚自汗证）。

治法：益气温阳敛汗。

处方：桂枝加附子汤加减。

附子10g，桂枝20g，炙甘草20g，生姜3片，大枣5枚，白芍20g，黄芪30g，当归20g，白术20g，生龙骨50g，生牡蛎50g。10剂，每日1剂，水煎服。

二诊：汗减大半，畏寒减轻，双下肢乏力明显，腰酸痛。守方加山萸肉15g，熟地黄15g，继服7剂。

三诊：自诉诸症已大为缓解，已无明显恶寒畏风，无异常汗出，精神、食纳正常。为巩固疗效，仍守原方调整。

党参15g，白术10g，白芍10g，附子10g（先煎），茯苓10g，黄芪20g。10剂。每日1剂，水煎服。

随访3个月，未复发，诸症悉平。

按： 本案患者表现为一派阳虚有寒之象。《素问·生气通天论》云："凡阴阳之要，阳密乃固……故阳强不能密，阴气乃绝。"患者体弱，阳气不足，不能敛阴固汗，故自汗出，活动后尤甚，且乏力、畏寒肢冷、精神差、舌暗淡、脉沉细等阳虚之证足见。《伤寒贯珠集》曰："气虚者，补之必以甘；气寒者，温之必以辛。"桂枝加附子汤出自《伤寒论》，其曰："太阳病，发汗，遂漏不止，恶风，小便难，四肢急，难以屈伸，桂枝加附子汤主之。"本方专治"漏汗"。汗出过多，不仅伤阳，而且伤阴津，此时用桂枝汤药力不足，因此要加入附子。附子辛温大热，温阳散寒，温肾阳，补卫气，扶阳固表，大辛大热恐动风伤阴，故又需芍药以敛阴止汗，牡蛎、龙骨重镇收敛止汗，防止汗出过多伤阳损阴。白术、当归健脾补血，乃阴中求阳。黄芪益气温阳，固表止汗，充分体现了阴阳互以为用的治疗原则。

二诊时患者自觉腰酸腿痛，双下肢乏力明显，可见肾虚失养，故加山萸肉补益肝肾，治疗下元虚衰。三诊时患者汗证已愈，但恐阳虚复发，故再予参、术、苓、附以培补阳气，防止复发。

病案4

王某，男，32岁。2014年7月28日初诊。

患者因"反复头面汗出半年，加重1个月"就诊。

现症：患者头面部汗出，呈阵发性，其余部位皆无汗，伴身体轻微发热，头面油垢，汗黏、质稠、色黄，进食辛辣及热食热饮时明显，甚则汗如雨下、大汗淋漓，大便黏滞不爽，1～2次/日，小便短黄，血压120/85mmHg，舌红，苔黄腻，脉洪数。

既往有糖尿病病史1年余。

诊断：汗证（湿热熏蒸证）。

治法：清化湿热。

处方：茵陈蒿汤加减。

茵陈15g，栀子10g，大黄10g，丹皮20g，黄柏10g，黄连10g，黄芩10g，知母20g，半夏15g，茯苓15g，厚朴10g，通草10g，生地黄20g，山药30g。10剂，每日1剂，水煎服。

半月后电话随访，患者自述汗出明显好转，面部烘热消退。

按：湿热生则气化不利，汗液排泄失常，导致汗证。湿热所致汗出，古人已有诸多论述，如《丹溪心法》云："火气上蒸胃中之湿，亦能汗。"《医学正传·汗证》曰："各脏皆能令人出汗，独心与脾胃主湿热，乃总司耳。"临床辨证湿热汗出，多见局部汗出。若为湿热郁蒸，里热上腾，迫津外泄，则见身体上部汗出。根据湿热闭遏程度，则有"但头汗出，身无汗，剂颈而还"，或胸以上汗出，或腰以上汗出。若湿热之邪旁达四末，则见手足汗出，乃肢末为脾胃所主。若湿热熏蒸肌肤，则见周身汗出。这种汗出多不透达，黏腻沾手，可兼蕴蕴发热、胸脘痞闷、身重困倦、大便黏滞不爽、苔黄厚腻、脉濡软或缓。《伤寒论》第236条："阳明病，发热汗出者，此为热越，不能发黄也。但头汗出，身无汗，剂颈而还，小便不利，渴引水浆者，此为瘀热在里，身必发黄，茵陈蒿汤主之。"本案患者为典型头部汗出，汗黏、质稠、色黄，主湿热为患。湿性重着黏滞，而热性炎上，两邪相合，胶结不解。湿热上蒸，不得外散，故头汗出而身体无汗；湿热内郁，水湿不得下行，故小便不利；邪热内盛，津液受伤，故口渴多饮。治当釜底抽薪，祛湿与清热兼施，祛其湿则热无以附，即薛生白所谓"湿去热孤"，清其热则湿无以动。故用茵陈蒿汤加减清热化湿。

患者热象显著，方中重用茵陈为君药，苦泄下降，善清热利湿；臣以栀子清热降火，通利三焦，助茵陈引湿热从小便而去；佐以大黄泄热逐瘀，通利大便，导瘀热从大便而下；加用黄连、黄芩、黄柏苦折其热；更辅以栀子、知母、丹皮祛三焦之热；辅以生地黄清热凉血，法半夏、茯苓、厚朴燥湿行气化痰，通草利水渗湿，给湿热之邪以出路；加入山药以补脾益肾，防苦寒之药伤脾。如此则湿去热净，诸症缓减。湿热去则阴津自复，腠理固则自汗能平。诸药合用，相得益彰，邪去汗止，则诸症皆除。

现今之人多喜膏粱肥甘、油腻辛辣之品，容易损伤脾胃，脾胃伤则运化失权，易作内生之湿热。本案患者素体肥胖，嗜食肥甘厚味或饥饱失常，损伤脾胃，湿浊内生，致气机郁滞，失于宣泄而致汗出，治宜化湿清热、宣通气机。

附：汗证古代文献概览

《名医指掌·自汗盗汗心汗证》："夫自汗者，朝夕汗自出也。盗汗者，睡而出，觉而收，如寇盗然，故以名之。"

《灵枢·经脉》："六阳气俱绝则阴与阳相离，离则腠理发泄，绝汗乃出。"

《医学正传·汗证》："自汗者，无时而濈濈然出，动则为甚，属阳虚，胃气之所司也。盗汗者，寐中而通身如浴，觉来方知，属阴虚，营血之所主也。大抵自汗宜补阳调卫，盗汗宜补阴降火。"

《伤寒来苏集》："仲景群方之魁，乃滋阴和阳，调和营卫，解肌发汗之总方也……但见一症即是，不必悉具，惟以脉弱、自汗为主耳。"

《素问·生气通天论》："凡阴阳之要，阳密乃固……故阳强不能密，阴气乃绝。"

《伤寒贯珠集》："气虚者，补之必以甘；气寒者，温之必以辛。"

《伤寒论》："太阳病，发汗，遂漏不止，恶风，小便难，四肢急，难以屈伸，桂枝加附子汤主之。"

《丹溪心法·自汗》："火气上蒸胃中之湿，亦能汗。"

《医学正传·汗证》："各脏皆能令人出汗，独心与脾胃主湿热，乃总司耳。"

《伤寒论》："阳明病，发热汗出者，此为热越，不能发黄也。但头汗出，身无汗，剂颈而还，小便不利，渴饮水浆者，此为瘀热在里，身必发黄，茵陈蒿汤主之。"

十三、腰痛

（一）疾病概述

腰痛是以腰部一侧或两侧疼痛为主要症状的病证。其发病率较高，有文献报道，腰痛的发病率高达84%，其中非特异性腰痛占所有腰痛的85%。腰痛可见于许多疾病，如肾脏疾病、风湿、腰肌劳损、脊柱或脊髓病变、泌尿生殖系疾患、局部外伤，以及许多内科疾病如结核、高血压等。

赵老认为，腰痛是由于腰部感受外邪，或因劳伤，或由肾虚而引起的气血运行失调，脉络绌急，腰府失养所致。

（二）病因病机

赵老认为，腰痛的发生多以肾虚为本，风、寒、湿、热、瘀等阻滞腰部经脉气血运行为标。腰痛的病因以肾虚为主，在肾虚的基础上，外感六淫、疫气内侵、情志过度、跌仆损伤、瘀血阻滞皆能诱导发病。腰为肾之府，足太阳膀胱经过之，为肾中精气所溉之域。肾与膀胱相表里，故肾虚则经脉不荣，而外感风寒湿热诸邪乘虚而入，以湿性黏滞，最易痹着腰部，所以外感总离不开湿邪为患，并常兼夹风、寒之邪，或郁而化热，或病久留瘀，内外二因，相互影响，所谓"不荣则痛，不通则痛"，故发腰痛。

（三）辨治思路

赵老认为，腰痛根据其病情大致可分为肾虚腰痛、寒湿腰痛、湿热腰痛和瘀血腰痛四个主要证型，具体辨治如下。

1. 肾虚腰痛

临床表现：腰酸痛绵软，腿膝无力，房劳后加重，常反复发作。偏阳虚者，可伴有小腹冷痛，手足不温，喜温喜按，少气乏力，甚则食少便溏，舌淡，脉沉细；偏阴虚者，则心烦失眠，口燥咽干，五心烦热，舌红少苔，脉弦细数。

治法：偏阳虚者，宜温补肾阳；偏阴虚者，宜滋补肾阴。

方药：偏阳虚者，以右归丸为主方温养命门之火。偏阴虚者，以左归丸为主方滋补肾阴。

右归丸：熟地黄15g，山药20g，山茱萸15g，枸杞子15g，杜仲20g，菟丝子15g，当归10g。

左归丸：熟地黄15g，枸杞子15g，山茱萸15g，龟甲胶10g（烊化），菟丝子15g，鹿角胶10g（烊化），牛膝15g。

方解：右归丸方中用熟地黄、山药、山茱萸、枸杞子培补肾精，是为阴中求阳之用；杜仲强腰益精；菟丝子补益肝肾；当归补血行血。诸药合用，共奏温肾壮腰之功。

左归丸方中熟地黄、枸杞子、山茱萸、龟甲胶填补肾阴；配菟丝子、鹿角胶、牛膝温肾壮腰，肾得滋养则虚痛可除。

肾为先天，脾为后天，二脏相济，温运周身。若肾虚日久，不能温煦脾土，或久行久立，劳力太过，腰肌劳损，常致脾气亏虚，甚则下陷，临床除有肾虚见症外，可兼见气短乏力、语声低弱、食少便溏或肾脏下垂等。治当补肾为主，佐以健脾益气，升举清阳，酌加党参、黄芪、升麻、柴胡、白术等补气升提之药，以助肾升举。

加减及备选方：若肾阴虚明显，虚火甚者，可酌加大补阴丸送服。如腰痛日久不愈，无明显的阴阳偏虚者，可服用青娥丸补肾以治腰痛。

2.寒湿腰痛

临床表现：腰部冷痛重浊，转侧不利，每遇阴雨天或腰部感寒后加剧，痛处喜温，得热则减，舌苔白腻而润，脉沉紧或沉迟。

治法：散寒除湿，温经通络。

方药：渗湿汤。

干姜10g，炙甘草10g，丁香15g，苍术15g，炒白术20g，橘红20g，茯苓30g。

方解：方中干姜、甘草、丁香散寒温中，以壮脾阳；苍术、白术、橘红健脾燥湿；茯苓健脾渗湿。诸药合用，温运脾阳以散寒，健运脾气以化湿利湿，故寒去湿除，诸症可解。寒湿之邪，易伤阳气，若年高体弱或久病不愈，势必伤及肾阳，兼见腰膝酸软、脉沉无力等症。治当散寒除湿为主，兼补肾阳，酌加菟丝子、补骨脂、金毛狗脊，以助温阳散寒。

加减及备选方：寒甚痛剧，拘急不适，肢冷面白者，加附子、肉桂、白芷以温阳散寒。湿盛阳微，腰身重滞，加独活、五加皮除湿通络。兼有风象，痛走不定者，加防风、羌活疏风散邪。病久不愈，累伤正气者，改用独活寄生汤扶正祛邪。

3.湿热腰痛

临床表现：腰髋弛痛，牵掣拘急，痛处伴有热感，每于夏季或腰部受热后痛剧，遇冷痛减，口渴不欲饮，尿色黄赤，或午后身热，微汗出，舌红苔黄腻，脉濡数或弦数。

治法：清热利湿，舒筋活络。

方药：加味二妙散。

黄柏10g，苍术15g，防己10g，萆薢15g，当归10g，牛膝15g，龟甲30g。

方解：方中以黄柏、苍术辛开苦燥以清化湿热，绝其病源；防己、萆薢利湿活络，畅达气机；当归、牛膝养血活血，引药下行，直达病所；龟甲补肾滋肾，既防苦燥伤阴，又寓已病防变。诸药合用，寓攻于补，攻补兼施，使湿热去而不伤正。

加减及备选方：临证多加土茯苓、木瓜以渗湿舒筋，加强药效。热重烦痛、口渴尿赤者，加栀子、生石膏、银花藤、滑石以清热除烦。湿偏重，伴身重痛、纳呆者，加防己、萆薢、蚕沙、木通等除湿通络。兼有风象而见咽喉肿痛、脉浮数者，加柴胡、黄芩、僵蚕发散风邪。湿热日久，兼有伤阴之象者，加二至丸以滋阴补肾。

4.瘀血腰痛

临床表现：痛处固定，或胀痛不适，或刺痛，日轻夜重，甚则不能转侧，痛处拒按，面晦唇暗，舌质隐青或有瘀斑，脉多弦涩或细数。病程迁延，常有外伤、劳损史。

治法：活血化瘀，理气止痛。

方药：身痛逐瘀汤。

当归15g，川芎15g，桃仁15g，红花10g，没药15g，五灵脂20g，地龙15g，香附20g，牛膝15g。

方解：方中以当归、川芎、桃仁、红花活血化瘀，以疏达经络；配以没药、五灵脂、地龙化瘀消肿止痛；香附理气行血；牛膝强腰补肾，活血化瘀，又能引药下行，直达病所。诸药合用，可使瘀去壅解，经络气血畅达而止腰痛。

加减及备选方：因无周身疼痛，故可去原方中之秦艽、羌活。若兼风湿痹痛者，仍可保留应用，甚至再加入独活、威灵仙等以祛风除湿。若疼痛剧烈，日轻夜重，瘀血痼结者，可酌加土鳖虫、甲珠协同方中地龙搜剔通络祛瘀。由于闪挫扭伤，或体位不正而引起者，加乳香配方中之没药以活络止痛，加青皮配方中香附以增强行气通络。若为新伤，可配服七厘散。有肾虚之象而出现腰膝酸软者，加杜仲、川续断、桑寄生以强壮腰肾。

（四）临证经验

对于腰痛的治疗，赵老认为，腰痛当重视补肾而治其本，根据阴阳精血之不同分别予药补之，再根据六淫等兼夹之证而分别治之，如根据兼证的不同分别给予疏风、散寒、清热、祛湿、理气、活血、祛痰的治疗方法，即首辨阴阳虚，次辨兼夹证。

1.辨阴阳虚

阳虚者常以肾气丸、右归丸为主，药物常予杜仲、菟丝子、仙茅、巴戟天、补骨脂、鹿茸等以温补肾阳。阴虚者常以六味丸、滋肾丸、封髓丹、补阴丸为主，药物常予熟地黄、沙苑子、枸杞子、龟甲、当归、杜仲、续断等补肾填精。

2.辨兼夹证

疏风常以五积散、独活寄生汤、小续命汤为主，药物常用麻黄、桂枝、防风、全蝎、羌活、独活等。散寒常以五积散、干姜附子汤为主，药物常用干姜、生姜、乌头、肉桂、杜仲、吴茱萸等。清热常以败毒散、大分清饮、甘豆汤为主，药物常用知母、黄柏、白薇、鳖甲等。祛湿分风湿、湿热、寒湿之不同，风湿常以独活寄生汤、羌活胜湿汤、三痹汤为主；湿热常以苍术汤、当归拈痛汤、二妙散为主；寒湿常以术附汤、五积散为主。理气常以人参顺气散、乌药顺气散、橘核丸为主，药物常用乌药、五加皮、木香、檀香、沉香、橘皮、青皮等。祛瘀常以复元活血汤、调荣活络饮为主，药物常用丹参、赤芍、地龙、乳香、没药、延胡索、桃仁、红花等。消痰常以二陈汤、导痰汤为主，药物常用南星、香附、枳壳、白术、萆薢、白芥子、竹沥等。临床灵活应用，可取得较好疗效。

（五）辨证调护

1.心理调护

腰痛患者人群中以老年人居多，病程长，见效慢。患者行动困难，活动受限，所以常有消极、沮丧心理，医护人员及家人要常与患者沟通、聊天，介绍痊愈的患者进行交流，增强其信心，使其心情舒畅，才能更快恢复健康。

2.饮食调护

饮食宜具有活血祛瘀、健脾祛湿功效的食物，如当归生姜羊肉汤适合肾阳虚、寒湿型腰痛的患者。可适量饮酒，以温经散寒、活血化瘀。虚损型腰痛患者宜食补肝肾之品，如猪蹄、猪肾、大枣等。另外，老年人常因骨质疏松导致腰痛缠绵难愈，这类患者应多食维生素、纤维素、肉类、骨汤，以使营养均衡，防止低钙。

3.适当配合外治法

针灸、拔罐可调节气血，疏通经脉，祛风散寒，止痛消肿。针刺常选穴位有人中、委中、昆仑。拔罐是将火罐扣在腰骶部或环跳穴等痛点处。注意饥饿、疲乏、皮肤有感染者及孕妇不宜施行。中药外敷具有活血化瘀、接骨续筋的作用。

4.预防

保持正确的坐姿；体力活动或运动前应做好热身；平时注意保暖，避免迅速变换体位等动作；站立时可使用腰托，睡觉时可选硬板床侧卧；戒烟可减少骨质疏松的发病率。

（六）医案举隅

病案1

李某，男，27岁。2013年6月23日初诊。

现症：腰酸痛、乏力，性生活后加重，自述饮食、二便如常，消瘦、虚羸，舌淡红，苔薄，脉弦细。

诊断：腰痛（肝肾亏虚，精血不足证）。

治法：滋补肝肾，补血涩精。

处方：五子衍宗丸加减。

枸杞子20g，五味子20g，菟丝子20g，覆盆子20g，山萸肉20g，生地黄20g，熟地黄20g，当归20g，阿胶15g，山药30g，茯苓30g，甘草20g。10剂，每日1剂，水煎服。

二诊（2013年9月7日）：服药后自觉腰痛较前已有明显减轻，但近日仍感身重、乏力，睡眠欠佳，舌淡红，苔薄，脉弦细。

处方：枸杞子20g，五味子15g，菟丝子20g，山萸肉20g，生地黄20g，熟地黄20g，丹参30g，赤芍30g，巴戟天20g，仙茅20g，葛根20g，酸枣仁20g，地龙20g。10剂，每日1剂，水煎服。

后电话随访，述诸症已愈。

按：初诊见患者消瘦、虚羸，脉弦细，为精血不足之表现；且患者自述腰酸痛、乏力，性生活后加重，《四圣心源》载"色过而腰痛者，精亡而气泄也"。故考虑患者为肾精亏耗，精血不荣，方以五子衍宗丸为底方。枸杞子、五味子、菟丝子、覆盆子及五子衍宗丸去车前子，有补肾益精、阴阳同补之功效，主治肾虚精亏所致的腰痛。其中枸杞子、菟丝子补肾精，温肾阳，助精神；五味子、覆盆子补肾涩精。在底方基础上辅以山萸肉、生地黄、熟地黄滋补肝肾之阴。山萸肉补益肝肾、涩精，用于肝肾不足之腰酸遗精；生地黄清热凉血，养阴生津；熟地黄滋阴，《本草从新》谓熟地黄可以"滋肾水……补益真阴，聪耳明目，黑发乌须，治一切肝肾阴亏，虚损百病，为壮水之主药"。《本草纲目》载："按王硕《易简方》云：男子多阴虚，宜用熟地黄；女子多血热，宜用生地黄。又云：生地黄能生精血……熟地黄能补精血。"纵欲伤精，阳根败泄，水寒而土湿，故乏力，予山药、茯苓、甘草健脾益气而利湿。当归、阿胶养血润燥而润木枯，平肝疏泄而止汗。纵观全方，填精固肾、健脾养肝而治内伤腰痛。

二诊时患者自觉腰酸疼痛较前明显减轻，但仍乏力、精神疲乏，故去覆盆子之酸敛，去当归、阿胶之滋腻，加丹参、赤芍活血养血，加地龙通经活络。精者，阴也，而阴中之气是谓阳根。阴精亏耗，必耗真阳，故加巴戟天、仙茅以温阳补肾，同时去山药、茯苓、甘草，加葛根以升阳，加酸枣仁养肝宁心。患者再服10剂，诸症痊愈。

病案2

赵某，男，56岁。2013年11月24日初诊。

现症：腰酸痛，手足心热，多梦心烦，耳鸣，脱发，两目干涩，记忆力减退，夜尿频，大便正常，舌淡红，苔薄白，脉弦数。血压145/90mmHg。实验室检查：未见异常。既往有脂肪肝、酒精肝、胆囊息肉病史。

诊断：腰痛（肾阴虚火旺证）

治法：滋阴清热。

处方：知柏地黄丸加减。

山萸肉20g，山药30g，生地黄20g，丹皮20g，知母20g，黄柏20g，女贞子20g，茺蔚子20g，决明子20g，百合30g，地骨皮20g，鳖甲50g，白薇20g。10剂，每日1剂，水煎服。

按：《素问·阴阳应象大论》中言："年四十，而阴气自半也，起居衰矣。"人到40岁左右，肾中精气就衰减一半。本案患者年近六旬，腰酸痛不已，记忆力减退，脱发，夜尿频，考虑为肾中阴精衰少，脾肾亏虚。《素问·阴阳应象大论》言"形不足者，温之以气，精不足者，补之以味"，故予山萸肉补益肝肾，涩精固脱；山药补脾养胃，补肾涩精；熟地黄滋阴补血，益精填髓。此三味可重补肾中消耗之精。《本草经疏》云"女贞子入足少阴经"，能滋补肝肾、明目乌发，用于眩晕耳鸣、腰膝酸软、须发早白、目暗不明。加茺蔚子辅上药以增益精气。肾精日耗，虚火渐生，故手足心热；虚火内扰心神，则多梦心烦；肝胆之火不降，则耳鸣、两目干涩。故加丹皮清热凉血，活血化瘀。《本草纲目》曰："牡丹皮治手、足少阴、厥阴四经血分伏火。盖伏火即阴火也，阴火即相火也。古方惟以此治相火，故仲景肾气丸用之。"同时加用知母清热泻火、生津润燥，下则润肾燥而滋阴，上则清肺金而泻火。加黄柏清热燥湿，泻火除蒸。两目干涩，故加决明子清肝火而明目。加百合养阴润肺，清心安神。地骨皮善清下焦之热而凉血，《本草纲目》言其可"去下焦肝肾虚热"。加鳖甲滋阴潜阳，退热除蒸；白薇清热除虚烦。全方既可滋补肝肾、填精益血，又可清热活血，使肾虚得复、经络得通、热清火降而诸症自愈。

病案3

李某，男，41岁。2013年7月20日初诊。

现症：自觉腰部冷痛2个月，兼见腹部畏凉、乏力、性功能障碍，舌淡红，苔薄少，脉弦细。实验室检查：未见异常。

诊断：腰痛（脾肾阳虚证）。

治法：温补肾阳。

处方：二仙汤加减。

杜仲20g，巴戟天20g，仙茅20g，淫羊藿15g，山萸肉20g，熟地黄20g，生地黄20g，牛膝20g，小茴香5g，丹参30g，葶苈子20g，阳起石30g，鳖甲50g，甘草20g。10剂，每日1剂，水煎服。

按：《素问·阴阳应象大论》载"水为阴，火为阳；阳为气，阴为味"，又有"精不化气，气不生形"。所以"精不足"之人，多出现里寒之证，表现为一种"寒"象，症见腰腹冷痛、乏力不适；精血不足严重者可导致"宗筋失养"，影响正常性功能。苔薄少、脉弦细亦为精气不足的表现。故治疗时在补肾涩精的同时，亦注重温补肾阳。方中杜仲补肝肾，强筋骨，为治疗腰痛的要药，《神农本草经》言其可"主腰脊痛，补中，益精气，坚筋骨，强志，除阴下痒湿，小便余沥"；《玉楸药解》则言其"去关节湿淫，治腰膝酸痛，腿足挛拘，益肝肾，养筋骨"。《四圣心源》讲"腰者，水之所在"，"腰痛者水寒而木郁也"，水寒而木气不生，则痛在腰。故欲舒达木气，当先温肾水之寒。巴戟天、仙茅、淫羊藿，乃二仙汤去当归、黄柏、知母，具有温肾阳、补肾精之功效，能温水寒而生木气。但木气恶燥，故加山萸肉、熟地黄以滋阴补肾填精，加生地黄以滋阴清热，防止过用温燥之药而增血燥，使水温而木气舒达。山萸肉、熟地黄、生地黄是赵老常用补肾协定方，善治一切肝肾阴精亏少。肾乃先天之本，内寓元阴元阳，因此不论汗证、腰痛、失眠，还是阳痿，赵老多从肾脏论治。牛膝补肝肾，强筋骨，逐瘀通经，利尿通淋，《名医别录》中言其可"疗伤中少气，男子阴消，老人失溺，补中续绝，填骨髓，除脑中痛及腰脊痛"。本方中配以丹参活血祛瘀，通经止痛。"腹者，土之所在"，患者腰痛且腹冷，是水寒不能温养脾土。中土虚寒，故加小茴香温补脾肾、散寒止痛。小茴香最善治少腹冷痛，《吉林中草药》言其可"散寒止痛，治疝气、肾寒小腹痛、胃痛、腰痛、遗尿"。阳起石可温肾壮阳，主治肾阳虚衰、腰膝冷痹、男子阳痿遗精，在此与诸补阴益阳、温肾滋肾之药同用，可在补肾之本的基础上，标本同治，辅助治疗性功能障碍。鳖甲滋阴潜阳，使阴阳相调。葶苈子破坚逐邪，泻肺行水，通行气血。加甘草缓急止痛，调和诸药，以缓腰痛之急。纵观全方，补阴益阳，通行气血，祛湿通络，使诸药调和、补而不腻、滋而不涩，还可兼治肾虚所致的腰痛、腹冷、性功能障碍。

附：腰痛古代文献概览

《四圣心源》："色过而腰痛者，精亡而气泄也。"

《素问·阴阳应象大论》："年四十，而阴气自半也，起居衰矣。"

《素问·阴阳应象大论》："形不足者，温之以气；精不足者，补之以味。"

《本草经疏》："女贞子入足少阴经。"

《本草纲目》："牡丹皮治手、足少阴、厥阴四经血分伏火。盖伏火即阴火也，阴火即相火也。古方惟以此治相火，故仲景肾气丸用之。"

《神农本草经》："杜仲……主腰脊痛，补中，益精气，坚筋骨，强志，除阴下痒湿，小便余沥。"

《玉楸药解》："杜仲去关节湿淫，治腰膝酸痛，腿足挛拘，益肝肾，养筋骨。"

《四圣心源》："腰者，水之所在"，"腰痛者，水寒而木郁也"。

《名医别录》："牛膝……主伤中少气，男子阴消，老人失溺，补中续绝，填骨髓，除脑中痛及腰脊痛，妇人月水不通，血结，益精，利阴气，止发白。"

十四、失眠

（一）疾病概述

失眠是多发病，也是中医门诊常见病。西医治疗多以安眠药改善睡眠、对症治疗为主，而长期服用安眠药物又会引起依赖性。中医学对于生理性失眠及病理性失眠均有系统的认识。赵老认为，失眠的治疗主要是阴阳及脏腑功能的失调。

（二）病因病机

赵老认为失眠的原因不外乎两个：一为阴阳失调。《灵枢·口问》指出："卫气昼日行于阳，夜半则行于阴，阴者主夜，夜者主卧。"所谓"阳出于阴则悟，阳入于阴则寐"，自然界的阴阳变化规律与人类阴阳消长变化规律是一致的。情志、饮食、劳倦、外邪等病因导致的机体阴阳失调或处于疾病状态时，人的睡眠和觉醒规律将出现紊乱，造成失眠。另一个为脏腑功能失调。心、肝、脾、肾、胃等脏腑功能失司，表现为肝郁化火、忧思伤脾、心胆气虚、心肾不交、胃气不和等，均可发为失眠。

（三）辨治思路

赵老认为，失眠的治疗，根据其病情大致可分为心肾不交、心脾两虚、心肝血虚、气郁化火、痰阻食停五个主要证型，具体辨治如下。

1. 心肾不交证

临床表现：心烦失眠，心悸不安，腰酸足软，伴头晕，耳鸣，健忘，遗精，口干津少，五心烦热，舌红少苔，脉细而数。

治法：滋阴降火，清心安神。

方药：六味地黄丸合黄连阿胶汤。

方解：六味地黄丸滋补肾阴；黄连、黄芩直折心火；芍药、阿胶、鸡子黄滋养阴血。两方共奏滋阴降火之效。

加减及备选方：若心烦心悸、梦遗失精，可加肉桂引火归原，与黄连共用即为交泰丸，可交通心肾，则心神可安。

2.心脾两虚证

临床表现：心悸失眠，多梦易醒，神疲乏力，伴面色少华，四肢肌肉松软，舌淡苔薄，脉细无力。

治法：补益心脾，养心安神。

方药：归脾汤。

方解：方用人参、白术、黄芪、甘草益气健脾；当归补血；远志、酸枣仁、茯神、龙眼肉补益心脾，安神定志；木香行气健脾，使全方补而不滞。

加减及备选方：若心血不足，加熟地黄、芍药、阿胶以养心血。若失眠较重，加五味子、柏子仁以养心宁神，或加首乌藤、合欢皮、龙骨、牡蛎镇静安神。若脘闷、纳呆、苔腻，加半夏、陈皮、茯苓、厚朴健脾理气化痰。若产后虚烦不寐、形体消瘦、面色㿠白、易疲劳、舌淡、脉细弱，或老人夜寐早醒而无虚烦之症，多属气血不足，治宜养血安神，可用归脾汤合酸枣仁汤。

3.心肝血虚证

临床表现：心烦不寐，多梦易醒，胆怯心悸，触事易惊，伴气短自汗，倦怠乏力，舌淡，脉弦细。

治法：清热除烦，养血安神。

方药：酸枣仁汤。

方解：酸枣仁汤养血清热除烦，安神宁心。酸枣仁养肝、安神、宁心；知母泄热除烦；川芎调血安神；茯苓利湿除烦。

加减及备选方：若心悸甚、惊惕不安者，加生龙骨、生牡蛎、朱砂。

4.气郁化火证

临床表现：急躁易怒，不寐多梦，甚至彻夜不眠，伴有头晕头胀，目赤耳鸣，口干而苦，便秘溲赤，舌红苔黄，脉弦而数。

治法：清肝泻火，镇心安神。

方药：龙胆泻肝汤。

方解：方用龙胆、黄芩、栀子清肝泻火；木通、车前子利小便而清热；柴胡疏肝解郁；当归、生地黄养血滋阴柔肝；甘草和中。

加减及备选方：若烦躁甚者，可加朱茯神、生龙骨、生牡蛎镇心安神。若胸闷胁胀、善太息者，加香附、郁金疏肝解郁。

5.痰阻食停证

临床表现：不寐，脘腹胀满，胸闷，嗳腐吞酸，或恶心呕吐，大便不爽，舌苔腻，脉滑。

治法：和胃化滞，宁心安神。

方药：保和丸。

方解：方中山楂、神曲助消化，消食滞；半夏、陈皮、茯苓降逆和胃；莱菔子消食导滞；连翘散食滞所致之郁热。

加减及备选方：若心悸甚者，可加远志、柏子仁、首乌藤以宁心安神。

（四）临证经验

赵老宗古今医家之学，认为"卫气入于阴"则眠，"卫气行于阳，不得入于阴"则会导致失眠的发生。"卫气不得入于阴"病因常在于阴，其虚者多在于营气衰少、阴虚血燥、虚火内生。正如《景岳全书·不寐》所说："无邪而不寐者，必营气之不足也。营主血，血虚则无以养心，心虚则神不守舍。""其阴精血之不足，阴阳不交，而神有不安其室耳。"而《类证治裁·不寐》则指出："思虑伤脾，脾血亏损，经年不寐。"其实者则多由于"厥气客于五脏六腑"。厥气有热、瘀、湿、痰、食的不同，厥气客于五脏六腑则五脏之气互相搏结，不能调和，阻碍卫气入阴之通路。卫气不得入于阴亦可导致失眠的发生。《景岳全书·不寐》曰："如痰，如火，如寒气、水气，如饮食忿怒之不寐者，此皆内邪滞逆之扰也。"《张氏医通·不得卧》云："脉数滑有力不眠者，中有宿滞痰火，此为胃不和，则卧不安也。"

治疗上，赵老认为当先详辨失眠之病因，抓住失眠病机之关键。其营血不足者，当以补之、润之，兼以清虚火、养阴血。若为邪气客于五脏六腑，则当详辨邪气的性质及所停滞脏腑的不同，因证施治。正如《灵枢·邪客》中所言"补其不足，泻其有余，调其虚实，以通其道而去其邪"。

（五）辨证调护

1.生活调护

定时睡眠，睡前4小时内避免使用让人兴奋的食物或药物。睡前禁止饮酒，避免睡前过多的情绪波动，待有睡意才上床。避免睡前饥饿、过饱。卧室应该具备安静、舒适、光线及温度适宜的条件。按时起床，减少午睡时间。平时坚持跑步、散步、游泳等体育活动，可促进睡眠。

2.饮食疗法

根据体质、证候调理饮食。如气郁化火型，平时可用枸杞子、菊花泡茶，禁食辛辣温燥的食物；精血亏虚者，可选甲鱼、燕窝、海参等滋补之品；脏腑功能不足者，可根据某一脏器的不足予以调理，如心脾两虚者可经常食用红枣、龙眼、茯苓等药膳。避免贪凉饮冷，或食用肥甘厚味。

3.其他疗法

可采取睡前温水泡脚、按摩涌泉穴、耳穴疗法、针灸疗法来促进睡眠，也可选择睡前听一段旋律流畅、音色和谐的乐曲助眠。

（六）医案举隅

病案1

吴某，女，39岁。2013年2月3日初诊。

现症：失眠6年余，易醒，乏力，胃胀嗳气，食后不消化感，便溏，手胀，性急易怒，善太息，胸闷，月经正常，舌淡红，苔薄，脉弦细无力。实验室检查：未见明显异常。既往有早搏、子宫肌瘤、流产病史。

诊断：失眠（脾虚食停，肝气郁结证）。

治法：疏肝活血，健脾消食。

处方：逍遥散加减。

当归20g，白芍30g，茯苓30g，白术30g，太子参20g，焦山楂45g，焦神曲45g，焦麦芽45g，香附20g，百合30g，酸枣仁20g，郁金20g，五味子15g，葶苈子20g，首乌藤30g，薄荷15g。10剂，每日1剂，水煎服。

二诊（2013年3月9日）：自述失眠较前好转，经期后浮肿，嗳气，便溏，偶有心痛，腰痛，舌淡红，苔薄黄，脉弦细略数。

处方：当归20g，白芍30g，川芎20g，茯苓20g，白术30g，百合30g，酸枣仁20g，柏子仁20g，砂仁20g，香附20g，山萸肉20g，枸杞子20g，益母草30g，鳖甲50g。10剂，每日1剂，水煎服。

按：本案患者以失眠就诊，表现为睡中易醒，全身乏力，胃胀嗳气，食后不消化感，脉弦细无力，性急易怒，善太息。脾虚食停，土湿故手胀、便溏；木郁则性急易怒、善太息、胸闷，故以茯苓、白术、太子参健脾益气除湿；香附、焦三仙行气消食化滞；当归、白芍调血和营；百合、酸枣仁、五味子养心调肝安神；茯苓、葶苈子祛湿；首乌藤引阳入阴；郁金、薄荷疏肝解郁。薄荷，归肺、肝经，能宣散风热、清头目、透疹。赵老在本方中使用薄荷，取其入肝经而又有宣散之性，配郁金可疏肝解郁。《本草新编》曰："薄荷不特解风邪，尤善解忧郁。用香附以解郁，不若用薄荷解郁之更神也。"调营药中加入解表药以调和营卫，引卫气入营。全方和胃健脾，祛湿调营，使营卫通利，气道通，卫气得以入阴而失眠自愈。

二诊时患者自述失眠较前明显好转，但因素体脾虚，气血生化乏源，加之脾虚湿盛，致血虚湿停，故经后浮肿、便溏、嗳气，偶有心痛、腰痛，故在原方基础上去太子参、焦三仙，加入川芎，变方为当归芍药散；睡眠好转，故去五味子，加柏子仁养心，加山萸肉、枸杞子补肾填精止腰痛；精血不足，必生虚火，加鳖甲滋阴潜阳、退热除蒸；益母草活血调经，利湿消肿；砂仁化湿开胃，温脾止泻。服后患者诸症痊愈。

病案2

周某，女，51岁。2013年11月17日初诊。

现症：失眠1年余，精神恍惚，沉默寡言，口苦，咳嗽，食欲尚可，二便正常，舌淡红，苔少薄黄，脉弦细。既往有肩周炎病史；2012年10月曾行乳腺肿瘤切除术，并进行化疗。

诊断：失眠（心肺阴虚内热证）。

治法：清养心肺，凉血益营。

处方：百合地黄汤加减。

生地黄20g，百合30g，当归20g，五味子20g，天冬20g，合欢花20g，远志15g，柏子仁20g，鳖甲50g，夏枯草20g，白花蛇舌草30g，首乌藤50g。10剂，每日1剂，水煎服。

按：百合地黄汤，由生地黄、百合组成，出自《金匮要略》，有养阴清热、补益心肺的功效，主要用于治疗百合病。患者肿瘤术后化疗，精神体力消耗，精神恍惚，沉默寡言，症状表现均与百合病相似，故以百合地黄汤为底方。远志、五味子、柏子仁滋阴养心安神。天冬、合欢花清肺解郁安神。鳖甲滋阴潜阳，软坚散结；夏枯草清肝明目，散结解毒；白花蛇舌草清热解毒，利尿消肿，活血止痛。此三味药配合使用不仅能疏肝解郁，引阳入阴，更用于辅助治疗肿瘤。当归养血和血。首乌藤养心安神通络，《本草正义》谓其"治夜少安寐"；《陕西中草药》载其"祛风湿，通经络，治失眠"。首乌藤也是赵老常用的治疗失眠的经验药之一。

病案3

周某，女，46岁。2016年12月25日初诊。

现症：睡眠欠佳2年余，入睡困难，易醒，心烦，乏力，腰痛，记忆力减退，耳鸣，小便正常，大便秘结，2～3日一行，关节不良，舌淡红，苔薄黄，脉弦细。实验室检查：未见异常。

诊断：失眠（精亏血燥证）。

治法：补肾填精，养血安神。

处方：归脾汤加减。

太子参20g，茯苓30g，酸枣仁20g，当归20g，柏子仁20g，远志15g，川芎20g，五味子15g，百合30g，首乌藤50g，山茱萸20g，生地黄20g，熟地黄20g。10剂，每日1剂，水煎服。

二诊（2017年1月7日）：患者自觉诸症明显好转，效不更方，继续治疗。

按："女子……五七，阳明脉衰……六七，三阳脉衰于上……七七，任脉虚，太冲脉衰少，天癸竭，地道不通"。本案患者年近五旬，肾精亏耗，天癸衰少，故腰痛、记忆力减退、耳鸣；精血互化，精亏则血燥，虚火内生，故心烦；血虚营热，卫气不得入，故失眠、入睡困难而易醒。方中山茱萸、二地补肾填精；柏子仁、远志、百合养心血，清虚热；酸枣仁、五味子补肝肾之阴。《灵枢·营卫生会》云"营出于中焦，卫出于下焦"，肾精亏虚，则化气不足，故加太子参、茯苓健脾益气生血；川芎、当归养血和血；首乌藤养血安神，引阳入阴。经治疗，患者诸症缓解，守方再服10剂痊愈。

附：失眠古代文献概览

《灵枢·口问》："卫气昼日行于阳，夜半则行于阴，阴者主夜，夜者主卧。"

《景岳全书·不寐》："无邪而不寐者，必营气之不足也。营主血，血虚则无以养心，心虚则神不守舍。""其阴精血之不足，阴阳不交，而神有不安其室耳。"

《类证治裁·不寐》："思虑伤脾，脾血亏损，经年不寐。"

《景岳全书·不寐》："如痰，如火，如寒气、水气，如饮食忿怒之不寐者，此皆内邪滞逆之扰也。"

《张氏医通·不得卧》："脉数滑有力不眠者，中有宿滞痰火，此为胃不和，则卧不安也。"

《灵枢·邪客》："补其不足，泻其有余，调其虚实，以通其道而去其邪。"

《本草新编》："薄荷不特善解风邪，尤善解忧郁。用香附以解郁，不若用薄荷解郁更神也。"

《灵枢·营卫生会》："营出于中焦，卫出于上焦。"

十五、阳痿

(一)疾病概述

阳痿是指青壮年男子，由于虚损、惊恐、湿热等原因，致使宗筋失养而弛纵，引起阴茎痿弱不起，临房举而不坚，或坚而不能持久的一种病证。

赵老认为，现代人不注重身体保养，嗜欲无度，嗜食膏粱厚味、辛辣炙煿之品，不注意保养阳气，贪黑熬夜，急功近利，导致阴精阳气耗损，湿浊瘀血内生，阻滞经络，使宗筋失养，发为阳痿。

(二)病因病机

赵老认为，本病的发生主要责之于肝与肾。足厥阴肝经过阴器，木气统领宗筋，肝之疏泄正常，木气调达则宗筋有所统领，勃起方能正常。然木气疏泄功能正常有赖于肾水之温暖，肾中阴精之滋养。宗筋则更须肝肾精血之滋养方能增强其筋力。

赵老指出，阳痿之证，其虚在肾，其实在肝。肾气虚损，无法充养宗筋，失其作强之能，则痿软而不举。在虚损方面，尤认为以命门火衰、肾阳亏损为主要病因病机。随着现代社会的快速发展，网络媒体信息的不良冲击，导致了不少人沉迷于手淫或房事之中，日久导致肾精亏耗，无法充养宗筋。淫欲惑乱其心，加之饮食无度，嗜食肥甘厚味，日久损耗心脾，后天无以供养先天，心阴日久亦累及肾阴，均可导致阳痿的发生。肝主疏泄，调畅气机与情志。肝病所致阳痿实为气郁、湿热、瘀阻。气郁不能充达宗筋，湿热蕴蒸阴器致宗筋迟缓、瘀阻精窍，故势遂不举。

（三）辨治思路

赵老认为，阳痿的治疗，根据其病情大致可分为命门火衰、心脾受损、惊恐伤肾、肝郁不舒四个主要证型，具体辨治如下。

1.命门火衰证

临床表现：阳事不举，精薄清冷，阴囊阴茎冰凉冷缩，或局部冷湿，腰酸膝软，头晕耳鸣，畏寒肢冷，精神萎靡，面色㿠白，舌淡，苔薄白，脉沉细，右尺尤甚。

治法：温肾壮阳，滋肾填精。

方药：右归丸合赞育丹。

方解：方中鹿角胶、菟丝子、淫羊藿、肉苁蓉、韭菜子、蛇床子、杜仲、附子、肉桂、仙茅、巴戟天、鹿茸温肾壮阳，熟地黄、当归、枸杞子、山茱萸滋补肾阴，山药、白术健运脾胃。诸药阴阳相济，可达到"阳得阴助而生化无穷"的目的。

加减及备选方：加黄狗肾、锁阳、阳起石等以增补肾壮阳之力；加龟胶，与方中鹿角胶同用以补肾填精；加砂仁、陈皮以防诸药碍脾。

2.心脾受损证

临床表现：阳事不举，精神不振，夜寐不安，健忘，胃纳不佳，面色少华，舌淡，苔薄白，脉细。

治法：补益心脾。

方药：归脾汤加减。

方解：方用党参、黄芪、白术、茯苓、炙甘草健脾益气，酸枣仁、远志、桂圆肉养心安神，当归补血。诸药合用，共奏益气补血、养心健脾安神之功。

加减及备选方：若失眠重，加首乌藤、合欢皮宁心安神。若胸脘痞满、纳呆烦恶、苔腻脉滑，加平胃散。

3.惊恐伤肾证

临床表现：阳痿不举，或举而不坚，胆怯多疑，心悸易惊，夜寐不安，易醒，苔薄白，脉弦细。

治法：益肾宁神。

方药：启阳娱心丹加减。

方解：方中人参、菟丝子、当归、白芍益肾补肝壮胆；远志、茯神、龙齿、石菖蒲宁心安神；柴胡、香附、郁金理气解郁。

加减及备选方：若惊悸不安，梦中惊叫者，可加龙齿、灵磁石以重镇安神；若久病入络，经络瘀阻者，可加蜈蚣、蜂房、丹参、川芎通络化瘀。

4.肝郁不舒证

临床表现：阳痿不举，情绪抑郁或烦躁易怒，胸脘不适，胁肋胀闷，食少便溏，苔薄，脉弦。

治法：疏肝解郁。

方药：逍遥散加减。

方解：方中柴胡、白芍、当归疏肝解郁，养血和血；白术、茯苓、甘草健运脾胃，实土御木。

加减及备选方：若见口干口苦、急躁易怒、目赤尿黄，此为气郁化水，可加丹皮、山栀、龙胆以泻肝火；若气滞日久，兼有血瘀之证，可加川芎、丹参、赤芍以活血化瘀。

（四）临证经验

对于阳痿的治疗，赵老认为要以补精补阳为本，内填精髓以固真元，外治强阳；同时要疏通肝经气血，使宗筋得以滋养、温煦，使肝气得以疏泄，则病可愈。然肾精亏虚则阳无以化，致水寒土湿，湿气郁久而化热，血燥阳虚必留瘀，故病久又常兼有湿、热、瘀、寒阻滞经脉，使木郁疏泄不能。治疗上除补肾之阴阳、助肝之疏泄外，亦须兼以祛湿、清热、活血、散寒，随证治之。肾之精足阳旺，肝之疏泄调畅，则雄壮坚举。

（五）辨证调护

1.节房事

肾之养护至关重要，节欲保精乃健康长寿之法宝。富贵易伤阴精宜养神怡情，贫穷多戕阳气当顾及体躯，生活之中处处要顾护阴精、保养阳气。根据自身情况掌握房事的频率，以房事后次日感到身心舒适、精力旺盛为宜。

2.畅情志

愉快的心情是肝郁引起的气滞、血瘀、湿热的良药。解除思想顾虑，消除思虑、惊恐、悲伤因素，坚定信心，可使精血调和、气机通畅，是阳痿患者治疗成功的关键因素。

3.调饮食

选择入肾、肝、脾经的食物为宜，如羊肉、韭菜、大葱、动物肾脏等食物。但避免食用过于辛辣刺激的食物。

4.慎起居

要适从自然，顺应节律，寻找自身生物钟规律。规律起居睡眠，避免寒冷潮湿，积极运动锻炼。

（六）医案举隅

病案1

杜某，男，28岁。2013年3月3日初诊。

现症：阳痿半年，伴见腰酸、精神不振，易疲劳，足底凉，食欲睡眠正常，二便正常，舌淡红，苔薄，脉弦细。实验室检查：未见异常。

诊断：阳痿（肾精衰惫证）。

治法：阴阳双补，祛瘀通经。

处方：五子衍宗丸加减。

山萸肉20g，熟地黄20g，五味子15g，菟丝子20g，覆盆子20g，枸杞子20g，车前子20g，阳起石30g，巴戟天20g，仙茅20g，地龙20g，赤芍30g。10剂，每日1剂，水煎服。

二诊（2013年6月16日）：自述服用一诊处方后病情有所好转，故未继续服用。但近日再次出现上症，并腰酸、手足凉明显，故来再诊。舌淡红，苔薄，脉弦细。

处方：山萸肉20g，熟地黄20g，生地黄20g，菟丝子20g，覆盆子20g，枸杞子20g，淫羊藿20g，阳起石20g，巴戟天20g，仙茅20g，地龙20g，赤芍30g，鳖甲50g，葶苈子20g，杜仲20g。10剂，每日1剂，水煎服。

按：《黄帝内经素问·上古天真论》云："男子……三八，肾气平均，筋骨劲强，故真牙生而长极。四八，筋骨隆盛，肌肉满壮。"男子以八为数，年逾六旬而阳事痿者，理所当然。患者青年男性，却阳事不举，伴见腰酸、精神不振、易疲劳、足底凉，一派阴阳两虚之象。本当是气足精旺，身体盛壮之时，却因先天不足或恣情纵欲、早婚等原因，造成精气虚损，命门火衰，作强无能而致阳事不举。此外，久病劳伤，损及脾胃，气血化源不足，亦可致宗筋失养而成阳痿。《济生方·虚损论治》载："五劳七伤，真阳衰惫……阳事不举。"故治以补肾填精鼓发阳气，养血补虚助肝疏泄。

山萸肉、熟地黄补肾填精，为赵老补肾必用之药。五味子、菟丝子、覆盆子、枸杞子、车前子乃五子衍宗丸。五子衍宗丸来源于明代医家李梴撰著的《医学入门》。明代医学家张时彻在《摄生众妙方》中盛赞五子衍宗丸繁衍宗嗣的功效，其谓："男服此药添精补髓，疏利肾气，不问下焦虚实寒热，服之自能平秘。"阳起石、巴戟天、仙茅补肾壮阳，暖水燥土，配合枸杞子升达木气，使疏泄功能复常。地龙、赤芍祛瘀通经活络，祛经脉之阻滞。服一诊处方10剂后，患者自觉症状明显好转，故未连续服药。3个月后患者再次出现上症，并见腰酸、手足凉明显，故来再诊。精亏阳无以化，命门火不足故腰酸、手足凉。故上方去酸涩之五味子；加淫羊藿、杜仲以温补肾阳，助命门之火；加生地黄增强滋补肾阴之效，又清精亏之虚火；去车前子，加葶苈子祛湿，防车前子利水伤阴；加鳖甲滋阴潜阳，促使阴阳调和。上方服3周，而获痊愈。但嘱患者不可嗜欲无度，耗伤真精，需注意饮食、运动调养，以保养真气。

病案2

王某，男，24岁。2017年2月5日初诊。

现症：阳痿，汗出，情绪急躁，夜尿频，舌淡红，苔薄黄，脉弦细。实验室检查：未见异常。

诊断：阳痿（肾虚夹有虚火证）。

治法：补肾益卫，祛瘀清热。

处方：山茱萸20g，生地黄20g，熟地黄20g，葛根20g，丹参30g，白芍30g，赤芍30g，红花10g，地龙20g，黄芪30g，知母20g，益智20g，阳起石30g，淫羊藿15g。10剂，每日1剂，水煎服。

二诊（2017年2月25日）：自觉勃起时间较前延长，但仍有恶风、汗出，舌淡红，苔黄，脉弦细。上方加生牡蛎50g，浮小麦30g。10剂，每日1剂，水煎服。

后电话随访，诸症痊愈。

按：本案患者因肾精久耗，精血同源，精亏血燥，木失所养；加之平素性情急躁，木失调达，在下不得疏泄，宗筋所聚无能，故阳痿。《灵枢·营卫生会》谓"营出于中焦，卫出于上焦"，精血不足，不能化气固表，故汗出；肾气虚，失其封藏之功，故夜尿频。

山茱萸、二地补肾涩精；丹参、白芍、赤芍、红花养血活血，滋木达肝；地龙通经活络；黄芪固表敛汗；益智温脾暖肾，固气涩精，止尿频；知母、生地黄清血燥；葛根生津止渴而升阳；阳起石、淫羊藿温肾壮阳。全方阴阳同补，温清并用，使精血足而肝肾得补，宗筋得养，肝之燥清，疏泄得复而阳痿自愈。

赵老治疗阳痿，注意阴阳双补，正如《冯氏锦囊秘录》中所言："至于少年阳痿，乃阳气衰败，阴道消亡，欲用而难施，有施而难化，此其根本既伤，发生难长……水火两肾之外候，生人活命之根本，诸经筋脉结聚之总都，若不内填精髓默固真元，徒取外治强阳之法，益竭其内，尤非保生良策矣。"

附：阳痿古代文献概览

《素问·上古天真论》："男子……三八，肾气平均，筋骨劲强，故真牙生而长极；四八，筋骨隆盛，肌肉满壮。"

《济生方·虚损论治》："五劳七伤，真阳衰惫……阳事不举。"

《灵枢·营卫生会》："营出于中焦，卫出于上焦。"

《冯氏锦囊秘录》："至于少年阳痿，乃阳气衰败，阴道消亡，欲用而难施，有施而难化，此其根本既伤，发生难长……水火两肾之外候，生人活命之根本，诸经筋脉结聚之总都，若不内填精髓默固真元，徒取外治强阳之法，益竭其内，尤非保生良策矣。"

第四章 用药精粹

一、杂病的用药特点

（一）当补则补，当清则清，辨证用药，从不拘泥

赵老主张治疗内伤杂病，要四诊合参，辨清阴阳及标本虚实，抓住主要病机，审证治疗。不同疾病或同一疾病的不同证型，病机亦有不同，故根据其病因病机的不同而治疗各有所异。正如《素问·至真要大论》所言，诊断疾病时要"审察病机，无失其宜"；在治疗疾病时要"谨守病机，各司其属"。汗证有自汗、盗汗、战汗、黄汗、偏身汗出、阴阳离决之汗等的不同，其成因及病机即有虚、实、寒、热的不同。腰痛的发生多以肾虚为本，以风、寒、湿、热、瘀等阻滞经脉气血运行为标，而肾虚又有阴、阳、精、气亏虚的不同。失眠的发生为"卫气不得入于阴"，或营气衰少，阴虚血燥，或"厥气客于五脏六腑"，虚实寒热，总有不同。阳痿的发生主要责之于肝与肾，而病久又常兼有湿、热、瘀、寒阻滞经脉的不同。在治疗上述疾病时，赵老注意四诊合参，详辨病因，细审病机；诊查疾病时首辨虚实，再辨寒热，当补则补，当清则清，辨证用药，从不拘泥，常能获得良效。

（二）治疗内伤杂病，善补肾精

肾，五行属水，阴阳属性为阴中之阴，藏先天之精，主生殖，为生命之本源，故称为先天之本。藏精是肾的主要生理功能。肾对于精气之闭藏，决定了肾中精气的盛衰。"肾为水火之宅"，是各脏阴阳之根本。故肾的阴阳失调时，会导致其他各脏阴阳的失调。而肾阴和肾阳，均是以肾中精气为物质基础的，故肾的阴虚或阳虚，实质上是肾中精气不足的表现形式。《灵枢·营卫生会》曰："营出于中焦，卫出于上焦。"肾中精气不足，不能化气固表，营卫不和，故汗出而导致汗证的发生。肾位于腰部，"腰为肾之府"，肾中精气不足，腰府失养，客邪侵入腰部经脉，气血运行不畅，则导致腰痛的发生。肾主骨生髓，《灵枢·海论》说"脑为髓之海"，脑髓赖肾精的不断滋养化生。如肾精亏虚，髓海失养，就会导致失眠、头晕、健忘等。肾主命门之火，若肾精不足，命门火衰，水寒不能温木气，木郁失于疏泄，宗筋失于统摄，则可导致阳痿。若阴精不足，虚火亢旺，则可见遗精、虚烦不寐等。此外，中医学认为，精血互化，肾精可以化生为血液，如《诸病源候论》说："肾藏精，精者，血之所成也。"精血同源，精充则血足，故临床上见气血不足之人，赵老亦常辅以补肾填精之品，以助气血之化生。因此，其在治疗汗证、腰痛、失眠、阳痿等杂病时特别注重滋补肾精，常用山萸肉、熟地黄、枸杞子、五味子、菟丝子、覆盆子等补肾填髓固精之品。

（三）善于抓住病机关键

赵老认为，内伤疾病虽证候多端，但探究其病因病机，无非脏腑气、血、阴、阳的失调；或营卫失和，不外阴阳偏盛偏衰；病久或兼夹邪气，则兼见风、寒、湿、燥、火、瘀诸邪，因此辨证治疗时要抓住病机关键。

自汗、盗汗的成因主要有二：一是肺气不足或营卫不和，以致卫外失司而津液外泄；二是阴虚火旺或邪热郁蒸，逼津外泄。肺气不足或营卫不和，以自汗、恶风、乏力为辨证要点；阴虚火旺，以口渴、心烦、手足心热为辨证要点；邪热郁蒸，则以发热、汗出、不恶寒反恶热为辨证要点。

腰痛以肾虚为本。肾阴虚，以腰部酸痛、盗汗、心烦为辨证要点；肾阳虚，则以腰部冷痛、畏寒怕冷、夜尿频为辨证要点。风、寒、湿、热、瘀等阻滞经脉气血运行为标，其中又以夹湿者最为多见。兼见湿邪，则"腰重如带五千钱"，阴雨天更加明显；兼见风邪，则痛处走窜不定；兼见寒邪，则腰痛遇寒加重，得温痛减；兼见热邪，则腰部灼热疼痛，得凉痛减；兼见瘀邪，则痛处固定不移，或呈刺痛。

失眠发生的病机关键为"卫气不得入于阴"。其临床辨证治疗即从"卫气"与"营阴"入手。若虚者，多由于营气衰少，阴虚血燥；若实者，则多由于"厥气客于五脏六腑"，阻碍卫气归阴的通路。厥气有热、瘀、湿、痰、食等，当辨清性质，随证治之。

阳痿的发生主要则之于肝与肾。肾精不足、肝失疏泄是疾病发生的病机关键，而久病又常有湿、热、瘀、寒阻滞经脉，致木郁疏泄不能。治疗上，除补肾之阴阳、助肝之疏泄外，亦须兼以祛湿、清热、活血、散寒以随证治之。正如

《素问·至真要大论》所言"谨察阴阳所在而调之，以平为期"，使机体阴阳平衡，重新恢复"阴平阳秘"的状态。

二、常用药对

（一）慢性肾功能衰竭的常用药对

1.熟地黄、砂仁

熟地黄，味甘，性温，入肝、肾二经。《本草新编》云："熟地，生血益精，长骨中脑中之髓。真阴之气非此不生，虚火之焰非此不降。"熟地黄既可滋肾阴，补精血，又可填髓充脑。《素问·上古天真论》说："肾者主水，受五脏六腑之精而藏之。"《素问·六节藏象论》云："肾者，主蛰，封藏之本，精之处也。"肾为先天之本，内藏元阴元阳，为水火之脏，阴阳互根互用，元阳相火温煦水寒之地，使之勿过度寒凉；肾水充足，也使相火内寄，勿上扰清窍神明。熟地黄既补虚培元，又推陈致新。现代药理研究证实，熟地黄中含有地黄素、氨基酸等多种物质，可提高免疫力，同时具有抗氧化、抑制肿瘤生长、促进骨髓造血、延缓衰老等效果。

砂仁，味辛、咸，性平，入脾、胃、肾经。辛能润肾燥，咸能补肾阴，辛香走窜，冲和天地五脏之气，可使浊气降。《本草纲目》载砂仁："主虚劳冷泻，宿食不化，赤白泻痢，腹中虚痛下气。"现代药理研究表明，砂仁具有保护胃肠、镇痛、抗炎、止泻、抑菌、调节菌群、抗氧化等作用。

赵老认为，熟地黄为滋补先天之要药，但因其性质黏腻，有碍消化，且可以润滑大肠，患者可能会出现大便不成形、纳呆、腹胀等不适；若伍以砂仁，则可借助砂仁芳香走窜之力，通调五脏之气，从而减少熟地黄胶黏、滋腻之弊。同时，砂仁还可醒脾，促进脾之运化，加强后天脾胃运化之功，以助先天气化之力。

2.黄芪、当归

黄芪，味甘，性微温。《本草新编》曰："黄芪……气薄而味浓，可升可降，阳中之阳也，无毒。专补气……其功用甚多，而其独效者，尤在补血。"有形之血不能速生，无形之气所当急固。血药生血之功缓慢，气药生血之功迅速，一药功兼气血，使阴阳有制，合而相得。现代药理学研究显示，黄芪中含有丰富的化学物质，可以保护心肌，改善肾脏缺血，改善脑缺氧，预防心肌梗死及脑血栓的发生。

当归，味甘、辛，性温，无毒。《神农本草经》谓当归"主咳逆上气，温疟，寒热，妇人漏下绝子，诸恶创疡金创"。当归味甘而重，故专能补血；其气轻而辛，故又能行血；补中有动，行中有补，为补血之要药。现代药理研究显示，以当归多糖为主要成分的全当归，具有促进造血、抗血小板聚集、调节免疫及抗肿瘤的作用。

赵老认为，肾病日久，元气虚损，精气内伤，脾肾双亏，浊毒内蕴，气血失和，阻碍气机升降，导致气血运行不畅，邪毒凝结滞涩，病久入络化瘀。正如《黄帝内经》所云"正气存内，邪不可干"，"邪之所凑，其气必虚"。故赵老常以黄芪配当归，补其所虚，化其所滞，使气血调和，五脏各有所养，络邪易除，利于疾病的恢复，尤其是提高血清白蛋白和纠正肾性贫血，效果显著。

3.石韦、萆薢

石韦，味甘、苦，性微寒，归肺、膀胱经。《神农本草经》谓其"主劳热邪气，五癃闭不通，利小便水道"。可见石韦有利湿泄浊之功。肾病日久，虚火妄动，金不生水，水不涵木。肺为水上之源，上焦如羽，布散津液精气，肺金受扰，则见咳嗽；木郁土壅，气机转运失司，水液代谢失常，故易出现小便不利等症状。现代药理研究表明，石韦可以抑菌消炎、缓解平滑肌痉挛。

萆薢，味苦，性平。《本草备要》云其"治风寒湿痹，腰痛久冷，关节老血，膀胱宿水，阴痿失溺，茎痛遗浊"。程钟龄创制萆薢分清饮，可见其除浊厘清之功，与小肠颇有相似。阳明湿热流注下焦，可出现尿道不适、大便秘结。现代药理研究表明，萆薢具有抗真菌、抗痛风、预防动脉粥样硬化的作用。

赵老认为，石韦配萆薢，对于湿热邪气引起的淋证及蛋白尿有较好的治疗作用，可起到清肺金而滋水源，通膀胱而利水湿的功效。从而使精微物质得到重新布散吸收，使浊毒有路可出，紧扣虚损为本、浊毒为标的病机。

4.土茯苓、白茅根

土茯苓，味甘、淡，性平。《本草纲目》谓其"健脾胃，强筋骨，去风湿，利关节，止泄泻，治拘挛骨痛，恶疮痈肿。解汞毒、银朱毒"。土茯苓为解毒利湿之要药。湿邪为患，弥漫三焦，无处不到。土茯苓能祛脾湿，"湿去则营卫从而筋脉柔，肌肉实而拘挛痈漏愈矣"。现代药理研究表明，土茯苓具有改善心血管系统重构、抗肿瘤、治疗痛风性关节炎等作用。

白茅根，味甘，性寒。《本草备要》云其"治吐衄诸血，血闭寒热，淋沥崩中"。营行脉中，卫行脉外，五十而会。气血调和，五脏安守，勿使邪气外袭，勿使正气内伤，则营卫各守其道。六淫外感，七情内伤，气机逆乱，血液随之而行。白茅根，甘寒，甘则使其缓和，寒则使其稳固，故血可止、热可平。现代药理研究表明，白茅根具有止血、调节免疫、降压、降糖、抗氧化、改善肾功能等作用。

赵老认为，去除浊毒的最有效方式是给邪气以出路，两药相合，使内生浊毒无源以化；营卫调和，肌肉盛壮，使邪气不得内传脏腑。肾衰后期，脾肾亏损，自身抗病能力下降，以此调动自身免疫力抵抗外邪，治疗湿热偏盛之慢性肾功能衰竭，效果尤为显著。

5.肉苁蓉、酒大黄

肉苁蓉，味甘、咸，性温。《本草纲目》谓其主治"五劳七伤，补中，除茎中寒热痛，养五脏，强阴，益精气，多子，妇人癥瘕。久服轻身"。赵老认为，其名如其性，补而不峻，从容和缓之貌，既可以补虚强阴，又可以降浊。因其貌似茎，又因其含有较多油脂，故可润肠通便。现代药理研究表明，肉苁蓉具有润肠通便、保护肝脏、预防骨质疏松、抗氧化、抗衰老、抗疲劳等作用。

酒大黄，味苦，性寒，入脾、胃、大肠、肝、心包。《本草思辨录》曰："药之生者，气锐而先行，熟者气纯而和缓。"

赵老认为，慢性肾衰竭本已正气亏损，用药宜平和，勿使之太多，勿使之不及。大黄荡涤胃肠浊毒，推陈致新，又可化瘀通络。现代药理研究表明，大黄具有增加胃肠蠕动、抗炎、抗病原微生物、抗肾衰、止血、抗纤维化、抗动脉粥样硬化等多种作用。

赵老认为，两药相合，祛邪而不伤正，尤其适用于慢性肾衰竭后期，浊毒内蕴的患者。如太极之法，四两拨千斤。正如李时珍所说："大黄乃……五经血分之药，凡病在五经血分者，宜用之。"

（二）急性肾小球肾炎的常用药对

1.地榆、小蓟、白茅根

地榆，味酸、苦，性寒，凉血止血。《本草纲目》认为：地榆，善于祛除下焦热盛，对于大、小便中带血病症的治疗尤其独到，可治疗热邪移于下焦，损伤脉络所致的小便黄赤、灼热、尿血鲜红之症。

小蓟，甘、微苦。《医学衷中参西录》尤其褒奖鲜小蓟。张锡纯认为，小蓟性凉濡润，善入血分，并最善于清血分之热，对各种出血属于热的患者，服之即可痊愈。小蓟凉血止血、利尿通淋，为治疗血尿之要药。

白茅根，味甘，性寒，凉血止血，且能生津利尿，善清血分之热，亦为治疗热邪所致血尿之要药。《本草纲目》云："白茅根甘，能除伏热，利小便，故能止诸血哕逆喘急消渴，治黄疸水肿，乃良物也。"

地榆、小蓟配白茅根，适合用于热邪所致的急性肾小球肾炎，尤其以血尿为主者，气血双清、凉血止血之力尤其显著。

2.三七、仙鹤草、益母草

三七，味甘、微苦，性温，止血作用较强，同时能活血化瘀，具有止血不留瘀之特长，为诸家所共知。《本草新编》认为：三七根对于各种出血的治疗皆有神奇的疗效。对于离经之血外溢者，单用一味亦能收到良好效果；如若加入补血补气药，则效果更加神奇，可用治各种出血之证。三七具有化瘀止血、活血定痛、补虚强壮的作用。

仙鹤草又名脱力草，既能补气，又能止血，功善收敛止血并有强壮作用。赵老认为，该药不仅善活血，更能止血行血，止中有行，益增气力。

益母草，活血祛瘀，利尿消肿。《本草汇言》指出："益母草，行血养血，行血而不伤新血，养血不滞瘀血，诚为血家之圣药也……然性善行走，能行血通经，消瘀逐滞甚捷。"

三七配二草之组合，既能活血祛瘀，又能行血止血，治疗瘀血内阻所致之急性肾小球肾炎，效果较好，是赵老临床上常用的经验药对。

3.黄芪、石韦

黄芪，味甘，性微温，归肺、脾经，功能补中益气、益卫固表、健脾利水、托毒生肌，临床常用于肺脾气虚所导致的乏力、自汗、便溏、腹痛、血虚失血、水肿，气虚下陷所导致的内脏下垂，气血不足所致的痈疽难溃等症。现代药理研究显示，黄芪能够减少蛋白尿，减轻肾脏病变，适用于治疗急性肾小球肾炎及蛋白尿。

石韦，味苦、甘，性凉，归肺、膀胱经，功能利水通淋、清肺泄热、凉血止血，临床常用于治疗淋证，为渗湿通淋之要药，还可用于治疗肺热咳喘或兼咯血，以及湿热痢疾、血热崩漏等症，现代亦有用于癌肿者。《雷公炮制药性解》指出，石韦"既能清热利水，则无阳亢阴伤之患"。现代常用其治疗急性肾小球肾炎及肾盂肾炎。

肾炎出现的蛋白尿属于人体的精微物质漏泄。正常情况下，精藏于内。但是在肾炎发生时，人体正气不足，湿浊下注，日久蕴而化热，不能固守精微，湿浊、湿热之邪反而逼迫精微外泄，故而出现蛋白尿。治疗应该补益正气，祛除湿浊。黄芪补肺脾之气，升提中气，恢复脾胃的"转枢"功能。黄元御说"平人下温而上清者，以中气之善运也。中气衰则升降窒……四维之病，悉因于中气"，强调了脾胃功能的重要性。脾胃转枢功能是升清降浊的关键一环。脾胃转枢功能得以恢复，则清升浊自降，正气能固摄精微物质不致外泄，从而减少蛋白尿。石韦清肺泄热、利水通淋，能从水之上源清利湿热，利水而不伤阴，导湿浊、湿热之邪从小便而去，可用于治疗湿热下注所致的蛋白尿、尿中多泡沫。赵老临床常用黄芪、石韦相配，升清降浊，治疗蛋白尿。

4.僵蚕、蝉蜕

僵蚕，又名白僵蚕，是家蚕幼虫在吐丝前因感染白僵菌而发病致死的干涸硬化虫体，由于其体表密布白色菌丝和分生孢子，形似一层白膜，故名。其具有祛风解痉、化痰散结的功效，临床多用于治疗有形之包块，如结节、咽喉肿痛、瘰疬、风疮、瘾疹等，也可用于惊风抽搐、颌下淋巴结炎、面神经麻痹、皮肤瘙痒等病症。

蝉蜕为蝉科昆虫黑蚱若虫羽化时脱落的皮壳，味甘，性寒，归肺、肝经，功效疏散风热、利咽、透疹、明目退翳、解痉，用于风热感冒、咽痛、音哑、麻疹不透、风疹瘙痒、目赤翳障、惊风抽搐、破伤风等。《本草纲目》载："蝉乃土木余气所化，饮风吸露，其气清虚。故其主疗，皆一切风热之证。"

赵老认为，急性肾小球肾炎宜从风、湿论治，内风可祛风胜湿，外风可息风解痉。僵蚕、蝉蜕属风药，与健脾药配伍，可使脾运得健，清阳得升，浊阴自化，湿邪得除，成为升清降浊、清热利湿的基本组成。考虑二者均入肺经，具有疏风宣散、清热利咽之功，正如《本经疏证》所云："阴中之清阳既达，裹缠之秽浊自消。"治疗急性肾小球肾炎方中加入僵蚕、蝉蜕药对，取其轻清之性，醒脾宣肺，清利上焦，从根本上阻断其发病诱因，既有祛除外邪之功，又有助于脏腑功能的恢复。

5.金樱子、芡实

金樱子，味酸、涩，性平，归肾、膀胱、大肠经，功善固经缩尿止带、涩肠止泻。《本草求真》载其"生者酸涩，熟者甘涩，用当用其将熟之际。得微酸甘涩之妙，取其涩可止脱，甘可补中，酸可收阴，故能善理梦遗崩带遗尿"。

芡实，味甘、涩，性平，归脾、肾经，功专益肾固精、健脾止泻、除湿止带，既能补脾益肾，又能固精止遗。《神农本草经》载其"主湿痹，腰脊膝痛，补中，除暴疾，益精气，强志，令耳目聪明"。《本草求真》载其"味甘补脾，故能利湿而使泄泻腹痛可治……味涩固肾……故能闭气而使遗带小便不禁皆愈"。现代药理研究显示，芡实具有抗氧化、降血糖、镇痛、保护肾功能的作用。

赵老认为，急性肾小球肾炎患者，常表现为血尿、蛋白尿，缘由患者脾肾受累，脾虚则血失统摄，血渗于下；肾气、肾阳亏虚，封藏失职，精微物质下泄，故见蛋白尿。此时患者脾失统摄、肾失封藏，故赵老临床于补益的同时兼顾固涩，常加入金樱子、芡实药对，取二者甘涩收敛之性、益肾固精之功。

（三）肾小球性血尿的常用药对

1.地榆、小蓟、白茅根

同"急性肾小球肾炎的常用药对"中"地榆、小蓟配白茅根"。

2.龟甲、鳖甲、阿胶

《本草纲目》称龟甲"能通任脉，故取其甲以补心、补肾、补血，皆以养阴也"，可知龟甲滋肾阴潜阳，又能养血补心。《本草述》指出"鳖甲，类言其益阴，丹溪云补阴而更云补气……以鳖甲阴气之专，入三阴而行其积，固有得于气之相应者矣"，可知鳖甲滋肝肾之阴而潜浮阳，又能软坚散结。

阿胶，味甘，性平，功擅滋阴补血、润燥止血。《本草纲目》云："阴不足者，补之以味，阿胶之甘，以补阴血。"

赵老深谙阿胶为血肉有情之品，其补血滋阴效果极佳，故在龟甲、鳖甲两药配伍之后，再配合阿胶血肉有情之品，是以滋阴之力尤胜。由阴虚火旺引起的肾性血尿患者，坚持服用，常常可获良效。

3.三七、仙鹤草、益母草

同"急性肾小球肾炎的常用药对"中"三七、仙鹤草、益母草"。

4.女贞子、墨旱莲

女贞子，木犀科植物女贞的成熟果实，味苦、甘，性凉，功效为滋补肝肾、明目乌发，用于眩晕耳鸣、腰膝酸软、须发早白、目暗不明。《神农本草经》谓其"主补中，安五脏，养精神，除百疾。久服肥健，轻身不老"。《本草经疏》言其"有变白明目之功"。

墨旱莲，菊科植物鳢肠的地上部分，味甘、酸，性寒，功效滋补肝肾、凉血止血，用于牙齿松动、须发早白、眩晕耳鸣、腰膝酸软，以及阴虚血热所致之吐血、衄血、尿血、血痢、崩漏下血等。

两药合用，滋补肝肾，乌发明目，对于肝肾阴虚所致的腰膝酸软、须发早白、头晕眼花等症，有很好的治疗效果。该药对性质平和，平补肝肾而不滋腻，赵老善用其治疗肾小球性血尿，以缓缓收功。

（四）慢性肾小球肾炎的常用药对

1.黄芪、石韦

同"急性肾小球肾炎的常用药对"中"黄芪、石韦"。

2.生地黄、熟地黄、山茱萸

生地黄，为玄参科植物地黄的块根，首载于《神农本草经》。

熟地黄，为玄参科植物地黄的块根经加工整晒而成，首载于《本草拾遗》。其味甘，性微温，归肝、肾经，功能补血滋阴、益精填髓。临床可用于营血亏损，肝肾阴虚之证，为补血滋阴的要药。

山茱萸，为山茱萸科植物山茱萸的成熟果肉，首载于《神农本草经》。其味酸、涩，性微温，归肝、肾经，功能补肝益肾、涩精固脱。本品温而不燥，补而不峻，既能补阴，又能补阳。临床多用于肝肾阴虚，脾肾亏虚不能固摄之证。《本经逢原》指出："仲景八味丸用之。盖肾气受益，则封藏有度，肝阴得养，则疏泄无虞，乙癸同源也。"故山茱萸在补益肝肾的同时，还有收涩固精的作用，可助肾之封藏。

赵老补肾阴常用生地黄、熟地黄、山茱萸三味药，意义何在？生地黄、熟地黄同用的方剂，较常见的一个就是百合固金丸。百合固金丸是滋补肺肾清火的方剂。生地黄凉血滋阴而清心肺，熟地黄补肾阴，二者同用形成一个金水相生的循环，使肺肾泉源不竭，以成天一生水、固本培元之势。肾藏精，包括先天之精和后天之精。先天之精为父母所授，和禀赋有关。后天之精，是指"肾者主水，受五脏六腑之精而藏之"的精，所以后天之精是需要五脏六腑运化所产生的精微物质不断补充的。这个精不是肾所产生的，而只是藏于肾。肾藏精功能正常，才能化气、行水、纳气。山茱萸酸收，能补肾阴，涩精气，和生地黄、熟地黄配合，使肾阴得补，精气内藏。

因此，生地黄、熟地黄、山茱萸三药配伍，补肾涩精，既可治疗慢性肾小球肾炎正气受损，精微不固所致的蛋白尿，又可治疗肾衰封藏失职所致的虚损劳伤诸症。

3.土茯苓、绵萆薢

土茯苓，为百合科植物光叶菝葜的块茎，首载于《本草纲目》。其味甘，性平，归肝、胃经，能解毒、除湿、通利关节。临床可用于湿热邪毒所致的痹病、淋浊带下、疮疡肿毒等。《本草正义》谓土茯苓"利湿去热，能入络，搜剔湿热之蕴毒"。赵老用土茯苓解毒除湿，治疗肾炎蛋白尿。他认为，土茯苓为治湿毒要药，既能渗利湿浊之邪，又能化湿浊而使之归清，湿渗浊清毒解，精微固藏，尿蛋白自可消除。土茯苓"败毒祛邪，不伤元气"（《本草秘录》）。《救荒本草》云其可以代粮，故长期大剂量服用应无明显毒副作用。赵老治肾炎蛋白尿，常重用土茯苓至100g。《本草备要》谓土茯苓"有赤白二种，白者良"，慎不可用代用品，否则损胃。

萆薢，为薯蓣科植物粉背薯蓣、绵萆薢或福州薯蓣的根茎，前者药材称"粉萆薢"，后两者药材称"绵萆薢"，首载于《神农本草经》。其味苦，性平，归胃、肾经，功效利湿去浊、祛风除痹。临床用于治疗湿热下注诸症、痹病及疮疡肿毒。《雷公炮炙论》指出，"溺多白浊，皆是湿气下流。萆薢能除阳明之湿而固下焦，故能去浊分清"。萆薢分清饮即是以萆薢为君药分清泄浊，治疗湿浊下注之证。赵老临床常用绵萆薢20g，治疗湿浊下注所致之蛋白尿。

湿浊毒邪是肾炎蛋白尿形成的关键病理因素。肾炎时，肺、脾、肾三脏功能受损，脾不升，胃不降，清浊相混，化为水湿内停；肺脾湿浊下移于肾，日久不除，湿浊化热蕴毒，肾气受抑，本气自病，水渎不利，封藏失职，精微外泄，发为蛋白尿。解毒除湿，是治疗中不可忽视的关键一环，湿毒不解，蛋白难消。土茯苓、绵萆薢配伍，解毒除湿之力增强，可治疗湿浊毒邪下注所致之蛋白尿，症见尿液浑浊、多泡沫。

4.蝉蜕、僵蚕

蝉蜕，为蝉科昆虫黑蚱若虫羽化时脱落的皮壳，首载于《名医别录》。其味甘，性寒，归肺、肝经，功能疏散风热、利咽、透疹、明目退翳、解痉。临床常用于治疗风热表证或温病初起；麻疹初期，透发不畅；风热目赤，翳膜遮睛；小儿惊痫，破伤风等。现代药理研究显示，蝉蜕具有免疫调节作用及抗过敏作用。赵老临床常用蝉蜕15g，治疗肾炎蛋白尿。

白僵蚕，又名僵蚕，为蚕蛾科昆虫家蚕的幼虫感染白僵菌而致死的全体，首载于《神农本草经》。其味咸、辛，性平，归肝、肺、胃经，功能息风解痉、祛风止痛、化痰散结。临床常用于中风、惊痫、破伤风、风热头痛、咽喉肿痛、瘰疬结核、热毒痈肿、风热瘾疹等。《医学启源》谓其"性微温，味微辛，气味俱薄，体轻而浮升，阳也，去皮肤间诸风"。赵老临床常用僵蚕20g，治疗肾炎蛋白尿。

赵老治疗慢性肾炎喜用虫类药入络搜剔，祛除湿、瘀、浊毒之邪，从而使病情明显好转，减少血尿、蛋白尿，甚至治愈。其临床常用炒僵蚕、蝉蜕。白僵蚕味咸、辛，性平，归肝、肺、胃经，能祛风化痰、解毒散结。辛通络，风胜湿，故白僵蚕以虫类药血肉有情之体，能深入络脉，祛除湿毒之邪，铲除伏邪为患。蝉蜕味甘而性寒，体质轻清，能疏风清热通络，引络脉中风湿热邪外出。僵蚕、蝉蜕皆轻灵之品，入络搜邪，引邪外出，祛瘀除湿，治疗蛋白尿、血尿。

5.小蓟、白茅根、马齿苋

小蓟，为菊科植物刺儿菜的地上部分，首载于《名医别录》。其味甘、苦，性凉，归心、肝经，功能凉血止血、散瘀解毒消痈。临床常用于治疗各种血热出血、痈疮肿毒。《本草求原》指出："小蓟则甘平胜，不甚苦，专以退热去烦，使火清而血归经，是保血在于凉血。"赵老临床常用小蓟20g，治疗肾炎血尿。

白茅根，为禾本科植物白茅的干燥根茎，首载于《神农本草经》。其味甘，性寒，归肺、胃、膀胱经，功能凉血止血、清热利尿。临床常用于治疗血热妄行所导致的各种出血症、热病口渴、呕逆、淋病、水肿等。《本草求真》指出："茅根，味甘性寒，清热，消瘀利水。凡苦寒之药，未有不伤气败胃。此药味甘性纯，专理血病。"赵老临床常用白茅根50g，治疗肾炎血尿。

马齿苋，为马齿苋科植物马齿苋的地上部分，首载于《本草经集注》。其味酸，性寒，归大肠、肝经，功能清热解毒、凉血止血、止痢。临床常用于治疗热毒血痢、湿热淋病、妇女赤白带下、便血、崩漏、疮痈肿毒等。《本草纲目》记载其能"散血消肿，利肠滑胎，解毒通淋"。赵老临床常用马齿苋50g，治疗肾炎血尿。

肾炎血尿多由湿热灼伤肾络，血液不循常道而外溢于尿中所致，也可由湿热蕴久伤阴，阴虚火旺，灼伤血络所致。赵老认为，慢性肾炎血尿治疗应注重凉血止血、清热解毒，临床常用小蓟、白茅根、马齿苋配伍，性味清凉，凉血止血而不伤阴，兼有清热解毒的功效，可以祛除下焦湿热，治疗肾炎血尿效果较好。

6.侧柏炭、仙鹤草、藕节

侧柏叶，为柏科植物侧柏的枝梢及叶，首载于《名医别录》。其味苦、涩，性寒，归肺、肝、脾经，功能凉血止血、化痰止咳、生发乌发。侧柏炭收涩止血的作用加强，临床常用于治疗血热出血、咳嗽痰多、肺热咳嗽、脱发斑秃、须发早白等。《药性论》谓其"止尿血，味苦辛，性涩，能治冷风历节疼痛"。《济急仙方》中用侧柏叶、黄连焙干研末，酒送服，治疗尿血。赵老临床常用侧柏炭20g，治疗肾炎血尿。

仙鹤草，为蔷薇科植物龙芽草的地上部分，首载于《神农本草经》。其味苦、涩，性平，归心、肝经，功能收敛止血、截疟、止痢、补虚、解毒。临床常用于治疗各种出血病症、脱力劳伤、血虚衰弱、久泻久痢、痈肿疮疖、阴痒带下等。《现代实用中药》指出仙鹤草"为强壮性收敛止血剂"。现代药理研究显示，仙鹤草不仅有止血的作用，还有抗凝血和抗血栓形成的作用，故仙鹤草收敛止血而不留瘀。赵老临床常用仙鹤草20g，治疗肾炎血尿。

藕节，为睡莲科植物莲的干燥根茎节部，首载于《药性本草》。其味甘、涩，性平，归肝、肺、胃经，功能收敛止血，兼能散瘀，是治疗各种出血证常用的辅助药。《本草纲目拾遗》指出其"开膈，补腰肾，和血脉，散一切瘀血，生一切新血，产后及吐血者食之，尤佳"。赵老临床常用藕节30g，辅助治疗肾炎血尿。

肾炎血尿除了由下焦热邪偏盛，迫血妄行所导致外；也可由脾气亏虚，统血功能失常所导致。久病不愈，正气亏虚，可略微收敛止血，但不可过量。久病正气亏虚，不能统血，血溢脉外而尿血色淡，反复不愈，可加用侧柏炭、仙鹤草、藕节，收涩止血而不留瘀，兼以解毒消肿。三药组合，虽略有收敛止血，但尚不至敛住邪气。

7.丹参、益母草

丹参，为唇形科植物丹参的根和根茎，首载于《神农本草经》。其味苦，性微寒，归心、肝经，功能活血调经、祛瘀止痛、凉血消痈、清心安神。临床常用于血瘀所致的月经不调、胃脘疼痛、肢体疼痛、癥瘕积聚、痈肿疮疡、惊悸心烦不眠等。《本草正义》指出："丹参，专入血分，其功在于活血行血，内之达脏腑而化瘀滞，故积聚消而癥瘕破。"现代药理研究显示，丹参可以改善微循环、改善血液流变性、抗氧化等。赵老在治疗肾炎、肾功能不全时，临床常用丹参30g，通肾络。

益母草，为唇形科植物益母草的地上部分，首载于《神农本草经》。其味辛、苦，性微寒，归肝、心包、膀胱经，功能活血调经、利水消肿、清热解毒。临床常用于治疗血瘀所致的月经病、水肿、腹水、小便不利及疮痈肿毒等。《本草汇言》指出："益母草，行血养血，行血而不伤新血，养血而不滞瘀血，诚为血家之圣药也。"现代药理研究显示，益母草能扩张肾动脉，减少肾血管阻力，增加肾血流量，减少或逆转肾小管损害，对缺血性肾功能衰竭有一定作用。赵老在治疗肾

270

炎、肾功能不全，尤其有水肿时，常用益母草活血利水，临床常用30g。

肾病邪气直犯肾络，或肾病日久，瘀阻肾络，可使肾炎、肾衰竭病情加重或缠绵难愈。尿血最忌收涩止血，强行收涩止血可形成血块堵塞尿道，轻者尿路窘迫疼痛，重者尿液不能排出，可导致关格危证。此理论可引申至肾络，肾络瘀阻，亦可加重病情。赵老认为，慢性肾病治疗应疏通肾络，常用丹参凉血活血养血，益母草活血利水；丹参、益母草同用，活血利水，疏通肾络而不伤正气。

8.黄芪、当归

黄芪，为豆科植物膜荚黄芪、蒙古黄芪的干燥根，首载于《神农本草经》，名为黄耆，李时珍释其名曰："耆，长也。黄耆色黄，为补药之长，故名。今俗通作黄芪。"其味甘，性微温，归肺、脾经，功能补中益气、益卫固表、健脾利水、托毒生肌。临床常用于肺脾气虚所导致的乏力、自汗、便溏、腹痛，血虚失血，水肿，气虚下陷所导致的内脏下垂，气血不足所致的痈疽难溃等。

当归，为伞形科植物当归的根，首载于《神农本草经》。其味甘、辛，性温，归肝、心、脾经，功能补血活血、调经止痛、润肠通便。临床常用于治疗血虚证、月经不调、癥瘕积聚、各种痛证、半身不遂、年老体弱或产妇血虚便秘、痈疽初起等。

慢性肾病，尤其是病至肾衰竭，正气亏虚，气血不足。赵老临床常用黄芪30g，当归20g配伍，取《内外伤辨惑论》当归补血汤之意，补气养血，扶正以祛邪。

9.瞿麦、木通

瞿麦，为石竹科植物瞿麦或石竹的干燥地上部分，首载于《神农本草经》。其味苦，性寒，归心、小肠经，功能利尿通淋、活血通经。临床常用于治疗各种淋证、血瘀经闭，外用治目赤肿痛、湿疹、湿疮等。《本草正》指出："瞿麦，性滑利，能通小便，降阴火，除五淋，利血脉。"赵老临床常用瞿麦20g，治疗淋证及肾炎水肿。

木通，为木通科植物木通、三叶木通，或白木通的干燥藤茎。味苦，性寒，归心、小肠、膀胱经，功能清心除烦、利水通淋、通经下乳、蠲痹。临床常用于治疗淋证、癃闭、水肿、妇女月经不调、产后乳汁不下、湿热痹痛、心烦尿赤、口舌生疮等。《药性论》指出木通"主治五淋，利小便，开关格……主水肿浮大，除烦热。"临床常用川木通。另有一种关木通，含有马兜铃酸，为有毒成分，可引起急性肾功能衰竭。赵老临床用川木通治疗淋证及肾炎水肿。

湿热蕴结下焦是各种淋证发生的关键，治疗时须祛除下焦湿热，清热利湿通淋。瞿麦、木通配伍，清热利尿通淋功效甚捷，且有活血通经的作用，治疗淋证及肾炎水肿，疗效较好。

10.栀子、黄柏

栀子，为茜草科植物栀子的干燥成熟果实，首载于《神农本草经》。其味苦，性寒，归心、肺、三焦经，功能泻火除烦、清热利湿、凉血解毒，外用消肿止痛。临床常用于治疗热病烦闷、湿热黄疸、淋证涩痛、血热吐衄、目赤肿痛、痈肿疮疡等。《药性论》认为栀子"利五淋""通小便"。赵老治疗淋证属下焦湿热者，常用栀子20g。

黄柏，为芸香科植物黄皮树或黄檗的干燥树皮，首载于《神农本草经》。其味苦，性寒，归肾、膀胱经，功能清热燥湿、泻火解毒，善清下焦湿热及肾经相火。临床常用于治疗湿热下注淋证、湿热泻痢、湿热黄疸、妇女带下黄稠，下肢痿弱无力，或足膝肿痛，阴虚发热、盗汗、遗精，口舌生疮，目赤肿痛，疮疡肿毒等。《医学启源》认为黄柏能"利小便热结"。赵老治疗淋证，清下焦湿热，常用黄柏20g。

栀子泻火除烦，清热利湿，治疗湿热蕴结下焦所导致的淋证，取"导赤散"之意，引热下归小便而解；黄柏最善于清泻下焦湿热，和栀子相配，清热利湿，泻火解毒，治疗下焦湿热所导致的尿频、尿痛、尿赤，效果显著。

11. 金荞麦、连翘

金荞麦，为蓼科植物金荞麦的干燥根茎，首载于《新修本草》。其味微辛、涩，性凉，归肺经，功效为清热解毒、排脓祛瘀。临床可用于咽喉肿痛、肺热咳嗽、肺痈吐脓等。赵老用金荞麦主要治疗咽喉肿痛、肺热咳嗽。《本草纲目拾遗》用金荞麦"治喉闭""喉风喉毒"。赵老认为，金荞麦性凉清热，善开喉闭，为治疗咽喉肿痛、喉症开关之要药，清上之功显著。

连翘，为木犀科植物连翘的干燥果实，首载于《神农本草经》。其味苦，性微寒，归心、肺、小肠经，功能清热解毒、消肿散结、疏散风热。临床主要用于治疗风热感冒、温病初起、热毒疮疡、瘰疬、口舌生疮、热淋尿闭等。《医学衷中参西录》指出："连翘……具升浮宣散之力，流通气血，治十二经血凝气聚，为疮家要药。能透肌解表，清热逐风，又为治风热要药。且性能托毒外出，又为发表疹瘟要药。"赵老临床常用连翘50g，治疗肾病外感，见咽喉肿痛者。

肾炎病机核心在肾，关键在咽喉。临床上多数肾炎患者咽喉两侧壁及后壁脉络瘀滞，呈现红赤或绯红色，甚者红肿，久久不去。咽喉是肾炎发病之源。由于经络相接，五脏相通，故邪毒经由肾脏气血之路，移毒于脾、胃、心、肝、肺诸脏腑。少阴肾脉循喉咙，夹舌本，注入肺中。故外邪入侵，盘踞咽喉与肺，郁结不散，化生瘀毒，久之不愈，形成咽喉→肺→肾的恶性循环。此为肾炎标本传变之理。早治之法，是病在下者取之于上，清上治下，法以利咽解毒、透经达络为主。金荞麦解毒散结，为喉症要药；连翘清热解毒，消肿散结，托毒外出。两者配伍，清解咽部毒邪，并使邪有出路，清上治下，清咽治肾，标本同治，效果较好。

第五章　医论医话

一、学中医要打好中文基础

赵老在和学生们谈到学习中医基础的时候，常常反复强调打好中文基础的重要性。赵老步入医林60余载，他的中医之路，是从攻读"四书""五经"开始的，然后才开始精细研读《黄帝内经》《难经》《伤寒杂病论》等中医经典著作，进而逐步涉猎中医各家的论著。在这个过程中，具备深厚的文学功底是非常重要的。

纵观古今，自然科学领域很少有一门学科能像中医学那样与文字密切相关的。所以古人有一句俗语："秀才学医，笼里捉鸡。""医家奥旨，非儒不能明。"著名的中医外科大家陈实功更明确指出："先知儒理，然后方知医理。"由此可见，打好中文基础对于学好中医是多么的重要！

中医学这座伟大的宝库，绝大部分都以文字的形式记载于历代中医典籍中，而这些著作都是不同时期的中医前辈用当时的语言文字记录下来的，年代久远，语言艰深。医学文献更是具有"其文简，其意博，其理奥，其趣深"的特点。中医经典著作《黄帝内经》《难经》成书年代久远，文字古奥，更是经常用古代政治、天文、地理等知识来阐释中医学理论，因此，只有了解当时的政治文化背景，才能深入理解其原意、理论，才能正确运用于临床。以《黄帝内经》为例，其中关于五运六气的几篇文章，如果没有深厚的文字功底，没有古典文学基础，是很难理解的。《素问·灵兰秘典论》中，运用当时政治制度的十二种官职，来说明人体十二种脏腑的功能及其之间的相互协调配合关系。如果没有一定的文学基础，不了解古代政治、天文、地理等相关知识，那么就不能或者无法完全掌握中医学理论。对此，赵老深有感慨，他嘱咐学生们一定要打好坚实的文学基础，这样才能更有利于理解中医学典籍，从而学好中医，更好地为人民服务！

二、中医学习贵在掌握方法，持之以恒

学习中医，一般有两种入门方法。一种是从中医经典理论学起，先学《黄帝内经》《难经》《伤寒杂病论》等，然后再学习方药和临床各科；另一种是从简单的中医学知识学起，先背诵学习《药性赋》《汤头歌诀》《濒湖脉学》等，经过一段时间的临床实践，再学习中医经典著作。但是，无论采用哪种入门途径，都要掌握一些中医的学习方法，而且要持之以恒。

首先，要熟读典籍，深入思考。《黄帝内经》《伤寒论》《金匮要略》等重要的中医经典著作必须熟读、精读，其中的重要部分，要能背诵。读书不仅是要广泛涉猎，更应当深入思索，发现疑难问题并解决，这才是读书的目的。这就要求我们要善于利用已有的知识，加之丰富的临床实践、灵活的思路，来解决问题。只有这样，才算做到了熟读深思。

其次，要博览群书，落实专精。中医典籍浩如烟海，汗牛充栋。要放宽中医的视野，有必要博览群书，但是要使学问

落于实处，则必须专精。要在泛读中医典籍的基础之上，仔细体会各家之言，归纳使之条理化，最后专注精思，落到实处。对于《黄帝内经》《难经》《伤寒杂病论》这些中医经典著作，都应该通读，全面领悟，深入研究，而不要流于泛泛。只有在博览群书的基础上，才能由博返约，才能产生独到的见解，使专精落于实处。而做学问强调专精，也是有舍有得的。博学和专精，二者是相辅相成的，要注意兼顾。

再次，读书要坚持做笔记。赵老认为，在读书学习的过程中，要坚持写学习笔记和心得。遇到书中好的内容，要摘抄下来，可以附上自己的见解，这样持之以恒，一定会有所收获。对于自己要研究的课题，也要注意不断收集相关材料，以类相从，集腋成裘。

最后，要坚持理论联系实践。中医学本身就是一门实践的科学。我们学习中医理论的目的，也是为了提高临床疗效，回到实践中去。所以，我们要坚持临床实践，并在实践中探索创新，不断挖掘中医学的精华，积累更多的经验。很多老中医，"日理临床，夜读书"，水平非常高，就是理论联系实践的典范。

三、浅议"春夏养阳，秋冬养阴"

《素问·四气调神大论》提出："春夏养阳，秋冬养阴。"这是从天人相应的角度提出人体四季养生的原则。

赵老非常推崇这种季节养生原则，他认为：春生、夏长、秋收、冬藏是自然界四时变化的正常规律。人与天地相应，与日月相参。人体的养生防病、治疗用药，都应该顺从四时阴阳的变化规律。这样才能阴平阳秘，气血调和，健康长寿。

在养生方面，赵老认为，春温夏热，其性升浮，属阳；秋凉冬寒，其性沉降，属阴。人体与自然界相应，春夏之季，阳气升发，故阳盛于外，虚于内；秋冬之季，阴气偏盛，故阴盛于外，虚于内。因此，在饮食调养上，赵老主张，春夏应食辛凉之品，但忌过于寒凉，寒凉恐伤中阳，不利于养阳。如果贪凉饮冷，损伤中阳，则会使运化失常，升降失司，导致腹痛、泄泻之类疾病。秋冬慎过食温热，应适食甘寒，以利于养阴。北方人久居寒冷之地，体盛脂肥，腠理致密，阳气充实于内，因生活环境寒冷，喜食辛辣厚味醇酒之品，容易中满壅滞，产生内热，所以秋冬更要慎食温热。

在疾病治疗方面，赵老认为，既要掌握四时阴阳的变化，又要知晓患者气血阴阳的盛衰，两者相合，才能辨证准确、治疗无误。例如，对于素体阳虚的患者，春夏时节，阳气旺盛，容易向愈；秋冬时节，阴气上升，损伤阳气，容易加剧。因此，在盛夏阳旺之时，给予培补，到秋冬其症状可减缓。对于素体阳盛的患者，在春夏阳气升发的季节容易加重，如果这时给予温补，犹如火上浇油，因此应该用甘寒养阴，滋阴降火。对于一些肾性高血压的患者，存在肝肾阴虚的情况，每年冬去春来，容易出现头晕目眩、血压不好控制的情况，如果在秋冬之时给予滋补肝肾之品，常可以减缓春夏之时的复发，或者使其症状减轻。

因此，无论是养生防病，还是治疗用药，都有必要顺从四时阴阳的变化，再结合人体阴阳气血的盛衰，进行调理。这也是人与自然相参的应用。

四、谈谈中医的升降开阖

升降开阖一词在《黄帝内经》中早有阐述。升降之理，首见于《素问·六微旨大论》，其指出："非出入，则无以生长壮老已；非升降，则无以生长化收藏。"升降开阖，不仅蕴含着医理，更属哲学范畴。

从医理上来说，生理、病理、治法、用药各方面，均涉及升降开阖。升，可包括生长、增加、合成、上升、发散、前进等方面；降，可包括衰退、减少、分解、下降、后退等方面。例如，饮食的出入，脾胃的升降，血压的升降，脉象的浮沉，治疗的升提与降逆等，均包含升降之理。其中开阖之机与升降出入不可分割，故张景岳指出："开则从阳而主上，阖则从阴而主下。"《素问·六微旨大论》指出："升降出入，无器不有。"正常人体正是因为五脏升降相因，才能共同维持机体的动态平衡，从而保持"清阳出上窍，浊阴出下窍；清阳发腠理，浊阴走五脏；清阳实四肢，浊阴归六腑"的正常生理状态。否则，"升降息则气立孤危"，人体的生长壮老已亦将停止。

中医治病应当道法自然，燮理阴阳，用药物的配伍去模拟自然界的升降开阖。《存存斋医话稿》说："古名医治病，无不以阴阳升降为剂量准。"只有升降互寓，才可达到阴平阳秘。不少中医学家把阴阳开阖之理应用于临床实践，如李东垣创立补中益气汤、升阳益胃汤等，注重升阳补中，恢复脾主升清、胃主降浊的生理功能，大气一转，其邪乃散，疗效甚佳。李时珍用药强调开阖，他指出："仲景地黄丸，用茯苓泽泻者，乃取其泻膀胱之邪气，非引接也。古人用补药必兼泻邪，邪去则补药得力，一辟一阖，此乃玄妙，后世不知此理，专一于补，所以久服必致偏胜之害也。"这是用药体现开阖的典范。赵老临床治疗肾病，往往是补肾泻邪，开阖并用。补肾阴常配利湿浊之品，温肾阳常配去火毒之药。这样补肾不助邪，祛邪不伤正，收效甚佳。

五、"病""证"结合，相得益彰

这些年来，很多患者，特别是肾病的患者，往往是经过西医诊断，然后才来找中医诊治。如何运用中医的理法方药正确对待和治疗这些疾病，也就是如何处理好"病"和"证"的关系，是我们需要面对的新问题。

西医讲"病"，中医讲"证"，"病"和"证"体现了中医和西医两个不同医疗体系对疾病过程的认识，各有特点。辨病和辨证相结合，绝对不是按照西医诊断应用中药，而是需要立足于中医理论，发挥中医整体观念和辨证论治的优势，同时吸收西医学对病因、病理的认识和一些现代检查方法，帮助我们认识现代医学的病机，观察疾病的疗效和发展趋势。因此，对于西医已经诊断的疾病，中医必须运用四诊，进行辨证，重新作出中医的诊断。既要认识到疾病的全过程，也要认识到不同阶段中医证的特殊性。例如，对于一些隐匿型肾小球肾炎的患者，临床上根本没有明显的不适症状，只是偶尔通过尿常规检查发现了血尿、蛋白尿，有的患者接受了肾脏穿刺活组织病理检查，发现病变已经非常严重。赵老指出，虽然这些患者没有明显的临床表现，但是如果能早期筛查尿常规发现异常，给予调理脾肾、化湿通络等治疗，则能有效减少血尿、蛋白尿，延缓或阻断肾功能进一步损伤。这种情况，如果只辨"病"，不辨"证"，西医没有特别有效的治疗手段，有一部分患者在十年或者二十年之后，会出现肾功能衰竭、尿毒症；如果不辨"病"，不定期复查尿常规、肾功能，只按照证候给予对症处理，患者只是症状有所改善，肾脏的病变没有得到根本改变，那样也可能掩盖了病情的进展。只有两者结合，才能相得益彰。

六、详辨虚实行补泻

赵老曾治一老年男性患者，彩超检查示双肾结石，最大者直径6mm。跟诊学生认为赵老会用排石汤。赵老察色按脉后，给予肾气丸稍作加减。学生不能理解。患者服药3天后再诊，无明显变化。学生认为赵老会改变药方，结果赵老诊察舌脉后继予原方治疗。再服3天后，患者排出三小块黄豆大结石，无其他不适症状，复查泌尿系彩超，未见结石。

学生遂询问赵老，为何不用排石汤攻下结石，而用肾气丸？赵老说道："病有虚实，治有补泻，无论什么病，还应该根据患者体质的虚实，来决定方药的补泻。这位患者年老体弱，面色萎黄，舌质淡暗，脉象无力，一派虚象。排石汤利尿通淋排石，属于泻剂，此时不可用。患者本身结石也不是特别大，但是却滞留在肾里，不能排出去，说明其是由于肾气亏虚，无力泻邪。肾结石属中医学淋证中的石淋，其病机关键在于下焦湿热，膀胱气化不利。怎么用药，就看两者孰轻孰重了。给患者用肾气丸，加强膀胱气化功能，结石自然可以排出。如果不重视舌苔脉象和患者的整体情况，单纯根据肾结石就给患者使用排石汤，其结果不会理想。如果患者身体强壮，可以用排石汤通腑排石。治病不辨虚实，滥用补泻，会犯虚虚实实的错误，害人不浅啊！"听了赵老这一席话，学生深感敬佩。

七、灵活运用经方，师古而不泥古

经方配伍严谨，久经临床锤炼，如果能够辨证准确、运用得当，往往可获良效。然而，随着社会的发展变化，自然环境和生活条件不断发生着变化，人们对疾病的认识也不断深入。因此，赵老认为，对经方的运用也要灵活变通。有这样一种怪现象，有的人认为，古代的就是好的，古方不能变，所以在临床实践中一味套用古方，无论药味还是剂量都不能改变，不管证候是否完全符合，年龄性别怎么样。这是不符合实际情况的乱用。因此，我们在临床运用经方时，必须分析主证、主药，同时根据患者的具体情况进行加减，要在前人的基础上不断创新，总结出自己的用药经验和一些行之有效的验方。赵老的经验方（党参、黄芪、生地黄、熟地黄、山茱萸、当归、丹参、益母草、石韦），主要针对慢性肾衰竭属脾肾气虚，湿浊不化证，效果较好。该方实际就是根据肾气丸化裁而来的。

但是化裁要注意不能失去用方的法度。一个新的经验方剂的产生，更需要对古方有深刻的理解，并在临床实践中反复检验、不断修订。灵活运用经方，首先要辨证准确，熟练地掌握基本治法，以及组方、用药经验，了解药物配伍之间的作用。立方效仲景，用药法东垣。如果只是见症加药，就会把一个方子搞得庞杂混乱，没有法度。这其实还是病机不明，用药不辨，心中无数。临床一定要注意避免这个问题。

八、大黄甘草汤治疗呕吐

呕吐一证，从病机上讲，都是胃失和降所导致的，这也是肾衰竭、尿毒症常见的临床表现。其治疗以和胃降逆为常法。在临床治疗中，辨其寒、热、虚、实等病因，随证施治，常能取效。但有的患者食入即吐，以常法治疗往往效果不好，赵老用大黄甘草汤施治，往往取效。

大黄甘草汤出于《金匮要略·呕吐哕下利病脉证治》，其指出："食已即吐者，大黄甘草汤主之。"原文寥寥数语，药仅二味，没有更多论述，但赵老临床用之，往往药到病除。所以，赵老常常感叹经方的奇妙。

赵老曾治一尿毒症血液透析患者，食入即吐二十余日。给予降逆止呕药效果不佳，检查胃镜示慢性胃炎。曾调整血透方案，均未见起色。二便正常，脉沉弦，舌暗淡，苔白。赵老给予大黄甘草汤治疗，取药两剂，嘱其1剂见效，即不再服药。1周后，患者家属告知，服1剂药呕吐止，未再复发。

用大黄甘草汤治疗食入即吐证，很多医家以药测证，认为当是热证呕吐。赵老认为并不是这样。因为他在临床上治疗这类患者，有便秘、舌黄、脉数等表现为热象的患者，也有大便尚可、无苔、脉沉弦细等无明显热象的患者，使用大黄甘草汤都很快痊愈。所以，赵老认为，大黄甘草汤所治疗的呕吐，可以由热所导致，也可以是由实所导致的。热者性急而上冲，不能容食，故食入即吐；胃实者腑气不通，水谷不入，饮食入后即吐。大黄甘草汤对这两种情况都可治疗。

方中大黄性味苦寒，能通利水谷、推陈致新、调中化食、安和五脏，故为君药。甘草为臣，甘缓和中。全方升清降浊，使胃气顺行不逆，如此则热者可清，实者可泄，不治吐而吐自止。赵老认为，临床应用大黄甘草汤，不用考虑是否有热象，只要症状有"食入即吐"，就可以应用此方治疗，效果显著。

九、浅议"肾司二便"

肾在中医学中有重要的地位，是先天之本，人体的重要器官。中医学中的肾，不仅指实质脏器，还概括了肾的生理功能、病理变化、经络气化，以及肾同其他脏腑组织器官的内在联系。"肾司二便"理论从一定角度体现了这种联系，有其独到之处，指导着临床实践。在临床中，肾气不足导致的膀胱失约、小便失禁，可从肾论治，给予益肾气、补肾阳而助膀胱气化，则小便可恢复正常。脾肾阳虚所导致的五更泻，虽然表现为大便异常，但其病本在肾，乃肾阳衰微，不能温煦脾土所致。其治疗也应该从肾入手，温肾暖脾，则泄泻可止。

临床上，对于表现为大小便失常的疾病，可以根据证候从"肾司二便"理论入手。"肾司二便"理论是根据肾与膀胱、脾胃的密切关系，经过长期临床经验总结而确立的，经得起实践的检验。"肾司二便"理论的应用也要根据临床辨证的实际情况，实事求是，治病求本。

十、肾病日久，注意调肝

赵老在临床中常常告诉学生：慢性肾病，病程迁延时间比较长，一定要注意肝的问题，应适当予以调肝。

肝是人体的重要脏器，其作用范围非常广泛。肝为刚脏，体阴而用阳，与各个脏腑之间关系非常密切。肝肾同源，肝木依靠肾水涵养；肝藏血，依靠血液以濡养；肺金清肃之令能制约肝脏；中宫脾胃之气能培补肝脏，这样肝脏功能才能发挥正常，其刚劲之性、柔和之体、条达畅茂之用才能各得其所。在正常生理情况下，肝能调畅气机，能贮藏血液和调节血量，使五脏六腑、四肢百骸都得到血液的濡养。相反，如果肝气郁滞，则不能疏泄，会导致气机阻滞，血行不畅，发生一系列病理变化。"百病生于气也"，与肝疏泄功能失常有重要关系，其产生的病理变化也是复杂多端的，除本脏病变以外，可以牵涉和影响其他脏器，即所谓"肝为五脏六腑之贼"。

临床上，内伤杂病中有很多都和"肝"有关系。如肾病日久，也容易受"肝"的影响，因此要注意肝气、肝阴等问题。临证治肝，具有重要意义，这也是根据肝的生理、病理特点而得出的经验。人在复杂的生活环境中，容易为情志所伤，而且久病内心焦虑，更容易出现肝气郁滞，因此，很多疾病都可能与肝有关系。从肝论治是临床中需要特别注意的一个问题。所以，善治肝者，在于调理气机。临床中，根据患者的具体情况，可在辨证论治的基础上，选用四逆散、越鞠丸、柴胡疏肝散、逍遥散、温胆汤等。另外，还需要注意一些问题，如肝体阴用阳，理肝气的时候要时时注意护肝阴。因为理气解郁药多为香燥之品，容易伤肝阴，所以疏肝理气之品用量宜轻，中病即止，不可过量，以免有碍肝体。除了香燥之品用量宜小外，还可以使用香而不燥的药物，如玫瑰花等花类药物，疏肝解郁，活血化瘀，更为理想。

十一、桂枝加龙骨牡蛎汤加味治疗汗证

自汗，是指醒时自然汗出，没有因为进食热物等外部原因，往往动则汗出如洗。盗汗，是指寐时汗出，醒则汗止，也称为"寝汗"。自汗和盗汗统称为"汗证"，是临床常见病。赵老治疗汗证，常在桂枝加龙骨牡蛎汤的基础上，加用黄芪、浮小麦等，效果较好。

桂枝加龙骨牡蛎汤出自《金匮要略·血痹虚劳病脉证并治》，用治阴阳两虚所致的阳浮不固，阴不能藏之遗精、梦交病证。汗证发病主要是由于卫阳不能固护于外，营阴不能内守所导致的。《伤寒论》第53条指出："病常自汗出者，此为荣气和。荣气和者，外不谐，以卫气不共荣气谐和故尔。"也就是说，汗证是由于阴阳失其动态平衡，不能维系所导致的。桂枝汤，外感证用之可以发汗解肌，内伤证用之可以补虚调阴阳。这里用桂枝汤可以使营卫和，阴阳平；加龙骨、牡蛎以潜镇浮阳，收敛泄阴；加黄芪可以增强固卫之力；加浮小麦养心营，滋汗源。虽然自汗和盗汗症状不同，病机也有不同之处，但是其阴阳失调是相同的，所以用桂枝加龙骨牡蛎汤调和阴阳，异病同治，可以收到异曲同工之效。

十二、补血必兼益气

赵老治疗肾性贫血或慢性肾衰竭气血不足时，常加用当归补血汤，即黄芪、当归两味药。赵老认为：补血必兼补气。脾胃为后天之本，主运化水谷精微，为气血生化之源。《黄帝

内经》中说："中焦受气取汁，变化而赤，是为血。"故补气健脾是益血之源，补气增强脾胃运化功能可促进血液的化生。如果单纯补血，因补血药物多为滋腻之品，容易使脾胃呆滞，有形之血不能速生而中焦已被困阻，生化乏源，是欲速则不达。故补血必兼益气，且气能生血，治疗疾病必须时时注意顾护胃气，最好能调动患者自身正气来治疗疾病，促进恢复。当归补血汤组方简单，但寓意深刻，有必要在临床实践中深入体会。

十三、刺络放血治痛风

刺络放血，又称为刺血、放血、泻血、刺络等。提起放血，人们往往心存恐惧，认为会对身体产生危害，或者由于出血而导致贫血。其实不然。赵老在临床上常用这种方法来治疗痛风。刺络放血，是指用三棱针等刺破患者身体上某些穴位，或者体表小静脉，放出少量血液的治疗方法。这种方法其实由来已久，古人常用这种方法来治疗血热等实证。它体现的治疗原则是"宛陈则除之"，主张对于"血脉盛者，坚横以赤，上下无常处，小者如针，大者如筋"等有瘀血症状的，用刺血的方法来治疗以泻邪气。历代医家均认为这种疗法是安全可靠、疗效确切的。

痛风急性发作期，局部关节红肿热痛，有的患者甚至会伴有发热，如果红肿部位按之稍软，表明局部热毒血瘀已经"成熟"。这时可以在严格消毒的情况下，行刺络放血疗法，大多数患者会有深色浓稠血液流出，待血色转为鲜红，即可停止放血，并按压止血。经过这样的治疗，患者局部的红肿热痛可以很快缓解。刺络放血疗法操作时，用一手持针，用另一手固定穿刺部位皮肤，严格消毒后用三棱针点刺放血。注意：针刺不宜过深，一般放血量在3mL以内；禁用于孕妇、产后妇女以及局部有血管瘤、出血性疾病、贫血、体质虚弱、低血压等患者。

通过临床实践证明，刺络放血疗法具有泄热解毒、活血消肿的功效，其操作方法简单，收效迅速，便于普及，确实具有实用价值。

十四、麻黄附子细辛汤治疗慢性肾炎急性发作

赵老曾治疗一男性患者，30多岁，就诊时面目、肢体高度浮肿，眼睑浮肿几乎不能睁开。当时正值夏季暑热，气温较高，患者竟然还穿着厚毛衣，患者自述1周前淋雨受凉，之后出现发热恶寒、头痛较重、腰痛剧烈，很快出现浮肿。查其舌黄薄白，脉沉紧，尿常规检查：红细胞满视野，尿蛋白（++），可见管型。赵老诊为慢性肾炎急性发作，给予麻黄附子细辛汤合五皮饮，3剂口服。

3日后，患者复诊，浮肿消退，自述服药后略有汗出，尿量明显增多，已无头痛、恶寒、发热，身体轻松许多，但仍然感觉乏力、腰酸痛。查其舌红少苔，脉沉细略数，复查尿常规，红细胞较前略减少，余无明显变化。患者表解水除，仅余肾虚之证，遂予调补肾阴肾阳，方予六味地黄丸合五子衍宗丸加减，经治疗1个月，患者无不适症状，复查尿常规：尿蛋白（±），嘱其避风寒，注意休息调养。

赵老告诉学生，《伤寒论》载："少阴病，始得之，反发热，脉沉者，麻黄附子细辛汤主之。"病在少阴，本不应该发

热；病在太阳，应该出现脉浮。现在发热而脉沉，是太阳少阴同病，所以用麻黄附子细辛汤解表、温里。患者怕冷症状明显，而且脉沉，似可用真武汤，但其实不然。真武汤治疗肾阳虚衰证，但不治疗表证。此患者面身浮肿、舌苔薄白、脉沉紧，伴恶寒发热、腰痛、头痛，此为表证，故用麻黄附子细辛汤。麻黄辛温发散；细辛起少阴之气，两解太少；附子温少阴，补肾阳。五皮饮利尿消肿，合麻黄附子细辛汤，一宣一利，可谓"提壶揭盖"之法。全方即《黄帝内经》所谓"开鬼门，洁净府"之意。

十五、轻清化浊以止呕，理气健脾以宽中

肾衰水浊之邪壅滞，胃为肾关，中焦脾胃所主，水毒犯于中焦，胃气上逆，故见恶心呕吐；清气在上，浊气在下，而生腹满腹胀。患者因此而不能进食，衰竭日甚。

《肘后备急方》记载用枇杷叶、芦根治疗"食后喜呕吐者"，赵老取之用于肾衰所致的恶心、呕吐。枇杷叶"气薄味厚，阳中之阴，治肺胃之病，取其下气之功……而逆者不逆，呕者不呕"（《本草纲目》）。肾衰浊毒弥漫，上犯于肺，肺无肃降之力，气化不宣，导致中焦脾气不升，胃气不降而上逆。《本草求真》载芦根可"治心膈气滞、烦闷不下食"，由于"芦中空，故入心肺，清上焦热。热解则肺之气化行"，故肺行肃降之令而助胃气下降。清代汪讱庵曾以"芦根一斤，水煎浓汁服，用于气滞胸膈噎食、呕哕不止"。香橼"理上焦之气而止呕，进中焦之气而健脾"。白术生用"气虽燥而质润，既能胜湿，又不伤津"（《医原》），"在气主气，在血主血"

（《本草纲目·白术》），健中化瘀，补而不滞。九香虫"上通下达"，既可合厚朴入中焦以理脘膈滞气，又可温通下焦之阳，中焦得命火温化，脾气得升，胃气得降，减腹满腹胀有奇效。

十六、当归用药部位辨

当归以根入药，其根略呈圆柱形，上端根茎部称"当归头"，主根称"当归身"，支根称"当归尾"，全体称"全当归"。

此四部分功用各有不同。当归头上行而止血；当归身中守而养血；当归尾下行而破血逐瘀；全当归养血活血而和血。

但当归头的止血作用亦需辨证来看。《本草正义》指出："归头秉上行之性，便血溺血、崩中淋带等之阴随阳陷者，升之固宜。若吐血衄血之气火升浮者，助以温升，岂不为虎傅翼。是止血二字之所当因症而施，固不可拘守其止之一字而误谓其无所不可也。"赵老用当归头止血亦非泛泛而用，主要用其治疗尿隐血。

十七、中医当识药

赵老常说，作为一名中医，不但需要辨证准确，善用方药，而且应当识药。用药如用兵，是否认识了解中药，可以直接影响治疗效果。清代周岩在《本草思辨录》中说："人知辨证之难甚于辨药，孰知方不效，由于不识证者半，由于不识药者亦半。证识矣而药不当，非特不效，抑且贻害。"

识药，是指对中药的采收季节、命名特点、形态、产地、质地轻重、炮制方法、气味特性、真伪辨别等方面都有所了解。中医的理、法、方、药，药就应当包括识药。原来的中医，多是自己处方、自己抓药，还有的自己采药、自己炮炙药物，对药性了如指掌，因此能用药更加精当，疗效更好。现在的一些老中医，也会经常到药房看看，特别是对一些有毒药物，或特殊药物，更要亲自查看，甚至试用。可是，现在的中青年医生，无论是上学期间，还是行医之后，能够识药的机会很少，加上自己也不重视这一点，所以造成了医、药脱节，这是现代中医的一个弊端。

要解决这个弊端，需要注意以下几点。

第一，要了解中药的命名方法。清代张志聪在《侣山堂类辩》中说："命名之义，各有思存。如黄连……以色而命名也；甘草……以味而命名也；寒水石……以气而命名；桑皮……以体而命名也；夏枯草……因时而命名也；防风……以功能而命名也；钩藤……以形象而命名也。"这就需要医生平时经常去中药房认药，学习体会。

第二，要熟悉中药的产地，了解道地药材，从而更好地掌握药效。例如，人参有吉林参、高丽参等，产地不同，功效特点也有差别，但是以道地药材为好。

第三，要熟悉一些特殊中药的特性，正确使用。例如，辛夷需要包煎；果实类药物需要打碎；大黄需要后下；附子需要先煎、久煎；阿胶需要烊化；滑石需要包煎；甘遂需要研末冲服等。

第四，要了解药物的质地轻重，使用量合理。例如，灯心草质地非常轻，如果处方用到50g，那体积将非常大，可能都找不到合适的容器。

作为一名合格的中医，只有正确地识药，才能更有效地用药。因此，除了认真学习书本上的中药知识外，还要坚持多实践，到中药房中去看看饮片，有条件的甚至可以去野外采药，认真对比分析，了解中药的特性。做到理论与实践相结合，才能更好地提高诊治疾病的水平。

十八、赵老谈养生

古往今来，健康长寿、颐养天年一直是人们的美好愿望。养生是中华民族的瑰宝，是我国传统文化的一个有机组成部分，是我们的先民在长期的生活实践中总结的智慧结晶。中医养生学，是在中医理论指导下，研究人体生命规律，寻找增强生命活力，预防疾病发生，同时探索衰老机制及益寿延年理论与方法的一门学科。中医养生之道，博大精深；中医养生之术，源远流长。中医养生学是中医学形成和发展过程中的主旋律，是中医学的重要组成部分。养生就是保护生命、延年益寿。

赵老不仅是一位杰出的肾病科医生，还是一位出色的养生学专家。赵老认为，世界上最有效的长寿秘诀，就是保持良好的生活方式，而乐观豁达的心理状态则为秘诀之首。关于养生的要诀，赵老从情志、饮食、运动等方面都有所感悟，然乐观豁达、超然于世的心态是其养生理念之精华。

（一）养心调神，乐观豁达

喜、怒、忧、思、悲、恐、惊，中医谓之"七情"。七情是人的精神意识对外界事物的反应。心情愉悦，可使气血运行保持动态平衡；七情反常，可使气血运行逆乱，失其条达，百病由生。故《素问·上古天真论》说："恬惔虚无，真气从之，精神内守，病安从来。"可见情志对养生的重要性。

神是生命活动的主宰。人体所具备的神，是指人的生命活力及其灵性和生机。活力，指生命之盛旺；灵性，指思维之敏捷；生机，指社会活动之蓬勃。赵老认为，调养心神较之保养形体更需要长期坚持，而且调神的能力与道德、涵养、知识和经验等都有直接的关系，这些都需要长期的培养和改造。只有这样，才能如《素问·上古天真论》中所说"志闲而少欲，心安而不惧，形劳而不倦，气从以顺，各从其欲，皆得所愿。故美其食，任其服，乐其俗……嗜欲不能劳其目，淫邪不能惑其心"，"精神内守"，才能"德全不危"而"年度百岁，动作不衰"。赵老指出，养生重在养德。人的一生要不断培养高尚的道德品质，改变固有的偏见、思维模式和行为方式，正视现实及人与人之间的关系。不断调整对主观世界的认识、调整心理状态，就是一种精神调摄，这不仅能够适应不同的生存环境，而且能够使身心健康，达到"平心待今世，静气养元神"的理想境界。

赵老说，调摄精神是保护和增强人的心理及形体健康的原则与方法。精神意志活动化生于五脏精气，但在一定条件下精神意志，能反作用于脏腑功能活动，因此《黄帝内经》将精神意志列为内伤病的重要致病因素。由于精神意志是致病的重要原因，所以充分发挥人的主观意志，重视精神调养，成为《黄帝内经》养生理论中防病和防止早衰的重要原则。

养心调神，就是人对自身认识的一种回归，是一种精神、意识、情感和思维方面的修炼活动。不是逃避现实，消极不为，而是追求真正的人生，对人格有强化作用。神浊则骨老，多情则骨衰；神在于养，情在于节，其要就在于此。情志健康、有所寄托的人，也是生理上最能保持健康的人。精神稳定乐观，神思就稳定。神思稳定，气血就平和。气血平和，就有利于保护脏腑功能。脏腑功能正常，人就远离疾病和衰老。若生活无目标、无信念，精神萎靡不振，无以激发身体各部分的功能，时间久了就会减弱原本强健的脏腑功能，使气血运行失常，精神和身体得不到有益的滋养，疾病将随之而来。精神不空虚，意志不消沉，可使神有所依，志有所靠。神与形俱，才能尽享天年。

赵老主张，在生活中，保持达观的处世态度，也有利于静心宁神。古人还认为，要做到心神宁静，需注意闭目定志。因为眼是心灵的窗户，闭目养神有利于心静神凝。如张景岳《类经·摄生类》所说："目者，精神之所注也。心神既朴，则嗜欲不能劳其目；目视不妄，则淫邪焉能惑其心？"赵老认为，现实生活中，许多思虑妄念，均是通过眼的视觉而产生的。古人谓不见所敬，使心不乱。因此，闭目制眼与保持心神宁静有着密切的关系。闭目制眼有助于保持心神宁静，而心地洁净纯正，即使目视恶色必不会扰我清静之神。在精神紧张、情绪激动、心身疲劳的情况下，闭目静养片刻，往往能使人心平气和，思绪冷静，精神内守，坦然舒畅，从而达到养精蓄锐、振奋精神的目的。

因此，赵老在养生中尽量做到乐观豁达，宽宏大量，严于律己，宽以待人，不计得失，不计恩怨，志闲少欲，助人为乐，遇事不躁，保持心静志安。他认为，这是养生学中最重要的一个方面，也是心神修养必做又较难做之事。

（二）饮食调理，补益脾胃

饮食是机体生长发育、维持生命活动的重要物质来源，是充养身体的基础。历代医家都很重视饮食调理与养生的关系。赵老认为，科学合理的饮食可以更好地养身。人体的阴阳气血，有赖于饮食调养。水谷精微，靠脾胃的运化，化生气血津液，并输送到全身而发挥其营养作用。

赵老强调，一年四季，人体的脾胃保养都非常重要。中医学认为，肾为先天之本，脾胃为后天之本。李东垣十分重视调理脾胃。他认为，脾胃为后天之本，诸脏之母，气血生化之源，周身的津液与营养均靠脾胃供给，只有脾胃健运才能保证人体健康长寿，而脾胃的健运与否，又与饮食调理是否得当密不可分。人体如果饮食起居不慎、过度劳作、喜怒哀伤过度，就会损伤脾胃，使脾胃不能消化食物，也就不能把营养物质输送到全身而导致脏腑失养。这样就容易招致外邪而致病，最终使人的真气消亡而危及生命。我们可以看到，脾胃对人体是多么的重要。脾胃之气充盛，寿命可以延续长久，反之内伤脾胃，则百病由生。

一般来讲，在日常生活中，脾胃功能好的人很少生病。而生病的人，如果胃口好，能吃得下、睡得香，也容易康复。所谓补脾益胃养生，并非是指要吃健脾益胃的中药才能养生，更重要的是在日常生活中，时时注意保护脾胃功能，养成科学的饮食习惯，以免脾胃功能受损。

赵老十分强调饮食有方。他在饮食方面是很有讲究的，强调粗粮与细粮适当搭配，不能偏颇；尽量少吃肥甘厚味、辛辣刺激的食品，多吃富含维生素与纤维素的蔬菜水果；适量食用富含蛋白质的食物，如鱼、鸡蛋、牛奶等。在量的尺度掌握上，他坚持早上尽量吃好，中午要吃饱，晚上尽可能吃少的原则。他对酒没有嗜好，但爱喝茶。在饮食结构上，谷肉果蔬合理搭配，才能益精气津血，有利于人体健康。同时，辛、甘、酸、苦、咸五味要调和，忌饮食偏嗜。此外，进食要有规律，要适量适时，不能饥饱失常、暴饮暴食。赵老的饮食习惯、结构和方式完全合乎中医养生理论。赵老主张三餐有时、饮食有节、食后调养等。

1.三餐有时

定时饮食是饮食制度的基本原则。饮食要有规律，要掌握先饥而食，先渴而饮，不要过分饥渴后方才进食和饮水。要做到规律饮食。食物是供给人体营养的来源，脾胃是人体运化、吸收营养的重要脏器。我国人民几千年以来逐渐形成了一日三餐的饮食规律。后人根据古人的经验，总结出"早饭宜好，午饭可饱，晚饭宜少"的原则，是符合饮食养生之道的。所谓"早饭宜好"，是指早餐的营养价值宜高一些、精一些，便于机体吸收，以提供充足的能量。"午饭可饱"，是指午饭要保持一定的饮食量，当然，不宜过饱。"晚饭宜少"是指晚餐进食要少一些，热量要低一些。

饮食以时还包括进食要有固定的时间，不要太长或太短，应定时定量，有规律地按时进食，不过饥过饱，不暴饮暴食，不偏食偏嗜，食物的种类与调配要合理，营养要适度。这样才能使胃肠功能正常，脾胃才可协调配合，有张有弛，使食物在机体中有条不紊地被消化、吸收，并输布全身来保证身体健康。只有这样，才能身强体壮，健康长寿。

2.善于调配

赵老在饮食的合理配伍中，非常注重五谷为养，五果为助，五畜为益，五菜为充，气味合而服之，以补益精气。

3.饮食有节

饮食有节，是指饮食应有节制。节制饮食能够保证人体的基本需要，可以减少人体消化系统的过重负担。如饮食不节，饥饱无度，不但会影响脏腑的正常功能，而且还会导致早衰早亡。因此，在日常生活及保健中，必须注重顾护脾胃，调摄饮食。若能重视营养与节制饮食，对延年益寿具有重要的意义。

4.清淡饮食

赵老主张把清淡饮食作为保持健康与延年益寿的主要内容，其内容包括忌食生冷、忌食肥甘、忌五味太过等。

5.饮食清洁

饮食卫生不仅包括食物清洁、新鲜，还包括饮食环境的干净、安静，进食者情绪良好等许多饮食养生的内容。赵老要求所用食物及原料新鲜干净，既保证有足够的营养，又能防止病从口入。例如，坚持饭后漱口；吃饭后不要立即卧床，也不要做剧烈运动；在食物的选择上，保持清洁、新鲜，除了清洗、煮沸外，还必须消除食物中的腐烂变质部分等。

6.食时专一

赵老主张食宜专攻、食宜畅情、细嚼慢咽。进食时不要"三心二意"，用古人的话说，就是"食宜专攻"。边吃边看书或边思考问题，既不能品尝食物的滋味，又妨碍了消化吸收，影响了人体健康。食宜畅情，是指良好的情绪有利于食物的消化吸收。情绪波动、健康不佳、思虑过度、环境恶劣等都可影响食欲，进而妨碍健康。细嚼慢咽是促进消化吸收的重要环节。

7.食后调养

赵老非常重视饭后保养，提倡饭后缓行与饭后摩腹。饭后缓行，稍事活动，有利于消化吸收，可以健身延年。饭后摩腹，对于促进食物的消化吸收具有重要的作用。

由此可见，饮食是维持健康的基石，饮食与健康是密不可分的。

（三）运动养生，持之以恒

我国的养生保健，历来重视运动养生，把运动看作生命之本和强壮之根。古人有"运动以却病，体活则病离"之说。因此运动在强身健体、延年益寿中的作用是非常重要的。赵老非常重视运动保健。"动则不衰"是中华民族养生、健身的传统观点。

赵老认为，运动锻炼可以使人体筋骨强健、气血经脉通畅、脏腑精气充实、功能旺盛、气血条达，即所谓"以动养形"。运动对于养身至关重要。人体通过运动，促使精气流通、气血畅达，不仅可锻炼肌肉、四肢等身体组织，还能增强脏腑功能，提高免疫能力，促进健康。若人体久静而乏动，则易致精气郁滞、血脉不畅，诸病丛生，久则损寿。

运动的方法，可谓不拘一格，散步、导引、气功、太极拳、划船、舞剑、打球及健身操等，条件允许者还可在健身房锻炼。另外，老年人自我按摩，简便易行，安全可靠，若能与气功锻炼相结合，应用运气加强按摩的力量则效果更好。赵老在长期的健身实践中，把散步看作是人类最好的休息和保健方式，对中老年人来说也是一项很好的养生之道。饭后散步对人的身体健康是很有益处的。因为，饭后胃内容纳了不少食物，需要靠胃的蠕动对食物进行不断地消化吸收。如果饭后坐而不动，卧而不起，使胃蠕动减慢，血流不畅，则不利于消化，时间一久就要发病，尤其对肝胆很不利，所以有"久卧伤肝"之说。俗话说，"百炼不如一走"。每当茶余饭后或闲暇之时，到一处有草、有花、有水、有新鲜空气的地方去散步，舒展自己的肢体，解脱繁杂的工作，平和自己的心态，调顺自己的思绪，或漫步在田间村头，或徜徉在沟坎河畔，你会觉得人体的各个部位一下子松弛下来。这时你心里平静了，也悠闲了，身心自然舒畅康健了。"饭后百步走，能活九十九"讲的也就是这个道理。

赵老主张，早晨运动最好，如在饭前锻炼，至少要休息半小时后方可进食；饭后至少要90分钟以上才能锻炼。为了避免锻炼后过度兴奋影响睡眠，应在临睡前2小时左右结束锻炼。赵老主张，运动必须在适宜的限度内，不可过度疲劳。运动适度，可以达到气血流通、元气充沛的效果。运动过度，则使得气血沸腾，反而耗伤人们的真气。每个人要根据自己的身体状况、年龄阶段及体质来选择相应的运动方法和运动量。老年人积劳内伤者甚多，所以要"节劳"，可以选择一些动而不疲、劳而不倦的锻炼方法，以免过劳伤气、积劳伤脾、劳神伤心。对于一些患有慢性疾病的老年人，应采取有针对性的方法

（四）内养正气，外慎邪气

我国古代养生学者曾经比喻：人的一生就如同自然界一样，健康快活时如同进入春天一般，能使人精神振奋、抗病力强。因为春天时气息融洽，可使万物生发。凄惨忧郁就像进入秋天一样，人的精神相对萎靡，疾病容易发作。这是由于秋天时气候萧瑟、万物凋零。所以，人只有内养正气，精充神旺，才能避免邪气侵入。这也体现了内养外慎的养生智慧。

赵老十分注重养生。他的养生之道全在"养慎"二字。所谓"养慎"，就是内养正气，外慎风邪。正气，指的是维持体内各个器官功能正常、抵御外邪入侵的能力。风邪，泛指各种对生命有害的因素。正气的功能，包括调节功能、补偿功能、卫外功能、免疫功能等。养护正气是中医养生学的基本指导思想之一。任何一种养生保健方法的最终目的都是保养人的正气。而保养正气就是保养人体的精、气、神。人体中的正气得以保存，精神自然振奋，脏腑气血的功能也得到了保障，就能抵御一切有害因素对身体的损害。反之，如果正气不养，则"血弱气尽，腠理开，邪气因入，与正气相搏"，发为疾病。所以善于养生的人，要时时刻刻保护自己的精气不受损害，保证正气充足。

赵老认为，疾病的发生、发展与人体的体质强弱，即正气的盛衰有密切的关系。正气是生命的根本，若正气旺盛，则人体健康，可以延年益寿，尽享天年；若正气虚衰，则易出现病变，损害健康。赵老认为，如果能内养正气，外慎风邪，邪气就不会侵犯经络；假如一时不慎，外邪侵入经络，应趁其还没到达脏腑的时候，尽早施治。如果四肢感觉到沉重呆滞，就可以使用导引等方法进行调理。只要人们平时对房事、饮食、起居等方面，都能注意调节，再能防备意外灾伤，并使体力强壮，那么一切致病因素自然无法侵入体内，人就不容易生病了。至于邪气伤人，或阻碍血脉，导致"壅塞不通"，或导致气血阴阳失调，或损伤脏腑功能，或消耗人体精气。总之，邪气是健康的大敌，是养生的大敌。善于养生之人，要善于避免邪气伤害，既不使外邪进入身体，又不使内邪滋生。

（五）食疗养生，却病健体

1998年，我国卫生部从保障人民身体健康出发，制定了饮食八原则：一是食物多样，谷类为主；二是多吃蔬菜、水果；三是常吃奶类、豆类制品；四是经常吃适量的鱼、禽、蛋、瘦肉，少吃肥肉和荤菜；五是掌握自己的饭量，保持适宜的体重；六是吃清淡、少盐的食物；七是饮酒要适量，不要过度饮酒；八是吃清洁卫生、不变质的食品。因此，饮食养生保健法的基本原则应该是营养平衡，因人、因时、因地而异。营养问题是一个人文化素质的体现，怎样利用食品保持自己的健康，靠的就是自己对基本营养知识的积累。赵老说："没有不好的食物，只有搭配不好的食谱。"

1.热量平衡

健康人要保持体重适中，蛋白质、脂肪与碳水化合物三种营养成分的合理的比例为 1：1：4.5；每日早、中、晚餐的热量分配为30%、40%、30%，即人们常说的早餐吃好、午餐吃饱、晚餐吃少。

2.味道平衡

人们日常生活中必须合理搭配五味，不可偏颇。否则，酸食吃得过多，容易伤脾，也会加重胃溃疡的病情。甜食吃得多，容易伤肾，还会升高血糖及甘油三酯，诱发动脉硬化。糖尿病患者更应远离甜食。苦食吃得过多，容易伤肺，或引起消化不良。辣食吃得多，易伤肝，或刺激肠胃，招致直肠、肛门疾病。多食咸食会伤心，还会使体内钠、氯增加，改变细胞渗透压。长期食用过咸食物，易导致癌症、糖尿病，还会加重肾脏负担，诱发高血压。各种味道的食物均应不偏不废，保持平衡，才有利于身体健康。

3.荤素平衡

素食含纤维素多、脂肪少，而纤维素会抑制锌、铁、铜等重要微量元素的吸收。常吃素者易患贫血、结核病，导致女性月经初潮延迟或闭经；也可祸及老人，引起胆固醇水平过低而导致感染与癌症的发生。

4.阴阳平衡

中医认为，可以根据体质特点，利用食物的温、凉、寒、热、平性来调节人体阴阳，达到防病保健的目的。

（六）起居有常，中规中矩

中国人养生讲究起居调理，这在《黄帝内经》中就有论述："饮食有节，起居有常，不妄劳作，故能形与神俱，而终其天年，度百岁乃去。"就是说，除了饮食有节以外，起居亦要有常，这样才能健康长寿。如果起居无常，生活无规律，不善于保养，就会损寿。所谓起居有常，即生活要有规律，尽量避免熬夜或过度疲劳。要保持精力充沛，适度休息和锻炼，以

302

适应环境的变化。一年四季，随着春温、夏热、秋凉、冬寒的气候变化，适时更换衣服，避免外感等。

赵老说："中医非常重视人的生活起居。"一个人要想睡眠质量好，首先要调理好自身的精神状态。喜怒无常、悲忧不解、思虑过度，皆可影响心神而致睡眠不安。如果情绪烦躁不安，思虑种种杂事，往往难以入睡，甚至导致失眠而有损健康。其次是夜膳勿饱。如果晚餐吃得过饱，必然会增加胃肠负担，影响正常睡眠，对健康有害。最后，适当的活动往往有促进睡眠的作用。睡眠姿势是否正确，直接影响睡眠的效果。赵老主张的睡姿是向右侧卧，双腿微屈，全身放松。一般认为，睡眠的姿势最好不要是仰卧，以免双手压胸，引起噩梦；更不能俯卧，使胸部、腹部都受压迫，呼吸不通畅，妨碍睡眠，影响健康。睡眠尤宜要避风防冻，不可当风而卧。因风为百病之长，诸病借风之势侵髓入骨。尤其是熟睡之人，因身心之阳皆收于阴，极易受风邪所袭。睡眠切忌蒙头而卧。一般认为，蒙头睡觉，使人呼吸不畅，而且还会吸入自己呼出的浊气，因而有碍身体健康。

在起居方面，赵老主张顺应自然界阴阳消长的规律，方能更好地维持生命活动以养身。他指出：形体与精神活动都是阴阳活动的表现，因而都要遵循阴阳对立统一的运动规律；要顺应自然界和人体自身阴阳运动的节律，而不应与之相矛盾。如昼属阳，夜属阴；昼宜动而夜宜静；神的运动应使之白天活跃，夜间沉静。否则，生活节律的破坏会损害人体阴阳气血的正常活动，从而导致疾病。早在《黄帝内经》中就提出，人在春夏阴消阳长的季节，多做一些户外活动，可以使人的阳气更加充足；秋冬阳消阴长，肃杀寒冷之季，必须注意防寒保暖，使阳气不致外泄。人的起居规律应随着季节的不同而变化，与自然界阴阳之气的消长保持协调统一。根据四季阴阳，春生、夏长、秋收、冬藏的自然界规律，人在春天的时候，要有一种生发之气，披发缓行，穿衣宽松不拘紧，不约束阳气升发，宜早起；冬天不能太张扬、太发散，因万物闭藏，所以冬天宜早睡晚起。

春温夏热、秋凉冬寒虽属四季正常之气，但如果起居不慎，四季之气也会伤人致病。人们在季节交替的时候尤其应该及时加减衣服。春天虽然温暖多风，但衣服不能太薄；秋天虽然凉爽，但秋寒将至，衣服应该渐渐增加。同时，人类适应自然环境的能力是有限的，如果遇到气候剧变或反常时，适应能力超过了人体调节的限度，就会生病，对此不能掉以轻心。

（七）天人相应，四季交换

"天人相应"是中医的一个重要思想，强调人与自然是一个整体，人应当顺应天地四时变化，以濡养脏腑形体。四季的阴阳之气，生长收藏，化育万物。人如果能顺应四季的阴阳变化，就能同自然界其他生物一样，生化不息，反之就会产生疾病。

春季，气候温和，是万物生发的季节，阳气升发，有利于人体化生精气、血、津液。所以赵老主张春季应注意养阳，饮食上应选用性温味辛之品。因为性温味辛之品可助阳气，利于代谢。配用甘凉主食，可防阳气太盛。主食宜选用甘凉性的小麦加工的各种面食，配用容易消化、调养肠胃的米粥。副食主要选用辛甘品类，如葱、韭菜、胡萝卜、花生、白菜、鸡肉、猪肉等。肝主升、动、散，春季以肝当令，赵老主张适当食用酸味之品，入肝以养肝。但不可过量食用，以免肝气过旺，肝旺克脾，致脾虚失运。甘味入脾，如大枣、桂圆、黑米、燕麦等即属甘味之品，最宜补益脾气。故赵老主张春季宜少食酸，多食甘，以养肝健脾。

春夏交替的时节，气温变化大。在这种气候条件下，人体的呼吸道容易受细菌、病毒的侵袭；消化道容易受饮食寒热的影响；再加上穿衣没规律，很容易生病。这个季节可以喝一点绿茶。在饮食上要注意清淡、去燥，可以选用小米、玉米、豆类等烹制一些粥、汤；选用猪肝、松花蛋等食品；新鲜蔬菜中的黄瓜、西红柿、菠菜、油菜等都是这个季节应该多吃的膳食品种。

夏季热，阳气盛，气温高，人体丢失的水分比其他季节要多，因此必须及时补充水分。一谈到水，人们往往会想到市场上销售的"纯净水""太空水"。其实，蔬菜中的水分，是经过多层生物膜滤过的，天然、洁净、营养且具有生物活性，是任何工厂生产的饮用水所不能比的。夏天正是瓜类蔬菜上市的季节，其含水量都在90%以上。冬瓜含水量居众菜之首，高达96%，其次是黄瓜、金瓜、丝瓜、佛手瓜、南瓜、苦瓜等。吃500g瓜，就等于喝了450mL高质量的水。另外，所有瓜类蔬菜都具有高钾低钠的特点，有降低血压、保护血管的作用。夏季气温高，病原菌滋生蔓延快，是人类疾病尤其是肠道传染病多发的季节。这时多吃些"杀菌"蔬菜，可预防疾病。这类蔬菜包括大蒜、洋葱、韭菜、大葱、香葱、青蒜、蒜苗等。在这些葱蒜类蔬菜中，含有丰富的植物广谱杀菌素，对各种球菌、杆菌、真菌、病毒均有一定的杀灭和抑制作用。其中作用最突出的是大蒜。有研究表明，大蒜的有效成分主要是大蒜素，而大蒜素属于一种酶，遇热会失去活性。因此，为了充分发挥大蒜的杀菌防病功能，最好生食。上述葱蒜类蔬菜都具有不同程度的杀菌抑菌作用，常吃有益。

夏季是万物繁茂的季节。阳旺之时，人体的阳气最易发泄，因而赵老主张夏季应注意养阳。同时，暑热易伤气、伤阴，故夏季饮食宜清补，即清热祛暑、补气养阴。夏季宜选用性味甘酸、清润之食品，清热祛暑护阴；切忌过食辛辣之品，以免损伤阳气。主食宜用性味甘寒的小米，配用面食、稀粥；副食主选甘酸清润之品，如绿叶菜、西红柿、冬瓜、丝瓜之类，以及鸡蛋、鸭肉等。夏季心火旺，宜适当食用苦味之品，以泻心火。但不可过量食用，以免火克金，致肺气虚，且苦寒败伤脾胃。故赵老主张夏季宜减苦增辛，一方面辛味入肺以养肺，另一方面辛味性温养脾胃，还有利于散热。正所谓"冬吃萝卜夏吃姜，不劳医生开药方"。赵老认为，夏季人们常嗜食寒凉，易致脾胃虚寒，而生姜具有温中散寒的作用，因此饮食中加些姜，可疏风散寒，预防胃寒腹泻。

赵老还主张夏季适当饮用薄荷茶、菊花茶、金银花茶、决明子茶等，清暑同时补水。中医认为，茶能解渴提神。赵老在出诊或者授课的过程中很容易出现口干舌燥的现象，而喝茶无疑是个好办法。现代药理研究表明，茶含有人体所必需的多种营养成分，能防治多种疾病，如癌症等。至于茶的种类，冬天多喝红茶，夏天常饮绿茶，春秋则以花茶为主。

另外，夏季阴雨连绵，湿气较重。湿为阴邪，易伤阳气。

脾喜燥恶湿，所以湿邪侵犯人体，常先困脾，表现为脾虚湿盛。赵老主张，此时宜多食健脾化湿之品，如白术、薏苡仁、白扁豆、陈皮等，可煮水，可熬粥。

秋季是万物成熟的季节，阳气始敛，阴气渐长，气候干燥。燥邪伤津、伤肺，所以秋季的养生活动应注意收敛精气、保津养阴、滋肾润肺。饮食上应注意少辛增酸，多吃甘润之品可生津润燥；烹调味道以清淡为主，以养肝气；主食、副食均宜用甘润品类。主食应以大米、糯米等为主，并配以面食、白薯等。粥中常放些芝麻、核桃仁。副食除各种蔬菜外，还要多吃各种水果。因此赵老认为，秋季宜少食葱、姜、蒜、辣椒等辛辣之品，适当增加山楂、葡萄、柚子等酸味食物，以及梨、甘蔗、蜂蜜等清润之物的摄入，因酸甘化阴，可滋养肺肾。另外，赵老主张，秋季应禁食苦味食品，因苦能燥湿，易伤津耗气。宜多食新鲜蔬菜水果，以补充夏季高温对身体的消耗，如常食粳米梨子粥、粳米胡萝卜粥等以和胃、润肺、养阴。

赵老格外强调，患病之人秋季更需忌口。外感发热者，切勿食用辛辣食物，如各类麻辣烫、火锅之类的食物，哪怕味道再诱人，也要忍一忍；久病之人要忌食猪头肉、鹅肉、海鲜类食物；经常胃满、呕吐、恶心之人，最好少进甜食；满脸长"痘"的人，或者患疮痈肿毒之人，应忌羊肉、蟹、虾及辛辣刺激性食物；咳喘痰多之人，应忌酸涩之物，可用梨和冰糖煮水喝，以润肺化痰。

深秋天气逐渐转冷，气候干燥，人常会感到口唇干燥、咽干、皮肤发涩，这是由于干燥气候消耗了人体大量津液的缘故。这时一定要注意养阴，也可因时用些药膳。秋季，五脏中肺气当令，需要平补，可适量食用菊花肉片等药膳，同时也可选用四季皆宜的药膳，如茯苓包子、银耳羹等。在饮食的调理上，除遵照原来的荤素搭配、平衡膳食的原则外，还要注意少食辛燥的食品，如辣椒、生葱等，宜食芝麻、糯米、乳制品等柔润食物。古人认为："晨起食粥，推陈致新，利膈养胃，生津液，令人一日清爽。"因此，早餐最好喝上一碗粥，能润燥滋阴，益于养生。

冬季气候寒冷，是万物生机潜伏闭藏的季节，阴寒盛极，阳气闭藏。此时养生活动应注意敛阳护阴，以养、藏为本；应注意温补阳气，避免因化火而阴阳失调。饮食以护阴潜阳为原则，提倡热食，忌生冷。注意温补阳气，适当多食羊肉、狗肉、韭菜等温性食物。主食宜用甘温之品，如玉米、高粱等。粥中可放些芸豆、赤小豆。副食应具有滋阴潜阳、理气功效的蔬菜，如白菜、胡萝卜、豆芽、木耳等。肉类可选用甘温助阳的羊肉、狗肉、鸡肉等。赵老说："烹制食品应五味相配，味道略厚，不宜偏食或多食。"另外，冬季饮食应少咸增苦，因咸属肾、苦属心，过食咸则助水克火，致心气虚。所以，赵老主张适当摄入苦味之品，以养心气。冬季为了避免受寒，应早睡晚起，注意衣被温暖干净，室内温度适宜。